Gerinnungsanalysen
4. Auflage

Mit freundlicher Empfehlung
überreicht von Behring –
Ihrem Partner für Gerinnungsdiagnostika
und Gerinnungstherapeutika

Gerinnungsanalysen

Interpretation · Schnellorientierung
Therapiekontrollen

Monika Barthels und Hubert Poliwoda

Mit einem Beitrag von H. C. Hemker

4., neubearbeitete und erweiterte Auflage

103 Abbildungen, 19 Tabellen

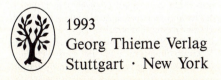

1993
Georg Thieme Verlag
Stuttgart · New York

Prof. Dr. med.
Monika Barthels
Abteilung für Hämatologie
und Onkologie der
Medizinischen Klinik
Medizinische Hochschule
Hannover

Prof. Dr. med.
Hubert Poliwoda
Leiter der Abteilung
für Hämatologie und
Onkologie der
Medizinischen Klinik
Medizinische Hochschule
Hannover

Prof. Dr. med.
H.C. Hemker
Rijksuniversiteit
Limburg
Maastricht/Holland

*Die Deutsche Bibliothek –
CIP-Einheitsaufnahme*
Barthels, Monika:
Gerinnungsanalysen : Interpretation, Schnellorientierung, Therapiekontrollen / Monika Barthels ; Hubert Poliwoda. – 4., überarb. Aufl., – Stuttgart ; New York: Thieme, 1993.
NE: Poliwoda, Hubert:

1. Auflage 1975
2. Auflage 1980
3. Auflage 1987

© 1987, 1993
Georg Thieme Verlag
Rüdigerstraße 14
D-70469 Stuttgart
Printed in Germany

Satz: K+V Fotosatz GmbH,
Beerfelden
Druck: Druckhaus Götz,
Ludwigsburg

ISBN 3-13-518304-1
  2 3 4 5 6

Wichtiger Hinweis:

Wie jede Wissenschaft ist die Medizin ständigen Entwicklungen unterworfen. Forschung und klinische Erfahrung erweitern unsere Erkenntnisse, insbesondere was Behandlung und medikamentöse Therapie anbelangt. Soweit in diesem Werk eine Dosierung oder eine Applikation erwähnt wird, darf der Leser zwar darauf vertrauen, daß Autoren, Herausgeber und Verlag große Sorgfalt darauf verwandt haben, daß diese Angabe dem Wissenstand bei Fertigstellung des Werkes entspricht.

Für Angaben über Dosierungsanweisungen und Applikationsformen kann vom Verlag jedoch keine Gewähr übernommen werden. Jeder Benutzer ist angehalten, durch sorgfältige Prüfung der Beipackzettel der verwendeten Präparate und gegebenenfalls nach Konsultation eines Spezialisten festzustellen, ob die dort gegebene Empfehlung für Dosierungen oder die Beachtung von Kontraindikationen gegenüber der Angabe in diesem Buch abweicht. Eine solche Prüfung ist besonders wichtig bei selten verwendeten Präparaten oder solchen, die neu auf den Markt gebracht worden sind. Jede Dosierung oder Applikation erfolgt auf eigene Gefahr des Benutzers. Autoren und Verlag appellieren an jeden Benutzer, ihm etwa auffallende Ungenauigkeiten dem Verlag mitzuteilen.

Geschützte Warennamen (Warenzeichen) werden *nicht* besonders kenntlich gemacht. Aus dem Fehlen eines solchen Hinweises kann also nicht geschlossen werden, daß es sich um einen freien Warennamen handele.

Das Werk, einschließlich aller seiner Teile, ist urheberrechtlich geschützt. Jede Verwertung außerhalb der engen Grenzen des Urheberrechtsgesetzes ist ohne Zustimmung des Verlages unzulässig und strafbar. Das gilt insbesondere für Vervielfältigungen, Übersetzungen, Mikroverfilmungen und die Einspeicherung und Verarbeitung in elektronischen Systemen.

Vorwort zur 4. Auflage

Eine Neuauflage steht in der Verpflichtung, den Zugewinn an Wissen aufzunehmen. Seit der 3. Auflage war der Zuwachs an Erkenntnissen wiederum beträchtlich. Dies spiegelt sich vor allem im Einleitungskapitel wider, das durch die Mitarbeit von Herrn Professor H. C. Hemker, Limburg, Universität Maastricht, eine völlige Neubearbeitung erhielt. Für die Zusammenarbeit danken wir Herrn Kollegen Hemker sehr herzlich.

In der Diagnostik gelingt es heute dank verbesserter Methodik, nicht nur in Speziallaboratorien die Gerinnungsanalyse breiter vorzunehmen. Genannt sei als Beispiel die Bestimmung von Protein C und Protein S. Als Folge der vereinfachten Methodik hat sich auch die klinische Wertigkeit der Gerinnungsanalytik zum Nutzen unserer Patienten verbessert.

Beibehalten haben wir das Kapitel „Schnellorientierung", um dem eiligen Leser die rasche Erstorientierung zu ermöglichen.

Eine Reihe von therapeutischen Neuerungen wurde im Hinblick auf ihre Auswirkungen auf das Gerinnungssystem aufgenommen, z. B. die von niedermolekularen Heparinen oder von neuen Fibrinolytika. Auch die Beiträge deutschsprachiger Wissenschaftler, die in der internationalen Literatur vermehrt Anerkennung finden, sind aufgrund ihrer Praxisbezogenheit berücksichtigt worden.

Dieses Buch kann nur unsere heutigen Kenntnisse wiedergeben, doch sind in den nächsten Jahren gerade auf dem Gebiet der Hämostaseologie wesentliche, u. U. grundsätzlich andere Erkenntnisse zu erwarten.

Wir danken nicht zuletzt all unseren technischen Mitarbeitern, ohne deren Erfahrung und Kooperation dieses Buch nicht zustandegekommen wäre: Frau Dr. med. Frauke Bergmann, Herrn Jürg Edel, Herrn Diplom-Physiker Peter Engelke, Herrn Günter Kießler, Herrn Dietmar Klose, Frau Bärbel Liese, Frau Christa Oestereich.

Unser besonderer Dank gilt dem Thieme Verlag, und hier seinen Mitarbeitern Frau Sigrid Goppelsröder und Herrn Manfred Lehnert für Ihre anregende, verständnisvolle und unermüdliche Zusammenarbeit.

Hannover, im Sommer 1993   Monika Barthels
                                Hubert Poliwoda

Aus dem Vorwort zur 1. Auflage

Wer das vorliegende Buch in die Hand bekommt, könnte die Frage stellen: warum erneut ein Buch zum Thema Gerinnung? Einschlägige Literatur liegt doch reichlich vor. Dem widerspricht die Erfahrung der Gerinnungszentren, bei denen Anfragen zu akuten Gerinnungsproblemen von Kollegen nahezu aller klinischen Disziplinen ständig zunehmen. Dies läßt folgenden Schluß zu: Die in der Literatur über Gerinnungsdiagnostik enthaltenen Informationen stehen in der Notfallsituation nicht schnell genug zur Verfügung.

Darüber hinaus herrscht in Kollegenkreisen, die sich mit der Gerinnung nicht speziell befassen, die Meinung vor, die Gerinnungsphysiologie sei etwas überaus Kompliziertes. Man hat nur die vage Erinnerung an ein sich häufig änderndes, unübersichtliches Gerinnungsschema sowie an eine Vielzahl von Faktoren und gerät gegenüber der Gerinnungsdiagnostik in eine depressive Immobilität. Man vermutet, nicht völlig zu Unrecht, daß die Vielzahl der Gerinnungsfaktoren eine ebenso große Zahl von Gerinnungsstörungen verursachen kann, deren spezielle Kenntnis dem Arzt nicht mehr zumutbar sei, und überläßt nur zu bereitwillig die Diagnostik dem Spezialisten.

Diese Haltung zu ändern ist ein Auftrag dieses Buches. Tatsächlich gibt es praktisch nur vier erworbene Blutungsübel, und von den angeborenen hämorrhagischen Diathesen sind es nur die Hämophilien und das Willebrand-Syndrom, die dem Notfallarzt Sorgen bereiten können und rasches Handeln erfordern. Die zahlreichen anderen Blutungsübel sind relativ selten und können meistens im blutungsfreien Intervall sorgfältig und ohne Zeitdruck abgeklärt werden.

So erschien es uns sinnvoll, den Versuch zu unternehmen, die häufigsten Gerinnungsbefunde hinsichtlich ihrer diagnostischen Bedeutung und der sich daraus ergebenden Konsequenzen darzustellen, um den Weg für den Einsatz gezielter therapeutischer Maßnahmen abzukürzen. Dieses Buch ist nicht als kurzgefaßtes Lehrbuch konzipiert, sondern entspricht eher einer Grammatik, die es erlaubt, möglichst rasch die Regeln nachzuschlagen. Es gilt daher, die für die akute Gerinnungsdiagnostik notwendigen Kenntnisse zügig zu vermitteln und dabei auf die für den Nichtspezialisten als Ballast erscheinenden Detailkenntnisse zu verzichten. Für den Interessierten enthält dieses Buch allerdings weiterführende Informationen und beschränkt sich nicht nur auf die Notfalldiagnostik.

Für den Gebrauch des Buches empfehlen wir folgendes Vorgehen: Der in Zeitnot befindliche Arzt findet in Kapitel 2 die wichtigsten Befundkombinationen für akute Gerinnungsstörungen. Das kurzgefaßte Kapitel 1 sollte er in einer ruhigen Stunde lesen und gründlich reflektieren, wodurch das Verständnis der Befundkombinationen in Kapitel 2 durchsichtiger wird. Kapitel 3 skizziert den Ablauf der wichtigsten erworbenen Gerinnungsstörungen, und Kapitel 4 enthält die Behandlungsrichtlinien für vorwiegend akute Situationen. Im 5. Kapitel wird die ausführliche Interpretation aller in der Routinediagnostik gebräuchlichen Gerinnungsteste abgehandelt. Die einzelnen Kapitel wurden so abgefaßt, daß sie thematisch in sich weitgehend abgeschlossen sind. Dies führte allerdings hier und da zu Wiederholungen, die jedoch wegen der jeweils angestrebten Schnellinformation nicht zu umgehen waren.

Die angeführten Beispiele entstammen dem Krankengut von mehreren Jahren. Insbesondere die graphisch dargestellten Verläufe von Gerinnungsstörungen sollen „Erfahrung" vermitteln, die in kleineren Krankenhäusern vielleicht nicht so häufig in kurzer Zeit erworben werden kann. Einschränkend sei jedoch darauf hingewiesen, daß die angegebenen Zahlen nicht absolut genommen werden dürfen. Sie sollen lediglich mit den möglichen Größenordnungen der jeweiligen Koagulopathie vertraut machen. Für die Gerinnungsdiagnostik gilt mehr noch als für die anderen Gebiete der Medizin, daß der Einzelfall erhebliche Abweichungen von den gesetzten Normen zeigen kann.

Wenn dieses Buch weiteren Kreisen von Kollegen und Studenten den Einstieg in die Gerinnungsdiagnostik erleichtert, hat es seine Aufgabe erfüllt.

Hannover, April 1975　　　　　　　　　　　　　　Monika Barthels
　　　　　　　　　　　　　　　　　　　　　　　　Hubert Poliwoda

Inhaltsverzeichnis

1 Theoretische Voraussetzungen 1

Der Mechanismus der Hämostase 1
    Formaler Ablauf der Blutstillung 1
    Phasen der Blutstillung 3
    Endothel und subendotheliale Strukturen 4
    Plättchen 5
    Thrombinbildung 10
    Fibrinbildung 17
    Fibrinolyse 18

2 Befundkombinationen – Schnellorientierung 21

Befundkombination I 26
    Grunddiagnostik 26
    Mögliche Ursachen 26
    Weiterführende Diagnostik zur Objektivierung
    der möglichen Ursachen 27

Befundkombination II 29
    Grunddiagnostik 29
    Mögliche Ursachen 29
    Weiterführende Diagnostik zur Objektivierung
    der möglichen Ursachen 30

Befundkombination III 31
    Grunddiagnostik 31
    Mögliche Ursachen 31
    Weiterführende Diagnostik zur Objektivierung
    der möglichen Ursachen 32

Befundkombination IV 34
    Grunddiagnostik 34

Mögliche Ursachen 34
Weiterführende Diagnostik zur Objektivierung
der möglichen Ursachen 35

Befundkombination V 36

Grunddiagnostik 36
Mögliche Ursachen 36
Weiterführende Diagnostik zur Objektivierung
der möglichen Ursachen 36

Befundkombination VI 37

Grunddiagnostik 37
Mögliche Ursachen 37
Weiterführende Diagnostik zur Objektivierung
der möglichen Ursachen 38

Befundkombination VII 39

Grunddiagnostik 39
Mögliche Ursachen 39
Weiterführende Diagnostik zur Objektivierung
der möglichen Ursachen 39

Befundkombination VIII 41

Grunddiagnostik 41
Mögliche Ursachen 41
Weiterführende Diagnostik zur Objektivierung
der möglichen Ursachen 41

Befundkombination IX 43

Grunddiagnostik 43
Mögliche Ursachen 43
Weiterführende Diagnostik zur Objektivierung
der möglichen Ursachen 43

Befundkombination X 44

Grunddiagnostik 44
Mögliche Ursachen 44
Weiterführende Diagnostik zur Objektivierung
der möglichen Ursachen 45

Befundkombination XI 46

Grunddiagnostik 46
Mögliche Ursachen 46
Weiterführende Diagnostik zur Objektivierung
der möglichen Ursachen 46

Befundkombination XII 48
    Grunddiagnostik 48
    Mögliche Ursachen 48
    Weiterführende Diagnostik zur Objektivierung
    der möglichen Ursachen 48

Befundkombination XIII 49
    Grunddiagnostik 49

Befundkombination XIV 50
    Grunddiagnostik 50
    Mögliche Ursachen 50
    Weiterführende Diagnostik zur Objektivierung
    der möglichen Ursachen 51

3 Verlauf und Diagnostik häufig vorkommender Gerinnungsstörungen   53

Verbrauchskoagulopathie 54
    Ursachen einer Verbrauchskoagulopathie 55
    Verlauf der Verbrauchskoagulopathie 57
    Diagnose der Verbrauchskoagulopathie 60
    Beispiele für Verläufe von
    Verbrauchskoagulopathien 67

Mikroangiopathien 72
    Hämolytisch-urämisches Syndrom,
    thrombotisch-thrombozytopenische Purpura ... 72
    HELLP-Syndrom 73

Erhöhte fibrinolytische Aktivität 73
    Diagnose der erhöhten fibrinolytischen Aktivität   75
    Methoden zum Nachweis einer erhöhten
    fibrinolytischen Aktivität 77
    Ursachen einer erhöhten fibrinolytischen
    Aktivität 77

Verminderung des Prothrombinkomplexes
Faktoren II, VII, IX, X, Protein C, Protein S 79
    Methoden zum Nachweis eines
    Prothrombinkomplexmangels 82
    Ursachen eines Prothrombinkomplexmangels ... 83

Gerinnungsstörungen bei Lebererkrankungen 87

Erworbene Inhibitoren der Gerinnung 92
  Lupusantikoagulanzien 92
  Inhibitoren gegen einzelne Gerinnungsfaktoren .. 98
  Unspezifische Inhibitoren bei Kindern 101
  Inhibitoren gegen die Fibrinformierung 101
  Thrombininhibitoren 102

Thrombophilie-Hyperkoagulabilität 103
  Antithrombin-III-Mangel 104
  Protein-C-Mangel 105
  Protein-S-Mangel 106
  Kongenitale Dysfibrinogenämie 106
  Vermindertes fibrinolytisches Potential 106
  Lupusantikoagulanzien
  (Phospholipidantikörper-Syndrom) 107
  Erhöhte Konzentrationen an
  Gerinnungsfaktoren 108
  Aktivierung der Gerinnung durch proteolytische
  Enzyme und andere Mechanismen 109
  Kryofibrinogenämie 109
  Beschleunigte Fibrinbildung 110
  Diagnostik der Thrombophilie 110

Angeborene Gerinnungsstörungen 111
  Hämophilie A 111
  Hämophilie B 114
  Willebrand-Syndrom 114

Thrombozytopenie 117
Thrombopathien 117

4 Steuerung der Therapie von Gerinnungsstörungen 121

Substitutionstherapie mit Faktorenkonzentraten 121
  Allgemeine Richtlinien 121
  Steuerung der Substitutionstherapie
  mit Faktor-VIII-Konzentraten 125
  Steuerung und Überwachung der
  Substitutionstherapie mit Prothrombinkomplex-
  bzw. Faktor-IX-Konzentraten 130
  Steuerung der Substitutionstherapie mit
  Antithrombin-III-Konzentrat 133
  Steuerung der Substitutionstherapie mit
  Fibrinogen 137

Steuerung der Substitutionstherapie mit Faktor-
XIII-Konzentrat 141

Überwachung der Heparintherapie 141
    Biochemie der Heparine 141
    Heparindosierungen 154
    Teste zur Überwachung der Heparintherapie ... 157
    Heparinunempfindliche Teste 159
    Zeitpunkt der Blutentnahme zur Bestimmung
    des Heparinspiegels 159

Überwachung der Cumarintherapie 160
    Einleitung der Cumarintherapie
    (Induktionsperiode, Dauer 10–14 Tage) 162
    Erhaltungstherapie (stabile Phase) 163
    Abbruch der Cumarintherapie 166

Überwachung der fibrinolytischen Therapien 167
    Streptokinasetherapie 168
    Ultrahohe Streptokinasetherapie 175
    Urokinasetherapie 175
    Fibrinolytische Therapie mit Gewebeaktivator
    (rt-PA) 179
    Fibrinolytische Therapie bei Prourokinase
    (rscu-PA) 181
    Fibrinolytische Therapie mit APSAC 181
    Fibrinolytische Therapie mit Schlangengiften .. 181

Hirudintherapie 183

5 Detaillierte Testinterpretation — 185

Allgemeine Voraussetzungen 185
    Testprinzipien 185
    Häufigere Ursachen von Fehlinterpretationen .. 191
    Verhalten der Faktoren bei der
    In-vitro-Gerinnung 193

Quick-Test 195
    Prinzip der Methode 195
    Einfluß unterschiedlicher Thromboplastine 197
    Standardisierung des Quick-Tests 198
    Indikationen zur zusätzlichen
    Einzelfaktorenbestimmung 200

      Ursachen eines pathologischen Quick-Werts 202
      Indikationen zur Bestimmung des Quick-Tests .. 208
      Interpretation des Quick-Tests 209

Partielle Thromboplastinzeit 211

      Prinzip der Methode 211
      Ursachen einer verlängerten partiellen
      Thromboplastinzeit 216
      Ursachen einer verkürzten PTT 223
      Indikationen zur Bestimmung der partiellen
      Thromboplastinzeit 224
      Interpretation der partiellen Thromboplastinzeit 224

Thrombinzeit 226

      Prinzip der Methode 226
      Ursachen einer verlängerten Thrombinzeit 227
      Fehlender Einfluß anderer Gerinnungsfaktoren
      auf die Thrombinzeit 232
      Indikationen zur Bestimmung der Thrombinzeit 232
      Interpretation der Thrombinzeit 232

Teste mit thrombinähnlichen Enzymen 235

      Prinzip 235
      Ursachen verlängerter Gerinnungszeiten mit
      thrombinähnlichen Enyzmen 235
      Indikationen zum Einsatz von
      thrombinähnlichen Enzymen 236
      Interpretation der Teste mit thrombinähnlichen
      Enzymen 236

Fibrinogen 237

      Methoden zur Bestimmung 242

Bestimmung der Faktoren II–XII, Präkallikrein,
High molecular weight kininogen (HMWK) 251

      Methoden zur Bestimmung 252
      Möglichkeiten der Fehlinterpretation 253
      Faktoren II (Prothrombin), VII, IX und X 254
      Faktor V 262
      Faktor VIII 267
      Faktor XI 272
      Faktor XII 274
      Präkallikrein 277
      Heigh molecular weight kininogen (HMWK) ... 279

Willebrand-Faktor (WF) 280
   Methoden zur Bestimmung 282
   Möglichkeiten der Fehlinterpretation 282
   Ursachen eines verminderten Willebrand-
   Faktors 282
   Ursachen eines erhöhten Willebrand-Faktors ... 283
   Indikationen zur Bestimmung des Willebrand-
   Faktors 286
   Interpretation der Befunde 286

Ristocetin-Cofaktor (WF:RCo) 287
   Methode zur Bestimmung 287
   Möglichkeiten der Fehlinterpretation 287
   Ursachen einer verminderten Ristocetin-
   Cofaktor-Konzentration 288
   Ursachen einer erhöhten Ristocetin-
   Cofaktor-Konzentration 288
   Indikationen zur Bestimmung 289
   Interpretation der Befunde 290

Fibrinstabilisierender Faktor XIII 291
   Methoden zur Bestimmung des Faktors XIII ... 291
   Möglichkeiten der Fehlinterpretation 293
   Ursachen einer Verminderung des Faktors XIII . 293
   Indikationen zur Faktor-XIII-Bestimmung 294
   Interpretation der Faktor-XIII-Bestimmung 294

Fibronectin 295
   Methoden zur Bestimmung 295
   Ursachen eines Fibronectin-Mangels 295
   Indikationen zur Fibronectinbestimmung 296

Antithrombin III 296
   Methoden zur Bestimmung des Antithrombin
   III 298
   Möglichkeiten der Fehlinterpretation 298
   Ursachen eines Antithrombin-III-Mangels 299
   Ursachen einer erhöhten Antithrombin-
   III-Konzentration 300
   Indikationen zur Bestimmung des
   Antithrombins III 300
   Interpretation der Befunde 301

Heparin-Cofaktor II 302
   Methoden zur Bestimmung 303

Ursachen eines verminderten Heparin-Cofaktors II 303
Ursachen einer erhöhten Konzentration 303

Protein C 304
Methoden zur Bestimmung von Protein C 305
Möglichkeiten der Fehlinterpretation 305
Ursachen der Verminderung von Protein C 306
Ursachen einer erhöhten Protein-C-Konzentration 309
Indikationen zur Bestimmung von Protein C ... 309
Interpretation der Befunde 309

Protein S 310
Methoden zur Protein-S-Bestimmung 311
Möglichkeiten der Fehlinterpretation 312
Ursachen der Protein-S-Verminderung 312
Indikationen zur Protein-S-Bestimmung 314
Interpretation der Befunde 314

Weitere Inhibitoren der Gerinnung und Fibrinolyse ... 314
Tissue factor pathway inhibitor (TFPI) 314
α_2-Makroblobulin 315
C1-Esterase-Inhibitor (C1-INH) 316
Protein-Ca-Inhibitor 317

Plasminogen 317
Methoden zur Bestimmung 319
Ursachen eines Plasminogenmangels 319
Ursachen einer erhöhten Plasminogenkonzentration 320
Indikationen zur Bestimmung des Plasminogens 320
Möglichkeiten der Fehlinterpretation 320
Interpretation der Befunde 320

Tissue-Plasminogen-Aktivator (t-PA) 321
Methoden zur Bestimmung 321
Möglichkeiten der Fehlbestimmung 322
Ursachen der t-PA-Verminderung 322
Ursachen einer erhöhten t-PA-Konzentration ... 322
Indikationen zur t-PA-Bestimmung 323
Interpretation der Befunde 323

α_2-Antiplasmin 323
Methoden zur Bestimmung 324

Möglichkeiten der Fehlinterpretation	324
Ursachen eines α_2-Antiplasminmangels	324
Indikationen zur Bestimmung von α_2-Antiplasmin	325

Plasminogenaktivator-Inhibitor (PAI) 325

Methoden zur PAI-Bestimmung	326
Möglichkeiten der Fehlinterpretation	327
Ursachen einer PAI-Verminderung	327
Ursachen einer erhöhten PAI-1-Konzentration ..	327
Indikationen zur Bestimmung von PAI 1	329
Interpretation der Befunde	329

Prothrombinfragmente 1 und 2 (F 1+2) 329

Methoden zur Bestimmung von F 1+2	330
Möglichkeiten der Fehlinterpretation	330
Ursachen einer erhöhten Konzentration der F 1+2	330
Indikationen zur Bestimmung der F 1+2	330
Interpretation der Befunde	331

Thrombin-Antithrombin-Komplex (TAT) 331

Methoden zur Bestimmung des TAT	331
Möglichkeiten der Fehlinterpretation	332
Ursachen einer erhöhten Konzentration des TAT	332
Indikationen zur Bestimmung des TAT	332
Interpretation der Befunde	333

Fibrinopeptid A (FPA) 333

Methoden zur Bestimmung der FPA	334
Möglichkeiten der Fehlinterpretation	334
Ursachen einer erhöhten FPA-Konzentration ...	334
Indikationen zur Bestimmung der FPA	334
Interpretation der Befunde	335

Fibrinmonomere 335

Methoden zur Fibrinmonomerbestimmung	335
Möglichkeiten der Fehlinterpretation	336
Ursachen einer erhöhten Konzentration an Fibrinmonomeren	336
Indikationen zur Bestimmung der Fibrinmonomere	337
Interpretation der Befunde	337

Fibrinogen-/Fibrinspaltprodukte 337
  Methoden zur Bestimmung der
  Fibrin(ogen)spaltprodukte 339
  Möglichkeiten der Fehlinterpretation 339
  Ursachen einer erhöhten Konzentration an
  Fibrin(ogen)spaltprodukten 340
  Indikationen zur Bestimmung der
  Fibrin(ogen)spaltprodukte 342
  Interpretation der FSP-Bestimmungen 342

Plasmin-α_2-Antiplasmin-Komplex (PAP) 343

Clot observation time 344

Rekalzifizierungszeit 345
  Prinzip 345
  Ursachen einer verlängerten
  Rekalzifizierungszeit 346
  Indikationen zur Bestimmung 346
  Interpretation der Rekalzifizierungszeit 347

Thrombelastogramm 347
  Prinzip 347
  Ursachen eines pathologischen
  Thrombelastogramms 348
  Indikationen zur Durchführung 351
  Interpretation des Thrombelastogramms 351

Prothrombinverbrauchstest 351
  Prinzip 351
  Ursachen eines pathologischen
  Prothrombinverbrauchstestes 352

Plättchenfaktoren 352
  Prinzip 352
  Methoden zur Bestimmung 353
  Ursachen eines verminderten Plättchenfaktors 3   353
  Ursachen einer erhöhten Konzentration von
  Plättchenfaktor 4 und β-Thromboglobulin 353

Blutungszeit 353
  Prinzip 353
  Ursachen einer verlängerten Blutungszeit 354
  Möglichkeiten der Fehlinterpretation 354
  Indikationen zur Bestimmung 354
  Differentialdiagnostik 355
  Interpretation der Blutungszeit 356

6 Übersichtstabellen 357

Literatur 371

Sachverzeichnis 391

1 Theoretische Voraussetzungen

H. C. Hemker und H. Poliwoda

Der Mechanismus der Hämostase

Erschrecken über eine Blutung ist im Menschen ein tief verwurzelter Automatismus, denn jede größere Blutung gefährdet das Leben. Eine sichtbare Blutung löst beim Betroffenen und seiner Umgebung Alarm aus und kann bis zur Panik führen. Hingegen veranlassen innere Blutungen den Patienten erst beim Auftreten von Sekundärsymptomen (z. B. Teerstuhl, Kollapsneigung u. a. m.) — also relativ spät —, den Arzt aufzusuchen. Andererseits wird jeder, der z. B. eine Lungenembolie überlebt hat, die Erinnerung an diese tödliche Bedrohung nicht vergessen.

Wenn bei einem Unfall oder einer Operation Gefäße eröffnet werden, muß die Blutstillung der großen Gefäße durch Ligationen und Elektrokoagulation erfolgen. Die verbleibenden Blutungen aus den kleinen Gefäßen werden durch den körpereigenen Blutstillungsmechanismus gestoppt. Da die operativ oder durch den Unfall eröffneten Gefäße zu 90% diese kleinen Gefäße betreffen, hängt die Hämostase hauptsächlich von diesem Mechanismus ab. Die Blutstillung basiert auf der Wechselwirkung zwischen Gefäßwand, Plättchen, plasmatischer Gerinnung und dem fibrinolytischen System.

Formaler Ablauf der Blutstillung

Bei einer Gefäßwandschädigung tritt als erste Reaktion eine Kontraktion der glatten Muskelzellen der Gefäßwand auf. Da aber die Mehrzahl der Gefäße aus Kapillaren besteht, die keine glatten Muskelzellen besitzen, spielt die Vasokonstriktion bei der Hämostase eine relativ geringe Rolle, wenn auch der arteriellen Vasokonstriktion ein blutstillender Effekt in jenen Kapillargebieten zukommt, die von kontrahierten Arterien versorgt werden. Die Blutstillungsmechanismen werden in den Kapillaren vielmehr durch den direkten Blut-Gewebe-Kontakt ausgelöst, wenn nämlich die endotheliale Auskleidung der Gefäßwand verletzt ist und es damit sowohl zum Kontakt von Plättchen mit Kollagen als auch mit plasmatischen Gerinnungsfaktoren und Gewebethromboplastin sowie prokoagulatorischen Phospholipiden kommt (Abb. 1.1).

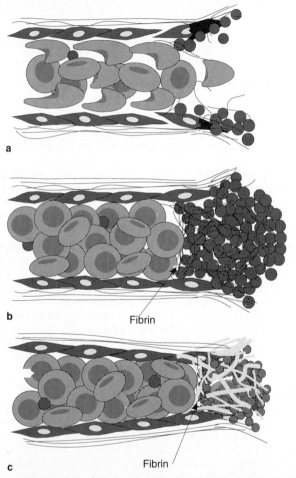

Abb. 1.1 Blutstillung in einem kleinen Gefäß nach traumatischer Durchtrennung. a Erste Anhaftung von Plättchen an den Bindegewebsfasern der Wundlippe. b Verschließender, plättchenreicher Abscheidungsthrombus mit beginnender Fibrinbildung. c Endgültiger Verschluß der Blutungsstelle durch Retraktion der Fibrinfäden

Durch die Gefäßläsion werden in Bruchteilen von Sekunden Plättchen- und Gerinnungsreaktionen gestartet, aber auch gleichzeitig optimal abgestimmte Mechanismen der Gegenregulation wirksam, wodurch die Hämostase auf den Ort der Läsion beschränkt bleibt. Ist das Zusammenspiel der komplexen Wechselwirkungen der Systeme unausgeglichen, führt dies entweder zur Blutungsneigung oder zur Thrombose. Zeitlich gesehen laufen die Vorgänge nahezu parallel und greifen so ineinander, daß sie sich im Grunde genommen einer reihenden Darstellung entziehen. Wenn nachfolgend die Aufgaben und Funktionen der Gefäßwand, der Plättchen, der Fibrinbildung und des fibrinolytischen Systems dennoch in einer Abfolge dargestellt werden, so ist dies eine didaktische Krücke, denn die richtige Form der Darstellung entspräche der einer Orchesterpartitur.

Phasen der Blutstillung

Traditionell wird der Blutstillungsprozeß in drei Phasen aufgeteilt:

- *Bildung des primären Plättchenpfropfs.* Die Wechselwirkung zwischen Plättchen und Kollagen sowie die ersten Spuren von Thrombin stimulieren Plättchen zur Bildung des initialen Pfropfs in den verletzten Gefäßen.
- *Stabilisation des primären Plättchenpfropfs.* Thrombin wandelt Fibrinogen in Fibrin um. Dieses konsolidiert den anfänglichen losen Plättchenpfropf, und zusätzlich zieht die Retraktion der Fibrinfäden die Wundlippen fast wie einen Tabaksbeutel zusammen.
- *Fibrinolyse.* Plasminogen bindet sich an Fibrin und kann später umgewandelt werden in Plasmin, welches die Fibrinstränge auflöst.

Einige Autoren beharren darauf, daß die primäre Hämostase allein „Sache" der Plättchen sei, die Blutgerinnung, d.h. die Thrombinbildung, hierbei keine Rolle spiele. Erst die sekundäre Blutstillung wäre dann Gegenstand der Blutgerinnung. Tatsache ist jedoch, daß die drei Phasen der Hämostase – wie bereits oben erwähnt – parallel ineinander greifen. Thrombin muß naturgemäß auch in der primären Hämostase eine wichtige Rolle spielen, denn es ist ein sehr potenter Plättchenaktivator, und sind Plättchen einmal aktiviert, dann bedingen sie augenblicklich eine explosive Bildung von Thrombin.

Endothel und subendotheliale Strukturen

Die Funktionen der normalen Endothelzellen sind folgende:

Thrombophobe Eigenschaften:

- Die *gleichsinnige elektrische Ladung der Endothel- und Plättchenmembran* (gleicher Plasmamantel) läßt die sog. Coulomb-Abstoßkräfte wirksam werden. Zusätzlich besteht bei laminarer Strömung ein Plasmafilm zwischen Endotheloberfläche und den strömenden Zellen, vergleichbar dem Ölfilm zwischen Kolben und Zylinderwand eines Benzinmotors.
- Synthese und Sekretion von *Prostacyclin (PGI$_2$)*. Prostacyclin ist ein Prostaglandin, das der Plättchenadhäsion und -aggregation entgegenwirkt.
  Die Bildung von Prostacyclin wird durch Thrombin, Noradrenalin und andere Stimulanzien in den Endothelien angeregt.
- Bildung von *Thrombomodulin*. Thrombomodulin ist ein Zelloberflächenglykoprotein, das Thrombin mit hoher Affinität binden kann, wodurch Thrombin seine enzymatische Spezifität verändert. Es verliert seine prokoagulatorischen Eigenschaften und erwirbt die Fähigkeit, Protein C zu aktivieren. Aktiviertes Protein C ist ein potentes Antikoagulans, da es Faktor Va und VIIIa zerstört. Somit resultiert aus der Bindung von Thrombin an Thrombomodulin nicht nur eine Minderung der koagulatorischen Wirkung von Thrombin, sondern auch eine vermehrte Aktivierung von Protein C und damit eine lokale antithrombotische Konstellation.
- Bindung von *Antithrombin III (AT III)*. Heparansulfat, ein Proteoglykan der endothelialen Plasmamembran, bindet AT III und verstärkt seine Aktivität, so daß es wesentlich effektiver Thrombin inaktivieren kann.
- Bildung und Sekretion von *Plasminogenaktivator (t-PA)*. Endothelien synthetisieren Plasminogenaktivator und wirken somit ebenfalls der Thrombogenese entgegen.

Thrombophile Eigenschaften:

- Bildung von *Willebrand-Faktor (WF)*. Durch die Synthese und Sekretion von WF in den Endothelien wird die Adhäsion der Plättchen erst ermöglicht (s. u.) und damit die Bildung des hämostatischen Pfropfs.

– Bildung und Sekretion von *Plasminogenaktivator-Inhibitor (PAI 1)*.

Zusammenfassend bedingen die aufgezählten Faktoren und Mechanismen ein komplexes, physiologisch ausgewogenes Wechselspiel zwischen Endothelien und Blutinhalt, das einerseits für eine prompte Blutstillung, andererseits aber auch für eine strenge Lokalisation dieses Prozesses durch die thrombophoben Eigenschaften der unverletzten Nachbarendothelien sorgt.

Plättchen

Die erste Plättchenreaktion auf eine Gefäßverletzung ist deren Adhäsion an Kollagen und andere Komponenten der subendothelialen extrazellulären Matrix, z. B. Mikrofibrillen. Gleichzeitig tritt oberhalb und unterhalb der Gefäßläsion an allen Gefäßen, die glatte Muskelzellen besitzen, also bis hin zu den Arteriolen, ein Gefäßspasmus über 5–10 s auf. In dieser Zeitspanne ist der Blutzufluß in dem Bereich der Läsion gedrosselt. Nach Lösung der Vasokonstriktion und damit Wiederherstellung der normalen Strömung setzt erneutes, zumeist überschießendes Thrombuswachstum ein, allerdings etwas zeitverzögert (etwa 5–10 s nach Ende des Vasospasmus) (Abb. 1.**2**).

Bilanziert man die Frühphase der Bildung eines plättchenreichen Abscheidungsthrombus an einer definierten Gefäßläsion, so ergibt sich, daß nicht nur die per Kontakt vorbeiströmenden Thrombozyten an der Thrombusbildung teilnehmen, sondern auch solche, die in einiger Entfernung (Größenordnung etwa 25 µm) hätten vorbeiströmen müssen. Die Plättchen werden demnach zur Läsionsstelle gelenkt, wofür nur ein physikalisches Signal in Frage kommt. Tatsächlich entsteht an der Läsionsstelle ein sog. strömungselektrischer Strom, bedingt durch die ausgeprägte Differenz der Dielektrizitätskonstante zwischen Kollagen und Plasma (etwa 3000:80). Durch den strömungselektrischen Strom erhalten die Plättchen bereits vor Erreichen, also oberhalb der Läsionsstellen, das elektrische Signal. In welcher Weise das Signal auf die Plättchen und ihre kontraktilen Strukturen wirkt, ist bislang noch nicht geklärt. Sicher ist nur, daß eine Erhöhung des strömungselektrischen Stroms eine vermehrte Anhaftung von Plättchen bewirkt, während eine Abschwächung des Signals eine verminderte Anhaftung zur Folge hat.

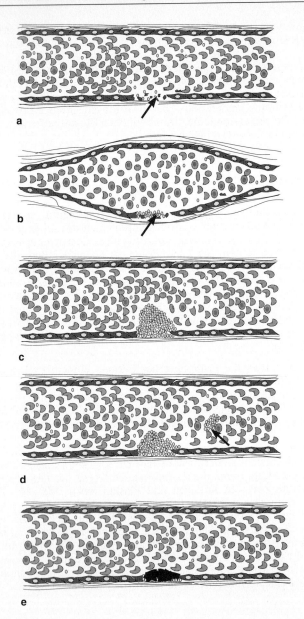

Primäre Plättchenaktivatoren sind das Thrombin, aber auch das Kollagen selbst. Sie induzieren die Freilassung von drei Typen sekundärer Plättchenaktivatoren, z. B.:

– Thromboxan A_2,
– Plättchenaktivierender Faktor (PAF),
– Adenosindiphosphat (ADP).

Thromboxan und PAF sind spezifische Produkte, die aus Phospholipiden der Zellmembran stammen, deren Stoffwechselweg gut definiert ist. ADP ist das gemeinschaftliche Nukleotid. Zusätzlich existiert die Flip-flop-Reaktion (S. 14) in der Plättchenmembran – möglicherweise ausgelöst durch den strömungselektrischen Strom – sowie die Freilassung von Mikrovesikeln. Auch sie ist ein Ergebnis des Kontakts mit Kollagen, aber auch mit Thrombin. Beide Prozesse setzen prokoagulatorische Phospholipide frei, wodurch eine weitere Thrombinbindung unterstützt wird. Die Thromboxanproduktion schafft eine Feedback-Aktivierung zur Kollageninteraktion, da Thromboxan die Reaktion der Plättchen auf Kollagen verstärkt.

Abb. 1.2 Entstehung eines Abscheidungsthrombus an einer Endothelläsion
a Gefäßläsion mit erster Anhaftung von Plättchen
b Eintritt des Vasospasmus mit Verlangsamung der Blutströmung
c Rückbildung des Vasospasmus, Normalisierung der Blutströmung und rasches Wachstum des plättchenreichen Abscheidungsthrombus
d Abriß eines kleinen Embolus (white body)
e Endgültiger Verschluß der Läsion nach ca. 10 Minuten. Verkleinerung des Abscheidungsthrombus durch Retraktion der Fibrinfäden und damit weitgehende Annäherung an normale Strömungsverhältnisse

Mittels kinematographischen Untersuchungen konnte nachgewiesen werden, daß nach Abdeckung der Gefäßläsion durch Plättchen über einen Zeitraum von 10–15 s zunächst keine weitere Anhaftung erfolgt. Danach setzt ein erneutes Anhaften am zunächst pflasterartigen Plättchenthrombus ein, wahrscheinlich bedingt durch die oben erwähnten Plättchenaktivatoren, aber auch Thrombin, so daß innerhalb weniger Sekunden aus dem pflasterartigen Thrombus ein im Volumen 2- bis 3fach größerer Thrombus sich bildet, der in kleinen Arterien durch die Einengung der Strombahn die Strömungsgeschwindigkeit im Bereich der Läsion erhöht. Damit erhöhen sich aber auch die auf den Thrombus wirkenden Abrißkräfte. Zu diesem Zeitpunkt (etwa 20–25 s nach Bildung des Primärthrombus) ist der Abscheidungsthrombus noch nicht ausreichend mit Fibrinfasern an der Gefäßwand verankert, so daß er leicht abreißt, d.h. embolisch verschleppt wird. Dieser Vorgang wiederholt sich mehrfach und kommt erst nach etwa 10 min zur Ruhe (Abb. 1.2). Die immer wieder auftretende embolische Verschleppung von Thrombusmaterial führt in den von den kleinen Arterien versorgten Geweben zu Mangelernährung, wenn nicht gar zu kleinen Nekrosen. Diese kleinen Emboli – von angelsächsischen Autoren als „white bodies" bezeichnet – werden beim Auftreten, z.B. in der Koronarstrombahn, für Irritationen des Reizleitungssystems verantwortlich gemacht.

Die ersten 2–3 Plättchenschichten auf der Gefäßläsion fungieren als Landeplatz für nachfolgende Plättchen, unterstützt durch die oben erwähnten sekundären Plättchenaktivatoren (Thromboxan A_2, PAF, ADP). Die bereits „gelandeten" Plättchen entleeren ihre Speichergranula und geben daraus ihre α-Granula, Dense bodies und Lysosomen frei.

Die α-Granula enthalten verschiedene Plasmaproteine wie Fibrinogen, Fibronectin, Willebrand-Faktor, hochmolekulares Kininogen, Faktor V und Plasminogenaktivator-Inhibitor 1 (PAI 1), aber auch Albumin und IgG. Speziell die Ausschüttung von Faktor V mag wichtig sein für die Thrombinbildung innerhalb des Plättchenpfropfs. Die Abwesenheit von Faktor V in den Plättchen führt zu einer hämorrhagischen Diathese. Neben dieser nicht zufälligen Selektion von Plasmaproteinen enthalten die α-Granula spezifische Proteine wie

– *Thrombospondin*. Dieses verbindet wahrscheinlich Fibrinogen, Fibronectin, Willebrand-Faktor und Kollagen, um die Plättchen in dem Aggregat zu verleimen.
– *Platelet-derived growth factor (PDGF)*. Dieser fördert das Wachstum der glatten Muskelzellen und Fibroblasten. Er ist daher ein Instrument für die Gefäßwandreparatur.
– *β-Thromboglobulin (B-TG)*. Seine Funktion ist noch nicht sehr klar.

- *Plättchenfaktor 4 (PF4)*. Dieser Faktor bindet und inaktiviert Heparin. Voll aktivierte Plättchen von plättchenreichem Plasma können ausreichend PF4 ausschütten, um bis zu 0,1 E/ml Heparin zu neutralisieren. PF4 kann Glykosaminoglykane der Gefäßwand nahe den Plättchenaggregaten an sich binden und entfernt AT III, das normalerweise dort gefunden wird. Auf diese Weise kann lokal gebildetes Thrombin weniger effektvoll inaktiviert werden.

Die Dense bodies enthalten ATP, ADP, Serotonin und Calciumionen.

- ATP ist die Energiequelle,
- ADP ist ein potenter Aggregator der Plättchen,
- Serotonin verstärkt als vasoaktives Amin die Kontraktion in Gefäßen mit glatten Muskelzellen.

Die Stabilisation des Plättchenpfropfs ist die letzte Phase der Blutstillung. Die relativ großen Mengen von Thrombin, die in dem Plättchenpfropf gebildet werden, polymerisieren Fibrinogen zu Fibrin an der Außenseite der Aggregate und bedingen auch die Retraktion des Pfropfs. Dadurch wird die anfänglich lose Struktur der Aggregate in sich verfestigt und auch mit der Gefäßwand vertäut. Zusätzlich führt die Aktivierung von Actomyosin in den Plättchen zu einer zentripetalen Kontraktion, wodurch die Abscheidungsthromben in eine nahezu amorphe Masse transformiert werden, in der die Plättchen ihre individuelle Form verlieren und miteinander fusionieren. Dies ist ein energieverbrauchender ATP-abhängiger Prozeß. Thrombin ist jedoch der Hauptaktivator für diese Funktion. Fibrinfäden und die Actomyosinkontraktion ziehen also den Plättchenthrombus bzw. die Plättchenaggregate zusammen, und das in den Zwischenräumen befindliche Serum wird ausgepreßt. In dieser Phase wird auch der Inhalt der Lysosomen freigesetzt, wodurch wahrscheinlich eine limitierte Proteinverdauung einsetzt. Dies ist der erste Schritt in Richtung Transformation vom aktiven Blutstillungspfropf in den passiven Überrest, der eventuell im Rahmen der prozeßhaften Gefäßwandreparatur, u. a. mit Hilfe der Fibrinolyse, beseitigt wird.

Thrombinbildung

Kern des Mechanismus

Thrombin ist das zentrale Gerinnungsenzym. Die Bildung von Thrombin wird durch ein System positiver und negativer Rückkopplungen gesichert, d. h. Thrombin beeinflußt seine eigene Bildung und seine eigene Inhibition.

Die Thrombinbildung kann über zwei Reaktionswege erfolgen: das Extrinsic- und das Intrinsic-System. Das Extrinsic-System ist physiologisch das wichtigste. Das Intrinsic-System ist möglicherweise ein Laboratoriumsartefakt, entdeckt durch die Kontaktaktivierung mit Fremdoberflächen (Glas). Beide Reaktionswege resultieren in der Aktivierung von Faktor X zu Xa. Das Extrinsic- und Intrinsic-System sind verbunden über die sog. Josso-Schleife, in der Faktor-VII-Gewebethromboplastin Faktor IX aktiviert (Abb. 1.**5**).

Die Kernreaktion, die zur Bildung von Thrombin führt, ist sehr einfach: Das bei einer Gewebeläsion frei werdende Gewebethromboplastin aktiviert Faktor VII, dieser aktiviert Faktor X und dieser wiederum Prothrombin (Faktor II) zu Thrombin durch proteolytische Spaltung (Abb. 1.**3**).

VII → X → II

Ein zweites Prinzip für den normalen, d. h. zeitgerechten Ablauf der Gerinnung ist folgendes: Die Aktivierungsreaktion von Faktor II ist auf die Anwesenheit von Membranoberflächen (Phospholipide) angewiesen. Durch Adsorption an eine Membran wird Faktor II zu einem wesentlich leichter zugängigen Substrat für Faktor Xa (Verminderung der Michaelis-Konstante). Nur Membranen, die negativ geladene Phospholipide enthalten, dienen diesem Zweck. Durch Faktor V, der kein proteolytisches Enzym ist, sondern als Cofaktor fungiert, wird die Umwandlung von Prothrombin zu Thrombin 1000fach beschleunigt.

Für das Intrinsic-System verläuft die Reaktionskette wie folgt:

PK → XII → XI → IX → X → II .

In den Reaktionsschemen bedeuten die Pfeile → proteolytische Aktivität und nicht chemische Umwandlung; eckige Klammern [] zeigen enzymatisch aktive Komplexe an; PK = Präkallikrein, TF = Gewebefaktor, PL = Phospholipid. Römische Zahlen bezeichnen die Faktoren: z. B. II = Prothrombin usw.

Dieser Aktivierungsweg wird nur von negativ geladenen Fremdoberflächen angestoßen wie z. B. durch Glas, Kaolin, Sulfatide und andere Materialien, die Faktor XII adsorbieren. Stahl und Plastik sind relativ inert. Nach der Adsorption macht Faktor XIIa einen Strukturwandel durch, der ihn leicht aktiviert. In dieser Form kann er dann Präkallikrein zu Kallikrein aktivieren. In diesem Prozeß fungiert hochmolekulares Kininogen als Helferprotein. Das gebildete Kallikrein aktiviert Faktor XII, und diese gegenseitige Aktivierung setzt sich so lange fort, bis das Substrat lokal erschöpft ist. Faktor XIIa aktiviert Faktor XI, der den Faktor IX aktivieren kann, der dann letztlich über Faktor X zur Aktivierung von Prothrombin führt (Abb. 1.4).

Alle Gerinnungsfaktoren, die sich an dieser Reaktionskette beteiligen, sind im inaktiven Stadium Proenzyme von Serinproteasen, die durch die Aktivierung in Serinproteasen transformiert werden.

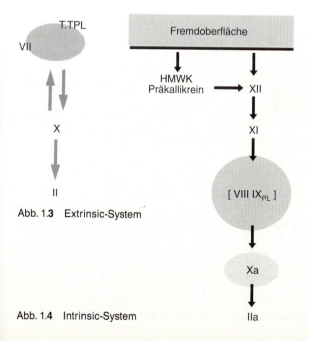

Abb. 1.3 Extrinsic-System

Abb. 1.4 Intrinsic-System

Für sich selbst ist die Aktivierung der Gerinnungsfaktoren ein extrem langsamer Prozeß. So kann zwar Prothrombin durch Faktor Xa in freier Lösung aktiviert werden, aber mit einer 100000fach geringeren Reaktionsgeschwindigkeit. Jedoch der Komplex von Faktor Xa, Faktor Va, Calcium und Phospholipiden (Prothrombinase) führt zur normalen, d. h. maximalen Reaktionsgeschwindigkeit. Aus dieser Gegenüberstellung ist ein wichtiges Prinzip der Gerinnungskinetik ablesbar: Die Aktivierungsreaktionen sind auf Membranoberflächen (Phospholipide) angewiesen. So wird z. B. – wie bereits erwähnt – der Faktor II durch die Adsorption an eine Membran zu einem wesentlich leichter zugängigen Substrat für Faktor Xa (Verminderung der Michaelis-Konstante) mit einer Reaktionsbeschleunigung um den Faktor 100. Dies bedeutet aus Sicht der Enzymkinetik, daß bei normaler Prothrombinkonzentration das aktivierende Enzym (Faktor Xa) gesättigt werden kann durch das Substrat (Faktor II) und damit maximale Reaktionsgeschwindigkeit vorliegt. Faktor Va läßt den Umsatz durch einen Faktor annähernd 1000 ansteigen, d. h. die Zahl der Thrombinmoleküle, die durch das Enzym (Faktor IIa) – ebenfalls bei vorhandener Substratsättigung – produziert werden, wird annähernd 1000fach multipliziert.

Das Faktor X aktivierende Enzym des Intrinsic-Systems besteht aus einem Komplex der Faktoren VIIIa und IXa sowie Phospholipiden (Tenase genannt). Neben ihrem kinetischen Effekt auf die Umsatzrate dienen Faktor Va und VIIIA auch der verbesserten Bindung ihrer Enzyme (Faktor Xa und IXa) an Phospholipiden.

Wir können die Reaktionen des klassischen Gerinnungsablaufs wie folgt zusammenfassen:

$$\text{Extrinsic-System [VII, TF und PL]} \rightarrow \overset{\text{Prothrombinase}}{[X,\ Va,\ PL]} \rightarrow II$$

$$\text{Intrinsic-System PK} \rightarrow XII \rightarrow XI \rightarrow$$
$$\underset{\text{Tenase}}{[IX,\ VIIIa,\ PL]} \rightarrow \underset{\text{Prothrombinase}}{[X,\ Va,\ PL,]} \rightarrow II$$

Die Wertigkeit der Kontaktfaktoren für den Ablauf der normalen Blutstillung muß aus folgendem Grund in Frage gestellt werden: Faktor VII kann Faktor IX aktivieren, so daß die antihämophilen (Intrinsic-)Faktoren bei der durch Thromboplastin (Gewebefaktor) ausgelösten Gerinnung ebenfalls aktiviert werden. Dies bedeutet, daß Faktor X sowohl durch Faktor VII und Gewebethromboplastin als auch durch Faktor IXa (und Faktor VIIIa) aktiviert werden kann, *wobei Faktor IX auch von Faktor VII aktiviert wurde (Josso-*

Schleife). Es ist leicht einsehbar, daß die Funktion dieses Reaktionswegs abhängig ist von der verfügbaren Menge an Thromboplastin.

Durch die Entdeckung der sog. Josso-Schleife (Abb. 1.5) wurde der alte Streit, inwieweit die antihämophilen Faktoren (VIII und IX) klinisch wichtig und die Kontaktsystemfaktoren relativ unwichtig seien, überflüssig, denn solange das Blut mit keiner Fremdoberfläche in Kontakt kommt, wird die Blutgerinnung allein durch Gewebethromboplastin ausgelöst.

An dieser Stelle sei aber auf folgendes hingewiesen: In der modernen Medizin kommt das Blut bei vielen therapeutischen Verfahren (Dialyse, Herz-Lungen-Maschine, Zellseparation u.a.m.) mit Fremdoberflächen in Kontakt, so daß in diesen Fällen dem Kontaktsystem (Intrinsic-System alter Prägung) doch eine klinische Bedeutung und Beachtung zukommt.

Das Studium der Hämostasemechanismen darf sich, wie auch vorangehend bereits ausgeführt, nicht auf die intravasalen Reaktionswege beschränken. Es ist im Auge zu behalten, daß die Proenzyme der Blutgerinnung (II, VII, IX, X) relativ klein sind (<70 kD) und daher in extravaskuläre bzw. perivaskuläre Räume entweichen können, ohne daß eine Verletzung der Gefäßwand vorliegt. Außerhalb der Gefäße kommen sie mit Gewebethromboplastin in Kontakt, also Membranproteinen von bestimmten Gewebezellen, die sich vorwiegend in einer Zellschicht direkt um die Gefäße befinden. Diese, letztlich durch Gewebethromboplastin direkt oder indirekt aktivierbaren, Faktoren liegen also in der Gefäßwand vor, so daß bei einer Gefäßverletzung nicht nur die im strömenden Blut befindlichen Gerinnungsfaktoren zur Verfügung stehen. Dies ist mit ein Grund für den örtlich so rasch ablaufenden Gerinnungsprozeß.

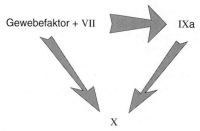

Abb. 1.5 Josso-Schleife

Feedback-Aktivierung

Nun ist für die schadensfreie Funktion der Blutstillung die präzise Kontrolle der Thrombinbildung eine unabdingbare Voraussetzung, denn wo auch immer Thrombin auftritt, kommt es zur Bildung von Fibrin, sprich zur Gerinnung des Bluts und damit zur Gefahr einer Thrombose. Die nichtlineare Bildung von Thrombin ist bedingt durch eine positive Feedback-Aktivation, d.h. Thrombin verstärkt die Neubildung von Thrombin. Sowohl Faktor VIII als auch Faktor V müssen von Thrombin aktiviert werden, bevor sie als Protein-Cofaktor für das Gerinnungssystem agieren können. Durch Thrombin schütten auch Plättchen Faktor V aus, der nachfolgend wiederum durch Thrombin aktiviert wird. Die Thrombinaktivierung der Plättchen hat auf die Ausschüttung von Faktor V einen wesentlich größeren Einfluß als die sog. Freilassungsreaktion.

Eine zweite prokoagulatorische Funktion der Plättchen, die durch Thrombin und Kollagen eingeleitet wird, ist der „Flip-flop"Mechanismus der Plättchenmembran. Dieser beruht auf einer transmembranen Bewegung der prokoagulatorischen, negativ geladenen Phospholipide (vorwiegend Phosphatidylserin), die normalerweise ausschließlich an der inneren Oberfläche der Zellmembranen zu finden sind. In der Anwesenheit von Kollagen und Thrombin werden diese prokoagulatorischen Phospholipide an die Außenseite der Plättchenmembran umgestülpt. Plättchen, die so aktiviert sind, bieten an ihrer äußeren Oberfläche zahlreiche Bindungsstellen für Faktor IXa, VIIa, Xa und Va, so daß der Tenase- und der Prothrombinasekomplex sofort und ohne weiteres dort gebildet werden können. Die gegenwärtige Auffassung über den Startmechanismus der Fibringerinnung basiert auf der Beobachtung, daß das Proenzym Faktor VII eine geringfügige enzymatische Aktivität besitzt bzw. ständig leicht mit aktiviertem Faktor VIIa kontaminiert ist. Ist es einmal an den Gewebefaktor adsorbiert, wird seine Aktivität so verstärkt, daß es fähig ist, den Gerinnungsprozeß zu starten. Es wurde jedoch beobachtet, daß eine noch aktivere Form von Faktor VII existiert, nämlich der 2-Ketten-Faktor VIIa, der auf verschiedenen Wegen gebildet werden kann. So kann auch die Kontaktaktivierung die Faktor-VII-Aktivität in vitro verstärken. Das Konzept der „Kaltaktivierung" von Faktor VII einschließlich Kallikrein und einiger anderer Proteine ist gut etabliert. Weiterhin kann Faktor VII auch durch Faktor IXa und durch Faktor Xa aktiviert werden.

Feedback-Inaktivierung

Es existieren zwei wichtige Mechanismen, die zu einer Thrombinaktivierung führen (negative Feedback-Reaktion):

- Protein-C- und -S-Inaktivierung der Faktoren Va und VIIIa,
- Extrinsic-System-Inaktivierungsmechanismus (EPI = Extrinsic pathway inhibitor; Synonyme LACI = Lipoprotein associated coagulation inhibitor oder TFPI = Tissue factor pathway inhibitor).

Oberhalb und unterhalb der Gefäßläsion sind die Gefäßendothelien intakt. An der Endotheloberfläche bindet sich Thrombin mit hoher Affinität an Thrombomodulin und erfährt dabei eine Änderung seiner Spezifität (Abb. 1.6). Es ist dann nicht mehr fähig, die Faktoren I, V, VIII und XIII zu aktivieren. Wohl aber kann es in der veränderten Form Protein C aktivieren. Protein Ca ist auch eine Serinprotease, die Vitamin-K-abhängig ist, und wird durch den Thrombin-Thrombomodulin-Komplex zu einem sehr potenten Inaktivator von Faktor Va und VIIIa. Aus diesem Grund ist die Überlebenszeit

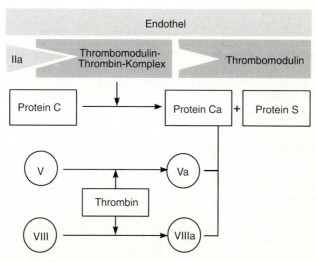

Abb. 1.6 Mechanismus von Protein C und Protein S

der Tenase- und Prothrombinasewirkung in einem Gefäßabschnitt, der von intakten Endothelien ausgekleidet ist, sehr kurz. Die Wirkung von aktiviertem Protein C wird von Protein S – ebenfalls ein Vitamin-K-abhängiger Faktor – verstärkt. Heparin und Aprotinin sind wirkungsvolle Inhibitoren von aktiviertem Protein C. Bei Gabe dieser Antikoagulanzien ist der Protein-C-Mechanismus praktisch ausgeschaltet. In diesem Fall kann eine lokale Aktivierung des Gerinnungssystems durch Gewebethromboplastin zur Thrombinbildung und damit zu einer Thrombose führen.

Der Tissue-factor-pathway-inhibitor (TFPI) ist ein zirkulierendes Plasmaprotein, das auch an den Endothelien adsorbiert und durch Heparin mobilisiert wird. Es ist fähig, Faktor Xa zu binden und einen Komplex zu bilden, der einen starken Inhibitor gegenüber dem Thromboplastin-Faktor-VIIa-Komplex darstellt. Dieser Mechanismus vermag die Gewebefaktor-induzierte Faktor-X-Aktivierung zu stoppen, sobald ausreichend Faktor Xa produziert wurde.

Neben diesen vorwiegend lokal wirkenden und vom Thrombin selbst initiierten Mechanismen seiner Inaktivierung (Feedback-Inaktivierung) befinden sich im strömenden Plasma potente Antiproteasen gegen Thrombin. Grund dafür ist folgender: Bei der explosionsartigen Bildung von Thrombin an der Läsion kann es nicht ausbleiben, daß Thrombin in das vorbeiströmende Plasma gelangt und dort zu einer unerwünschten, wenn nicht gar gefährlichen Thrombosierung führen würde. Ein Schutzschild dagegen bilden die Antiproteasen (AT III, α_2-Makroglobulin, α_1-Antitrypsin) (Abb. 1.7). AT III rangiert an erster Stelle. Es macht etwa 65% der Antithrombinkapazität des Blutes aus. Gefolgt wird es von α_2-Makroglobulin (etwa 23%). Den Rest stellen die übrigen Antiproteasen, wie z. B. α_1-Antitrypsin (α_1-Antiproteaseninhibitor). Heparin-Cofaktor besitzt keine Antiproteasenaktivität, sofern er nicht z. B. durch Dermantansulfan aktiviert wird.

Die Halbwertszeit von Thrombin im Plasma beträgt 14 s bei einer Antithrombin-III-Konzentration von 2 µmol und die von Faktor Xa 32 s. Aktives Heparin mit einer Kettenlänge von mindestens 18 Monosaccharideinheiten verstärkt die Aktivität von Antithrombin III sowohl gegenüber Thrombin als auch gegenüber Faktor Xa um mehr als den Faktor 1000. Die Inaktivierungsraten sowohl von Heparin als auch von Antithrombin III sind gegenüber Thrombin und Faktor Xa proportional. Thrombin wird dabei 3mal so rasch inaktiviert wie Faktor Xa. Aktive Heparine mit einer Kettenlänge von 5–17 Monosaccharideinheiten besitzen gegenüber Thrombin keinerlei Aktivität, wohl aber noch gegenüber Faktor Xa. Generell gilt,

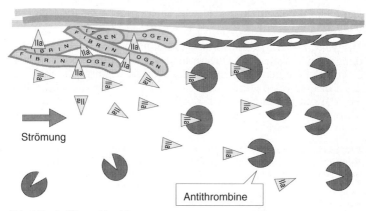

Abb. 1.7 Antithrombinwirkung

daß Antithrombin III ein Progressivinhibitor ist, dessen Konzentrationsschwankungen sich in den Gerinnungstesten wie z. B. Thrombinzeit oder PTT nicht auswirken, wohl aber die heparinabhängige und damit beschleunigte Inaktivierung.

AT III bildet mit Thrombin einen irreversiblen 1:1-Komplex, der als Neoantigen im Plasma mit immunologischen Methoden nachweisbar ist (Thrombin-Antithrombin-III-Komplex). Heparin bindet sich sowohl an Antithrombin III als auch an Thrombin. Nachdem Thrombin und AT III einen Komplex gebildet haben, entlassen sie Heparin, so daß es erneut zur Aktivierung von AT III zur Verfügung steht. Es benimmt sich in diesem „Dreiecksverhältnis" wie ein Katalysator, der immer wieder zur Verfügung steht. Die Heparinwirkung verschwindet letztlich nur durch die Ausscheidung im Urin (weiteres S. 141).

Fibrinbildung

Fibrinogen besteht aus Paaren von drei unterschiedlichen Eiweißketten: die Aα-, Bβ- und γ-Kette. Es zirkuliert im Plasma als fadenförmiges Molekül mit einer Verdickung in der Mitte. Thrombin spaltet die Fibrinopeptide A und B vom Fibrinogen und wandelt es so in Fibrinmonomere um. Diese Fibrinmonomere polymerisieren spontan zu langen Fibrinsträngen. Sowohl die Bildung der Stränge als auch die Ausbildung des dichten und verzweigten Netzwerkes erfolgen allein durch physikochemische Interaktionen der Fibrinmonomere.

Der Faktor XIII, eine Plasmatransglutaminase, katalysiert die Bildung von kovalenten Querverbindungen zwischen bestimmten Lysin- und Glutaminsäureresten des Fibrins, wodurch die Stabilität des Fibrinnetzes deutlich verbessert wird. Im Plasma bildet Faktor XIII mit Fibrinogen einen Komplex. Dieser wird aktiviert durch Thrombin, aber nur in der Anwesenheit von Fibrinfäden, d.h., nur wenn sein Substrat wirklich anwesend ist.

Fibrin ist kein inertes Gitterwerk. Es spielt eine wichtige Rolle in der Regulation der Aktivität von Thrombin, Faktor XIII, Plättchen und der Fibrinolyse, ist aber auch für die Orientierung der Fibroblasten im Rahmen der Narbenbildung notwendig. Ungefähr 40% des im gerinnenden Plasma entstehenden Thrombins bleiben an den Fibrinsträngen gebunden. Dadurch wird die Wirkung von Thrombin ebenfalls limitiert. Patienten mit einem angeborenen abnormalen Fibrinogen, das Thrombin nicht binden kann, zeigen eine Tendenz zu Thrombosen. Das fibringebundene Thrombin behält seine enzymatische Aktivität, kann aber durch AT III bzw. Heparin-AT III nicht mehr inaktiviert werden. Im Rahmen der Fibrinolyse wird das fibringebundene Thrombin wieder frei und kann Rethrombosen erzeugen.

Fibrinolyse

Die Fibrinolyse erfolgt durch das proteolytische Enzym *Plasmin*, das die polymerisierten Fibrinfäden spaltet. Die Spaltung erfolgt an ganz spezifischen Stellen des Fibrinmoleküls, die aber nicht identisch sind mit denen der Polymerisationsstellen. Diese Abbauprodukte, deren kleinstes das D-Dimer ist, unterscheiden sich daher von den Abbauprodukten des Fibrinogens, und sie können vor allem immunologisch von Fibrinogen differenziert werden. D-Dimere sind Plasmamarker, um die Fibrinolyse von der Fibrinogenolyse zu unterscheiden.

Plasmin entsteht aus Plasminogen durch Plasminogenaktivatoren. Es gibt zwei Typen von Plasminogenaktivatoren: den *Gewebetyp* (t-PA), der aus den Endothelzellen freigelassen wird, und den *Urokinasetyp*, der im Plasma als einkettiges Proenzym (scu-PA) vorhanden ist, der nach seiner Aktivierung in ein Zweikettenmolekül (tcu-PA), d.h. Urokinase, umgewandelt wird. t-PA ist ein schwacher Plasminaktivator, jedoch in der Anwesenheit von Fibrin steigt seine Aktivität um den Faktor 100. Daher ist die gesamte Plasminogenaktivierung durch t-PA innerhalb des Fibringerinnsels lokalisiert.

Im Gegensatz dazu kann tcu-PA Plasminogen in freier Lösung aktivieren. Auch tcu-PA ist im Gerinnsel lokalisiert, weil das Proenzym *scu-PA* das fibringebundene Plasminogen aktiviert und Plasmin auf diesem Wege scu-PA in tcu-PA umwandelt.

Ein dritter Plasminogenproaktivator wurde kürzlich entdeckt. Im Plasma ist er als Proenzym vorhanden und wird aktiviert durch das Kontaktaktivierungssystem. Alle Enzyme des Kontaktaktivierungssystems können Plasminogen selbst aktivieren, aber es ist zweifelhaft, ob diese Wirkung eine physiologische Relevanz besitzt. Da Plasmin Faktor XII aktiviert, ist hier eine Art Verstärkerschleife denkbar, denn das Kontaktaktivierungssystem aktiviert einen Plasminaktivator genauso gut wie Plasmin selbst, und umgekehrt aktiviert Plasmin das Kontaktsystem.

Im Plasma ist die t-PA-Aktivität meistens vernachlässigbar. Dies ist bedingt durch einen Überschuß an freiem PAI 1. Der scu-PA-Level steigt im Plasma unter körperlicher Belastung und Streß deutlich an. Die t-PA-Konzentration kann durch die Stimulation von Endothelzellen so stark steigen, daß die Konzentration von PAI 1 überschritten wird. Ist dies der Fall, dann tritt aktives Plasmin auf. Dieses aktiviert sowohl scu-PA und Faktor XII und als deren Ergebnis wird eine Welle von relativ viel Plasmin gebildet. Durch die obengenannten Mechanismen wird – wie bereits erwähnt – die Aktivität auf die Stelle des Thrombus begrenzt.

Der dominierende Plasmininhibitor ist α_2-Antiplasmin. Es ist ein sehr effizienter Inhibitor und bindet in einem Verhältnis 1:1, so daß freies Plasmin kaum auftreten kann. Seine Konzentration (1 µmol) beträgt jedoch nur die Hälfte von Plasminogen (2 µmol), so daß eine massive Plasminbildung diesen Inhibitor überspielen kann. Eine so massive Plasminbildung spaltet wesentlich mehr zirkulierendes Fibrinogen als das im Thrombus lokalisierte Fibrin. Dies ist der wesentliche Grund für die ausgeprägte Blutungsneigung des Hyperfibrinolysesyndroms, und zwar nicht nur, weil Fibrinogen verbraucht wird, sondern auch, weil Fibrin(ogen)abbauprodukte die Fibrinmonomerpolymerisation hemmen, genauso wie den GPIIb- und -IIIa-Rezeptor auf den Plättchen.

α_2-Antiplasmin wird kovalent an Fibrinogen durch Faktor XIIIa gebunden. Plasmagerinnsel, denen dieser Inhibitor fehlt, lösen sich viel rascher auf als in normalem Plasma. Dies läßt eine physiologische Rolle für die α_2-Antiplasmin-Fibrinogen-Bindung vermuten.

Das therapeutisch viel verwendete Fibrinolytikum *Streptokinase* kommt physiologischerweise nicht im Blut vor. Streptokinase ist ein Protein aus β-hämolysierenden Streptokokken, das selber keine fibrinolytische Aktivität besitzt. Die Aktivierung mit Streptokinase ist in Abb. 5.4 dargestellt. Dieser Aktivierungsweg zeigt die *Doppelgesichtigkeit des Plasminogenmoleküls*. Zunächst reagiert Plasminogen äquimolar mit Streptokinase in der Eigenschaft eines Proaktivators. Dieser Komplex, bestehend aus Streptokinase und Plasminogenproaktivator, besitzt Aktivatoreigenschaft und wandelt Plasminogen zu Plasmin um, und zwar im Verhältnis 1:9 (1 Mol Aktivator aktiviert unter In-vitro-Bedingungen 9 Mol Plasminogen zu Plasmin). Daher gelingt es, mit relativ geringen Mengen Streptokinase das fibrinolytische Potential rasch und ausreichend zu aktivieren.

2 Befundkombinationen – Schnellorientierung

Dieses Kapitel dient der raschen Diagnostik von Gerinnungsstörungen. Dabei wird von Testkombinationen ausgegangen, denn die Erstdiagnostik einer bislang unbekannten Gerinnungsstörung gelingt nur mit einer Kombination von Methoden.

Hierzu empfiehlt es sich, zunnächst die drei **globalen Teste** – Quick-Test, partielle Thromboplastinzeit (PTT) und Thrombinzeit – einzusetzen, die zusammen den gesamten Ablauf der Fibrinbildung erfassen – ausgenommen die Fibrinstabilisierung. Jeder dieser drei Teste beinhaltet dabei eine Region des Gerinnungssystems (Abb. 2.1), d.h. der pathologische Ausfall eines Testes zeigt die Region an, in der die Störung liegt. Der primäre Einsatz der globalen Methoden ermöglicht eine Rationalisierung der Diagnostik und erübrigt zeit- und geldaufwendige Serienanalysen mit Bestimmung aller Gerinnungsfaktoren. Außerdem informiert der globale Test – im Gegensatz zur Einzelfaktorenbestimmung – über zusätzliche Störungen im Gerinnungsablauf, wie z.B. Hemmeffekte durch Heparin (S. 141 ff. u. 218 ff.).

Die folgenden **Befundkombinationen** zeigen, wie die Kombination der globalen Teste den Arzt an die Ursache des unbekannten Blutungsleidens heranführt und welche weiterführende, präzisierende Diagnostik er daraus ableiten kann.

Es wurden auch Parameter des thrombozytären Systems – Plättchenzahl und Blutungszeit – in die Befundkombinationen miteinbezogen. Zwar sind sich die Verfasser bewußt, daß der klinische Test der Blutungszeitbestimmung – nicht zuletzt wegen seiner methodischen Problematik – nicht in dem Ausmaß indiziert und durchführbar ist, wie es nach den Befundkombinationen den Anschein hat. Andererseits wird dadurch die Differentialdiagnose bereits bei der Erstdiagnostik stärker eingekreist.

2 Befundkombinationen – Schnellorientierung

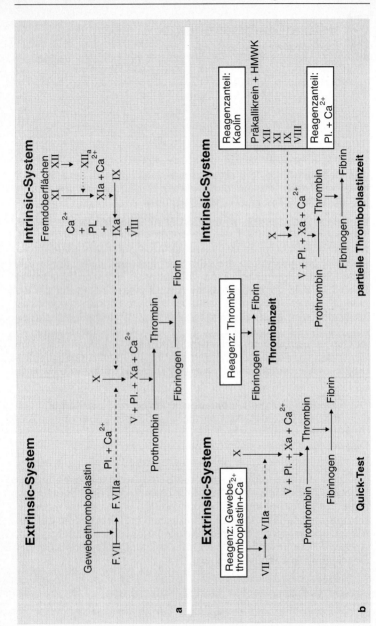

Selbstverständlich sind bei einem bekannten Blutungsleiden und dabei notwendig werdenden Kontrolluntersuchungen die Befundkombinationen überflüssig. Hierbei wird stets eine gezielte Diagnostik eingesetzt, wie z. B. Überwachung der Hämophilie durch Bestimmung der Faktorenaktivität, Kontrolle der Cumarintherapie durch Bestimmung des Quick-Werts, Kontrolle der Heparintherapie durch Thrombinzeit oder PTT u. a. m.

Bei unbekannten Blutungsleiden oder komplexen Gerinnungsstörungen, wie z. B. der Verbrauchskoagulopathie, ist dagegen auch für die Verlaufskontrolle ein größeres Analysenprogramm erforderlich.

Den einzelnen Befundkombinationen haben wir für die Schnellorientierung den Gang der Diagnostik für die sechs häufigsten erworbenen Gerinnungsstörungen in Tab. 2.1 vorangestellt.

Abb. 2.1 Schematische Darstellung **a** des Gerinnungsablaufs (Pl. = Phospholipide), **b** des Reaktionswegs in den drei Globaltesten

Tabelle 2.1 Diagnostik der häufigsten erworbenen Störungen des Hämostasesystems

I. Klinische Signale

unklare Blutung
routinemäßig angeforderte Laborbefunde pathologisch
vorliegende Krankheit geht häufig mit Hämostasestörungen einher
Antikoagulanzien- und Fibrinolysetherapie

III. Zuordnung des Grundprogramms zu den 6 häufigsten

1.	2.	3.
Quick-Test **path.** PTT **path.** Thrombinzeit norm. Fibrinogen **path.** Thrombozyten **path.**	Quick-Test **path.** PTT **path.** Thrombinzeit **path.** Fibrinogen **path.** Thrombozyten **path.**	Quick-Test **path.** PTT **path.** Thrombinzeit **path.** Fibrinogen norm. Thrombozyten norm.?
weiterführende Diagnostik AT III **path.** F II **path.** F V **path.** Reptilasezeit norm. D-Dimere **path.** (Fibrinspaltprodukte)	weiterführende Diagnostik AT III **path.** F II **path.** F V **path.** Reptilasezeit **path.** D-Dimere **path.** (Fibrinspaltprodukte)	weiterführende Diagnostik AT III norm. F II norm. F V norm. Reptilasezeit norm. D-Dimere norm. (Fibrinspaltprodukte)
Verbrauchskoagulopathie	Verbrauchskoagulopathie + Hyperfibrinolyse	Heparineffekt

IV. Mögliche Ursachen

↓   ↓   ↓

• Sepsis • Schock • Einschwemmung **thromboplastischer Substanzen** bei – Polytrauma – Verbrennungen – Tumoren – Leukämien • extrakorporaler Kreislauf • Hämolysen • Autoimmunkrankheiten • massive Leberzellschädigung	• **dosisabhängig** • **Überdosierung** – Kumulation – Thrombozytopenie • **Fehler bei Blutentnahme** – Heparin in Kathetern – Kanülen (Blutgasentnahme) im Citrat!

? = nicht obligat

Tabelle 2.1 (Fortsetzung)

II. Diagnostisches Grundprogramm

Quick-Test, PTT, Thrombinzeit, Fibrinogen, Thrombozytenzahl

Beachte: Hier handelt es sich nur um ein grobes Grundraster, das den Einstieg in die Differentialdiagnose ermöglichen soll.

Hämostasestörungen unter Einbeziehung des klinischen Bildes

4.	5.	6.
Quick-Test **path.** PTT **path.** Thrombinzeit **path.** Fibrinogen **path.** Thrombozyten norm.	Quick-Test **path.** PTT **path.** Thrombinzeit norm. Fibrinogen norm. Thrombozyten norm.	Quick-Test norm. PTT norm. Thrombinzeit norm. Fibrinogen norm. Thrombozyten **path.**
weiterführende Diagnostik AT III norm.? F II norm. F V path.? Reptilasezeit path. D-Dimere path. Fibrinogen- norm. spaltprodukte	weiterführende Diagnostik AT III norm. F II **path.** F V norm. Reptilasezeit norm. D-Dimere norm. (Fibrinspalt- produkte)	weiterführende Diagnostik AT III norm. F II norm. F V norm. Reptilasezeit norm. D-Dimere norm. (Fibrinspalt- produkte)
Hyperfibrinolyse	Prothrombinkomplex- synthesestörung	Thrombozytopenie
↓	↓	↓
• **fibrinolytische Therapie** • **endogene Hyperfibrinolysen**	• **Cumarin-Therapie** • **Vit.-K-Mangel** (hochdosierte Antibiotikatherapie + parenterale Ernährung) • **Leber- erkrankungen**	• **reduzierte Neubildung** – Neoplasien – Zytostatika – andere toxische Einflüsse • **erhöhter Verbrauch** – idiopath. + allerg. Thrombozytopenie – Massivtransfusionen – Hepatospleno- megalie

Befundkombination I

Grunddiagnostik

Quick-Test	PTT	Thrombinzeit	Thrombozyten	Blutungszeit
path.	**path.**	**path.**	**path.**	**path.**

Es handelt sich um gleichzeitige, schwere Störungen der Fibrinbildung und der Thrombozytenfunktion.

Störung der Fibrinbildung. Sie betrifft in erster Linie die Umwandlung von Fibrinogen zu Fibrin, da die Gerinnungszeiten aller drei globalen Teste, insbesondere der Thrombinzeit, verlängert sind (Abb. 2.1). Ein ggf. gleichzeitiges Faktorendefizit wirkt sich nur auf den Quick-Test und die PTT aus. Die Störung der Fibrinogenumwandlung kann bedingt sein durch:

— Zusammenbruch des gesamten Fibrinbildungssystems, wobei Fibrinogen und Gerinnungsfaktoren vermindert sind. Dabei darf man annehmen, daß die Fibrinogenkonzentrationen unter 0,6 g/l liegen, da erst Fibrinogenkonzentrationen unterhalb dieses Bereiches die Thrombinzeit verlängern (S. 242).
— Hemmung der Fibrinbildung durch Blockierung der Thrombinwirkung (z. B. durch Heparin) oder der Fibrinpolymerisation (z. B. durch Fibrinogenspaltprodukte [FSP] in hohen Konzentrationen, S. 170).

Störung der Thrombozytenfunktion. Die Thrombozytenzahl liegt unter 100000/mm^3, wahrscheinlich unter 50000/mm^3, da auch die Blutungszeit verlängert ist. Eine zusätzliche Thrombozytenfunktionsstörung muß aber mit in Erwägung gezogen werden, vor allem wenn die Blutungszeit stärker verlängert ist als von der Thrombozytenzahl her zu erwarten.

Mögliche Ursachen

— **Schwere Verbrauchskoagulopathie mit reaktiver Fibrinolyse.** Nur hierbei ist der Fibrinogenspiegel so sehr vermindert bzw. der Anfall von FSP so hoch, daß dadurch die Thrombinzeit verlängert wird. Bei der reinen Verbrauchskoagulopathie sind die Fibrinogenspiegel meist nicht so niedrig.

- **Heparintherapie der Verbrauchskoagulopathie mit und ohne reaktive Fibrinolyse.** Hierbei werden die Gerinnungszeiten der globalen Teste nicht nur durch die unter oben genannten Störungen, sondern auch zusätzlich durch den Hemmeffekt des Heparins verlängert. In dieser komplexen Situation lassen die globalen Teste keine Rückschlüsse auf die Heparin- oder Faktorenkonzentration zu, wie z. B. in Abb. 4.**12**, 5.**12** u. 5.**15**. Man kann jedoch manchmal das Abklingen der Verbrauchskoagulopathie und damit den Wiederanstieg von Faktoren und Fibrinogen an einer Verkürzung der Gerinnungszeiten in den globalen Testen trotz unveränderter Heparintherapie erkennen.

- **Kombinationen von Gerinnungsstörungen unterschiedlicher Genese.** Diese lassen sich häufig nicht von einer Verbrauchskoagulopathie unterscheiden. Hier müssen für die Diagnostik Anamnese, Klinik und Verlauf mit herangezogen werden. Befundkombination I könnte z. B. durch ein Faktoren- und Thrombozytendefizit nach Massivtransfusion von Konservenblut bei gleichzeitiger Heparintherapie (pathologische Thrombinzeit) bedingt sein. Bei schwerem Leberzellschaden können Synthesestörungen, Fibrinpolymerisationsstörungen und Verbrauchskoagulopathie gleichzeitig vorkommen.

Weiterführende Diagnostik zur Objektivierung der möglichen Ursachen

- **Fibrinogenbestimmung** (S. 242 ff.).
- **Teste mit thrombinähnlichen Enzymen.** Diese Teste (S. 235 f.) fallen in Gegenwart von Heparin normal aus, nicht jedoch in Anwesenheit hoher Konzentrationen von Fibrinogenspaltprodukten, anderen Fibrinpolymerisationshemmern und niedrigen Fibrinogenkonzentrationen.
- **D-Dimere.** Dank der heutigen Methoden kann in Notfallsituationen eine semiquantitative Bestimmung der fibrinspezifischen Spaltprodukte, der D-Dimere, eine erste Orientierung geben. Zudem sind diese Schnellmethoden nicht absolut fibrinspezifisch, so daß auch Fibrinogenspaltprodukte miterfaßt werden.

- **Einzelfaktorenbestimmung.** Die zusätzlichen relativ einfachen Bestimmungen von Faktor V und Antithrombin III erhärten die Diagnose einer Verbrauchskoagulopathie. Antithrombin III wird primär durch Thrombin und die anderen Serinproteasen des Gerinnungssystems verbraucht, allerdings auch durch die Elastase der Granulozyten, weniger durch Plasmin. Faktor V kann sich noch in der Phase der Aktivierung befinden (Abb. 5.5). Unseres Erachtens hat sich zur Diagnostik die Verlaufskontrolle nach Antithrombin-III-Substitution unter Berücksichtigung der Halbwertszeit von Antithrombin III bewährt. Um zwischen „Verbrauch" und Synthesestörung zu differenzieren, empfiehlt sich auch die zusätzliche Bestimmung von Faktor X, der beim Gerinnungsprozeß nicht mitverbraucht wird.

- **Bestimmung von spezifischen Reaktionsprodukten.** Folgende Teste sind zur Differentialdiagnose geeignet: Prothrombinfragmente 1+2, Thrombin-Antithrombin-III-Komplex, Fibrinmonomere, Fibrinopeptid A, D-Dimere, Plasmin-α_2-Antiplasmin-Komplex, Fibrinogenspaltprodukte.

Befundkombination II

Grunddiagnostik

Quick-Test	PTT	Thrombinzeit	Thrombozyten	Blutungszeit
path.	**path.-norm.**	norm.	**path.**	**path.**-norm.

Diese Befundkombination ist gewissermaßen die „kleine Schwester" der Kombination I. Auch hierbei liegen komplexe Störungen vor, die mehrere Gerinnungsfaktoren und das thrombozytäre System betreffen. Die Defibrinierung und der Anfall der FSP ist jedoch nicht so ausgeprägt, da die Thrombinzeit und nicht selten auch die PTT normal bleiben. Der Ausfall der Blutungszeit wird hierbei in erster Linie von der Thrombozytenzahl und weniger von der Plättchenfunktionsminderung bestimmt.

Mögliche Ursachen

- **Verbrauchskoagulopathie.** Diese Form der nicht sehr ausgeprägten Verbrauchskoagulopathie kommt in der Klinik wesentlich häufiger vor (z. B. Leberzirrhose, Leukämien, postoperative Zustände, u. a. m.) als das fulminante Defibrinierungssyndrom.
- **Verbrauchskoagulopathie mit geringer reaktiver Fibrinolyse.** Hierbei sind die FSP-Konzentrationen so niedrig, daß die Thrombinzeit noch nicht beeinflußt wird.
- **Komplexe erworbene Gerinnungsstörungen.** Diese sind relativ häufig und oft schwer von einer Verbrauchskoagulopathie zu unterscheiden. In Frage kommen Synthesestörungen (Leberkrankheiten), Dilutionseffekte (Massivtransfusionen), Verlustkoagulopathien (Aszites, Blutverluste).
- **Heparineffekt.** Bei den unter den oben angeführten Ursachen verlängert eine niedrig dosierte Heparintherapie die PTT additiv, während die Thrombinzeit in der Regel noch unbeeinflußt bleibt (Abb. 4.11).

Weiterführende Diagnostik zur Objektivierung der möglichen Ursachen

- **Fibrinogen.** Der Fibrinogenspiegel kann bis auf 0,6 g/l abfallen, ohne daß dies in den globalen Testen erkennbar wäre. Bei Verdacht auf eine Verbrauchskoagulopathie sollte daher stets der Fibrinogenspiegel mitbestimmt werden.
- **Einzelfaktorenbestimmung.** Der pathologische Quick-Test weist bereits auf eine mögliche Verminderung der Faktoren II, V, VII und X hin. Die PTT kann trotzdem noch normal ausfallen, da sie Faktor-V- und -X-Konzentrationen bis 30% meist noch nicht, den Faktor VII überhaupt nicht erfaßt.

Betreffend die anderen Teste S. 63 ff. bzw. Befundkombination I.

Befundkombination III

Grunddiagnostik

Quick-Test	PTT	Thrombinzeit	Thrombozyten	Blutungszeit
path.	**path.**	**path.**	norm.	norm.

Hierbei ist nur die plasmatische Gerinnung betroffen, und zwar handelt es sich um eine direkte Störung der Umwandlung von Fibrinogen in Fibrin, da alle drei globalen Teste betroffen sind (Abb. 2.1). Sie kann bedingt sein durch

- eine Hemmung der Fibrinbildung durch Blockierung der Thrombinwirkung (z. B. durch Heparin) oder der Fibrinpolymerisation (z. B. durch FSP),
- einen Mangel an gerinnbarem Fibrinogen.

Außer der Fibrinbildungsstörung kann aber auch ein gleichzeitiges Faktorendefizit bestehen!

Mögliche Ursachen

- **Heparinspiegel von >1 E/ml Plasma.** Heparinspiegel dieser Größenordnung (sehr häufig) verlängern nicht nur die PTT und die Thrombinzeit, sondern auch die Gerinnungszeit im weniger empfindlichen Quick-Test (Abb. 4.12). Diagnose durch Anamnese, ggf. durch zusätzlichen Einsatz von Testen mit thrombinähnlichen Enzymen, die heparinunempfindlich sind, Bestimmung des Heparinspiegels. Letzteres empfiehlt sich besonders bei Heparineffekten infolge unfreiwilliger Kontamination von Kanülen, Natriumcitrat oder Spritzen mit Heparin!
- **Gleichzeitige Heparin- und Cumarintherapie.** Diese Befundkombination (häufig) findet man insbesondere beim Übergang von der Heparin- auf die Cumarintherapie. Der Heparinspiegel kann hierbei auch <1 E/ml Plasma betragen. Der pathologische Ausfall des Quick-Tests ist nämlich primär durch die Verminderung des Prothrombinkomplexes bedingt (Abb. 5.8).
- **Hyperfibrinolyse** mit hohen Konzentrationen an FSP im Blut, z. B. bei der fibrinolytischen Therapie mit Streptokinase.

- **Protaminchloridüberdosierung** bei der Heparinneutralisation, z. B. nach extrakorporalem Kreislauf. Diagnose: Zusatz von Heparin zum Plasma verkürzt die Gerinnungszeit (S. 151).
- **Mangel an gerinnbarem Fibrinogen.** *Dysfibrinogenämien* haben eine abnorm niedrige Konzentration an gerinnbarem Fibrinogen bei normaler bis erhöhter Konzentration des Proteins Fibrinogen (S. 230).

  Kryofibrinogen, ein bei 4% aller stationärer Patienten im Plasma bei +4°C auftretendes Präzipitat, beeinflußt im allgemeinen nicht die globalen Teste. In hohen Konzentrationen geliert es jedoch bereits bei Zimmertemperatur. Im überstehenden „Plasma" ist dann kaum noch Fibrinogen nachweisbar.
- **Hypofibrinogenämien.** Hierbei muß das Fibrinogen auf mindestens 0,6 g/l vermindert sein, um die Thrombinzeit zu verlängern. Meist findet man diese Hypofibrinogenämien in Verbindung mit hohen FSP-Konzentrationen bei Hyperfibrinolysen.
- **Afibrinogenämie.** Sie kommt angeboren extrem selten vor. Hierbei kann allerdings die Blutungszeit verlängert sein.
- **Physiologischer Befund beim Neugeborenen.** In den ersten Lebenstagen kann die Thrombinzeit leicht verlängert sein, wahrscheinlich infolge einer fetalen Dysfibrinogenämie. Die pathologischen Werte von Quick-Test und PTT sind durch die physiologische Verminderung des Prothrombinkomplexes bedingt.
- **Serum.** Diese Befundkombination ergibt sich auch, wenn versehentlich *Serum statt Plasma* des Patienten untersucht wird.
- **Pathologische Inhibitoren** des Thrombins oder häufiger der Fibrinpolymerisation, z. B. bei Myelomen (S. 101).

Weiterführende Diagnostik zur Objektivierung der möglichen Ursachen

- **Fibrinogenbestimmung.** Unter Umständen mit verschiedenen Methoden (S. 242).
- **Teste mit thrombinähnlichen Enzymen.** Diese Teste (S. 235) fallen in Gegenwart von Heparin normal aus, nicht jedoch in Anwesenheit von FSP, anderen Fibrinpolymerisationshemmern und niedrigen Fibrinogenkonzentrationen.

- **Kryofibrinogennachweis** (S. 247).
- **Einzelfaktorenbestimmung.** Im allgemeinen erübrigt sich bei dieser Befundkombination die Bestimmung der einzelnen Gerinnungsfaktoren. Allerdings kann z. B. beim Übergang von der Heparin- auf die Cumarintherapie die Bestimmung eines der Faktoren II, VII oder X erforderlich werden, nämlich dann, wenn der Quick-Test unter dem Einfluß hoher Heparinkonzentrationen eine stärkere Verminderung des Prothrombinkomplexes vortäuscht (zur Beurteilung des Heparineffekts: Hinzuziehung der PTT oder Thrombinzeit; Abb. 4.**12** u. S. 218, 228 u. Abb. 5.**12**).
- **Fibrinogenspaltprodukte bzw. Fibrinspaltprodukte.** Sie fallen vermehrt bei Hyperfibrinolysen an, in erster Linie bei den fibrinolytischen Therapien mit Streptokinase oder Urokinase. Sie können im Plasma mittels semiquantitativen Schnelltesten oder ELISA-Testen mit monoklonalen Antikörpern bestimmt werden.
- **Protaminchlorid.** Durch entsprechende Titration kann der jeweilige Protaminchlorid- bzw. Heparingehalt im Plasma ermittelt werden (Abb. 4.**17**).

Befundkombination IV

Grunddiagnostik

Quick-Test	PTT	Thrombinzeit	Thrombozyten	Blutungszeit
path.	**path.**	norm.	norm.	norm.

Quick-Test und PTT erfassen zusammen alle 4 Faktoren des Prothrombinkomplexes (Abb. 2.1), Faktor V und, weniger empfindlich, Fibrinogen (S. 195 u. 211). Diese Befundkombination wird daher in erster Linie durch eine erworbene Verminderung des Prothrombinkomplexes verursacht. Bei komplexen Gerinnungsstörungen können auch Fibrinogen und Faktor V vermindert sein. Darüber hinaus kann die PTT durch eine zusätzliche, niedrig dosierte Heparintherapie verlängert werden. Extrem selten ist die angeborene Verminderung eines der Faktoren II, V oder X oder das Vorhandensein von Hemmkörpern gegen einen dieser Faktoren.

Mögliche Ursachen

- **Erworbene Synthesestörung des Prothrombinkomplexes** (S. 79 f.)
  - Vitamin-K-Mangel verschiedener Genese,
  - Cumarintherapie,
  - Leberfunktionsstörung.
- **Komplexe Gerinnungsstörungen unterschiedlicher Genese.** Z. B. kombinierte Therapie mit Cumarinen und relativ niedrig dosiertem Heparin, abklingende fibrinolytische Therapie und Cumarintherapie u. a. m.
- **Angeborene Verminderung eines der Faktoren II, V oder X.**
- **Erworbener Faktor-X-Mangel (Amyloidose)** (S. 257).
- **Erworbener Faktor-V-Mangel** (S. 262 f.).
- **Faktor-V-Inhibitoren** (S. 99 f.).
- **Lupus-Antikoagulanzien** (S. 92 f.).
- **Normaler Befund beim Neugeborenen** (S. 86 u. 208).

Weiterführende Diagnostik zur Objektivierung der möglichen Ursachen

- **Einzelbestimmung der Faktoren II, V, VII, IX und X.**
- **Fibrinogenbestimmung.** Bei dieser Befundkombination kann die Verminderung des Fibrinogens nicht sehr ausgeprägt sein, da die Thrombinzeit noch normal ist (S. 239).
- **Bestimmung der Fibrinogenspaltprodukte.**
- **Inhibitorteste** (S. 94 u. 100).

Befundkombination V

Grunddiagnostik

Quick-Test	PTT	Thrombinzeit	Thrombozyten	Blutungszeit
path.	norm.	norm.	norm.	norm.

Hierbei ist die Verminderung des Prothrombinkomplexes weniger ausgeprägt als bei der Kombination IV. Die PTT reagiert nämlich relativ unempfindlich auf Veränderungen der Faktoren II und X im normalen bis subnormalen Bereich (Abb. 5.**16**) und erfaßt den Faktor VII überhaupt nicht (Abb. 2.**1**). Daher findet man diese Befundkombination zu Beginn der Cumarintherapie, wenn die Faktoren II und X kaum, der Faktor VII jedoch bereits stärker abgesunken ist, beim angeborenen Faktor-VII-Mangel und relativ häufig, wenn sich eine Erkrankung der Leber auf die Syntheserate des Prothrombinkomplexes beginnt auszuwirken. Hierbei ist der Faktor VII über längere Zeit als einziger vermindert.

Mögliche Ursachen

- **Erworbene Synthesestörung des Prothrombinkomplexes** (S. 79ff.):
  - Vitamin-K-Mangel verschiedener Genese,
  - Cumarintherapie,
  - Leberfunktionsstörung.

- **Angeborener oder erworbener Faktor-VII-Mangel.**

- **Erworbene Synthesestörung des Prothrombinkomplexes bei gleichzeitiger Hyperkoagulabilität.** Auch bei Quick-Werten zwischen 15 und 25% kann die PTT normal ausfallen, wenn nämlich eine Hyperkoagulabilität des Intrinsic-Systems vorliegt (S. 214). Der ursächliche Faktor ist unbekannt. Die Hyperkoagulabilität ist auch in anderen Testen erkennbar (Thrombelastogramm, Thrombinbildungstest).

- **Normaler Befund bei Neugeborenen** (S. 86 u. 208).

Weiterführende Diagnostik zur Objektivierung der möglichen Ursachen

Die Einzelbestimmung der Faktoren erübrigt sich meist, da die Anamnese fast immer ausreichende Aufschlüsse gibt.

Befundkombination VI

Grunddiagnostik

Quick-Test	PTT	Thrombinzeit	Thrombozysten	Blutungszeit
norm.	**path.**	norm.	norm.	norm.

Fällt nur die PTT pathologisch aus, so ist entweder das Intrinsic-System betroffen (Faktoren IX, VIII, X, XI, XII sowie Faktoren des Kallikrein-Kinin-Systems) oder aber – in der Klinik ungleich häufiger – es liegt eine leichte Hemmwirkung durch Heparin vor, die von der PTT fast immer empfindlicher erfaßt wird als von der Thrombinzeit und vom Quick-Test (Abb. 4.12).

Mögliche Ursachen

- **Angeborener Faktorenmangel des Intrinsic-Systems:**
  - Hämophilie A, Sonderformen des Willebrand-Syndroms,
  - Hämophilie B,
  - Faktor-XI-Mangel,
  - Faktor-XII-Mangel,
  - Verminderung eines der Faktoren des Kallikrein-Kinin-Systems.
- **Inhibitoren des Gerinnungssystems.** Die Verlängerung der PTT kann der erste Hinweis auf ein Lupusantikoagulans sein, insbesondere wenn sich in der Anamnese rezidivierende Thromboembolien oder wiederholte Aborte finden (S. 92).

  Sehr selten handelt es sich um die Erstmanifestation eines erworbenen Inhibitors gegen einen Faktor des Intrinsic-Systems, meistens gegen Faktor VIII, bei primär Blutungsnormalen (S. 98 f.).
- **Heparineffekt bei niedriger Dosierung.**
- **Aprotinintherapie** (S. 221).
- **Hoher Hämatokrit** (S. 191).
- **Unterfüllung der Blutprobe bei vorgegebener Citratmenge!** (S. 192).

Weiterführende Diagnostik zur Objektivierung der möglichen Ursachen

- **Einzelfaktorenbestimmung.** Bei Verdacht auf eine Verminderung der Vorphasenfaktoren sollte zunächst der Faktor VIII bestimmt werden, da die Hämophilie A das häufigste angeborene Blutungsleiden ist, und dann erst die anderen Vorphasenfaktoren IX, XI und XII.

- **Inhibitornachweis.** Auch hierfür ist zunächst eine Einzelfaktorenbestimmung erforderlich um festzustellen, gegen welchen Faktor die Hemmkörper gerichtet sind. Am häufigsten sind gegen Faktor VIII gerichtete Inhibitoren.

- **Heparineffekt.** Er ergibt sich meist aus der Anamnese. Die spezifischere Heparinbestimmung mittels chromogener Substrate ist hinsichtlich ihrer Empfindlichkeit der PTT gleichwertig.

- **Willebrand-Faktor.** Zur Verifizierung der Hämophilie A gehört die zusätzliche Bestimmung des Willebrand-Faktors, da dieser bei der Hämophilie A – im Gegensatz zum Willebrand-Syndrom – normal bis leicht erhöht ist.

- **Ristocetin-Cofaktor.** Trotz normaler Blutungszeit (S. 116) kann er vermindert sein. In der Routinediagnostik des Willebrand-Syndroms ist er z. Z. der Parameter mit der höchsten Sensitivität und Spezifität.

Befundkombination VII

Grunddiagnostik

Quick-Test	PTT	Thrombinzeit	Thrombozyten	Blutungszeit
norm.	**path.**	norm.	norm.	**path.**

Hierbei handelt es sich um eine kombinierte Störung des Intrinsic-Systems und der Thrombozytenfunktion, die pathognomonisch für das angeborene Willebrand-Syndrom ist.

Mögliche Ursachen

- **Willebrand-Syndrom** (S. 114 f.).
- **Komplexe Störungen unterschiedlicher Genese.** Sie sollen hier nur als differentialdiagnostische Möglichkeiten erwähnt werden. Sie können bei Verlaufskontrollen komplexer Gerinnungsstörungen beobachtet werden (z. B. gleichzeitig Heparintherapie und Hemmung der Thrombozytenaggregation).
- **Faktor-XI-Mangel.** Sehr selten kann ein angeborener Faktor-XI-Mangel mit einer verlängerten Blutungszeit einhergehen.

Weiterführende Diagnostik zur Objektivierung der möglichen Ursachen

- **Bestimmung der Faktor-VIII-Aktivität.** Sie ist beim Willebrand-Syndrom in den meisten Fällen vermindert, und zwar auf Werte zwischen 3 und 50%. Sehr selten sind Fälle mit einer Aktivität unter 1% der Norm.
- **Willebrand-Faktor.** Dieser ist beim Willebrand-Syndrom – im Gegensatz zur Hämophilie A – häufig vermindert, meist entsprechend der Faktor-VIII-Minderung. Bei Sonderformen des Willebrand-Syndroms kann die routinemäßige Konzentrationsmessung jedoch normale Werte ergeben. Hinweise auf den Strukturdefekt des Moleküls ergeben dann die Ristocetin-Cofaktor-Bestimmung und die verlängerte Blutungszeit (Subtypen S. 116), ggf. die Analyse der Multimeren des Willebrand-Faktors.

- **Ristocetin-Cofaktor.** Er ist von allen Meßgrößen derjenige, der beim Willebrand-Syndrom am häufigsten vermindert ist.
- **Thrombozytenaggregation:**

Diagnose	Aggregation in Gegenwart von		
	Ristocetin	Kollagen	ADP
Willebrand-Syndrom	**path.** *	norm.	norm.
Morbus Glanzmann	norm.	**path.**	**path.**
Bernard-Soulier-Syndrom	**path.**	norm.	norm.

* Tab. 3.9, S. 120

Befundkombination VIII

Grunddiagnostik

Quick-Test	PTT	Thrombinzeit	Thrombozyten	Blutungszeit
norm.	**path.**	**path.**	norm.	norm.

Die Befundkombinationen VIII, IX und X beruhen wie die Kombinationen I – III in erster Linie auf einer Störung der Umwandlung von Fibrinogen zu Fibrin, erkennbar an der verlängerten Thrombinzeit.

Befundkombination VIII kommt in der Klinik häufig und nahezu ausschließlich bei der Heparintherapie vor (Hemmung der Thrombin-Fibrinogen-Reaktion). Die Heparinkonzentration im Blut beeinflußt in diesem Fall noch nicht den Quick-Test (Abb. 4.12). Extrem selten sind Fibrinpolymerisationsstörungen die Ursache dieser Befundkombination.

Mögliche Ursachen

- **Heparineffekt.**
- **Fibrinpolymerisationsstörungen** (S. 230).

Weiterführende Diagnostik zur Objektivierung der möglichen Ursachen

- **Teste mit thrombinähnlichen Enzymen.** Sie fallen in Gegenwart von Heparin normal aus, nicht jedoch in Anwesenheit von FSP, anderen Fibrinpolymerisationshemmern und niedrigen Fibrinogenkonzentrationen (S. 235).
- **FSP.** Bei Hyperfibrinolysen fallen sie vermehrt an (S. 171).
- **Fibrinogenbestimmung.** Fibrinogenspiegel unter 0,6 g/l als Ursache einer verlängerten Thrombinzeit finden sich vor allem bei Hyperfibrinolysen. Bei Verminderung des gerinnbaren Fibrinogens und Verdacht auf Dysfibrinogenämien oder andere Polyme-

risationsstörungen sollten unterschiedliche Methoden der Fibrinogenbestimmung gleichzeitig durchgeführt werden (S. 242 ff.).

– **Einzelfaktorenbestimmungen.** Sie sind nur erforderlich, wenn der Verdacht auf zusätzliche Einflüsse auf die PTT besteht (selten, z. B. Faktor-VIII-Mangel bei Hyperfibrinolysen).

Befundkombination IX

Grunddiagnostik

Quick-Test	PTT	Thrombinzeit	Thrombozyten	Blutungszeit
norm.	norm.	**path.**	norm.	norm.

Auch die Befundkombination IX beruht wie VIII und X auf einer Störung der Fibrinogen-Fibrin-Umwandlung, erkennbar an der verlängerten Thrombinzeit. Daher stehen diese Kombinationen in Zusammenhang mit den Kombinationen I–III.

Befundkombination IX erscheint zunächst absurd, da von der Theorie her bei einer Fibrinbildungsstörung alle drei globalen Teste pathologisch ausfallen müßten. Trotzdem findet man sie sowohl bei der Heparintherapie als auch bei der Streptokinasetherapie. Die Hemmwirkung des Heparins kann hierbei nur mäßig ausgeprägt sein, da der Quick-Test noch normal ist. Der normale Ausfall der sonst so heparinempfindlichen PTT ist durch eine sog. Hyperkoagulabilität im Intrinsic-System bedingt, die die Heparinwirkung verdeckt. Die Hemmung der Fibrinpolymerisation durch erhöhten Anfall von FSP wird hingegen von der Thrombinzeit empfindlicher registriert als bei PTT und Quick-Test. Extrem selten ist die Anwesenheit eines Thrombininhibitors.

Mögliche Ursachen

- **Heparineffekt.**
- **Fibrinpolymerisationsstörungen** (FSP, Dysfibrinogenämien).
- **Thrombininhibitor** (S. 102).

Weiterführende Diagnostik zur Objektivierung der möglichen Ursachen

Siehe Befundkombination VIII.

Befundkombination X

Grunddiagnostik

Quick-Test	PTT	Thrombinzeit	Thrombozyten	Blutungszeit
path.	**norm.**	**path.**	norm.-**path.**	norm.-**path.**

Wie die Befundkombination VIII und IX beruht auch diese Kombination auf einer Störung der Fibrinogen-Fibrin-Umwandlung, erkennbar an der verlängerten Thrombinzeit, Kombination X ist eine Variante der Kombinationen I und II, aber auch von III.

Kombination X findet man vor allem in der Hyperkoagulabilitätsphase (Phase I der Verbrauchskoagulopathie, S. 57 u. Abb. 3.1). Die PTT ist infolge der erhöhten Gerinnbarkeit des Intrinsic-Systems normal bis verkürzt. Der pathologische Quick-Test ist durch eine leichte Verminderung der Faktoren II, V, evtl. auch X bedingt, die von der PTT noch nicht erfaßt wird. Die Verlängerung der Thrombinzeit kommt durch den Hemmeffekt von Heparin oder Fibrinpolymerisationsstörungen zustande.

Nicht selten findet man diese Befundkombination bei milden angeborenen oder erworbenen Dysfibrinogenämien, da der Quick-Test empfindlicher auf ein abnormes Fibrinogen reagiert als die PTT.

Mögliche Ursachen

- **Verbrauchskoagulopathie mit reaktiver Fibrinolyse.**
- **Verbrauchskoagulopathie mit gleichzeitiger Heparintherapie.**
- **Fibrinpolymerisationsstörungen.** Z. B. bei angeborener Dysfibrinogenämie (Fibrinogen Hannover, S. 231 f.) oder bei hochdosierter Penicillintherapie (S. 229).
- **Komplexe Gerinnungsstörungen verschiedener Genese.** Z. B. Synthesestörung des Prothrombinkomplexes mit gleichzeitiger Dysfibrinogenämie bei Lebererkrankungen.
- **Pathologischer Quick-Test mit verlängerter Thrombinzeit,** aber normaler Faktorenkonzentration am Plasma, kommt vor bei hypernephroidem Karzinom, Riesenzellarteriitis und Polymyalgien

(Winckelmann u. Wollenweber 1973) sowie bei Amyloidose (eigene Beobachtung); in diesem Fall lagen ein Faktor-X-Mangel und eine erhöhte Fibrinolyse vor.

Weiterführende Diagnostik zur Objektivierung der möglichen Ursachen

Siehe Befundkombination VIII.

Befundkombination XI

Grunddiagnostik

Quick-Test	PTT	Thrombinzeit	Thrombozyten	Blutungszeit
norm.	norm.	norm.	**path.**	**path.**-norm.

Bei dieser Befundkombination ist im allgemeinen nur das thrombozytäre System betroffen. Plasmatische Gerinnungsstörungen sind jedoch nicht ausgeschlossen, da z. B. bei einer Verbrauchskoagulopathie im Anfangsstadium lediglich die Thrombozyten vermindert sein können bzw. der Abfall der Faktoren so diskret ist, daß er von den globalen Testen noch nicht erfaßt wird.

Mögliche Ursachen

- **Thrombozytopenie unterschiedlicher Genese** (s. Tab. 3.8, S. 118).
- **Thrombozytopenie mit gleichzeitiger Thrombopathie.** In der Klinik findet man diese Kombination häufig nach Massivtransfusionen von gealtertem Konservenblut, bei Lebererkrankungen, nach Hämodilution mit Dextranen, bei Autoimmunerkrankungen und ihrer Behandlung mit aggregationshemmenden Antiphlogistika sowie beim seltenen *Bernard-Soulier*-Syndrom.
- **Verbrauchskoagulopathien.**
- **Willebrand-Syndrom Typ II B** (S. 116).

Weiterführende Diagnostik zur Objektivierung der möglichen Ursachen

- **Diagnostik der Thrombozytopenie.** Neben der anamnestischen Fahndung nach Noxen gehört hierzu die Suche nach Thrombozytenantikörpern, die Sternalpunktion und ggf. die Bestimmung der Lebensdauer der Thrombozyten und ihres Abbauorts.
- **Plättchenfunktionsteste.** Wegen der Thrombozytopenie sind sie in der Regel nicht durchführbar.

- **Diagnostik der Verbrauchskoagulopathie** s. Befundkombinationen I und II u. S. 63 f.
- **Faktor-XIII-Bestimmung.** Gelegentlich gehen Thrombozytopenien mit einem Faktor-XIII-Mangel einher, vornehmlich bei Leukämien.

Befundkombination XII

Grunddiagnostik

Quick-Test	PTT	Thrombinzeit	Thrombozyten	Blutungszeit
norm.	norm.	norm.	norm.	**path.**

Eine verlängerte Blutungszeit bei normaler Thrombozytenzahl und normalem plasmatischen Gerinnungssystem ist Ausdruck einer isolierten Plättchenfunktionsstörung.

Mögliche Ursachen

- **Thrombasthenie Glanzmann und andere, seltenere Thrombozytenfunktionsstörungen** (s. Tab. 3.9, S. 120, S. 353).
- **Atypisches Willebrand-Syndrom,** bei dem sowohl Faktor-VIII-Aktivität als auch Willebrand-Faktor im Bereich der Norm sind.
- **Erworbene Thrombozytenfunktionsstörungen.** Diese können medikamentös bedingt sein, z. B. durch Acetylsalicylsäure oder Dextrane. Dipyridamol hemmt zwar auch die Aggregation, verlängert jedoch nicht die Blutungszeit. Hohe FSP-Konzentrationen können gleichfalls die Blutungszeit verlängern, insbesondere aber beim fortgeschrittenen Leber- oder Nierenversagen.

Weiterführende Diagnostik zur Objektivierung der möglichen Ursachen

- **Thrombozytenfunktionsteste** s. Befundkombination VII und Tab. 3.9.
- **Thrombelastogramm.** Beim Morbus Glanzmann ist die Maximalelastizität des Thrombelastogramms vermindert wie bei einer schweren Thrombozytopenie. Beim Willebrand-Syndrom gleicht das Thrombelastogramm eher demjenigen einer milden Hämophilie A.
- **Bestimmung der Faktor-VIII-Aktivität, des Willebrand-Faktors und des Ristocetin-Cofaktors.**
- **Prothrombinverbrauchstest** (S. 351).

Befundkombination XIII

Grunddiagnostik

Quick-Test	PTT	Thrombinzeit	Thrombozyten	Blutungszeit
norm.	**path.**	norm.-**path.**	**path.** vermindert	norm.-**path.**

Hier weist die Anamnese darauf hin, daß es sich um eine der gefürchteten, *heparinbedingten Thrombozytopenien* handeln könnte, die insbesondere bei Fortführung der Heparintherapie mit bedrohlichen venösen und arteriellen Gefäßverschlüssen einhergehen können (Übersicht und Diagnostik S. 117).

Befundkombination XIV

Grunddiagnostik

Quick-Test	PTT	Thrombinzeit	Thrombozyten	Blutungszeit
norm.	norm.	norm.	norm.	norm.

Aber: Blutungen in der Anamnese oder aktuelle klinische Hinweise auf eine Koagulopathie!

Der normale Ausfall der hier aufgeführten Teste schließt in den meisten Fällen eine plasmatische oder thrombozytäre Gerinnungsstörung aus. Allerdings kann bei diesen Befunden eine leichte oder nur auf ein Organ beschränkte Verbrauchskoagulopathie nicht ausgeschlossen werden (S. 58 u. 60). Da mit diesen Methoden auch ein Faktor-XIII-Mangel und α_2-Antiplasminmangel nicht erfaßt werden, ist bei verdächtigen Blutungen die Bestimmung dieser Faktoren unerläßlich. Schließlich muß bei dieser Befundkombination an lokale Blutungen (z. B. Ulkus, Karzinom, chirurgische Blutung) gedacht werden.

Mögliche Ursachen

- **Normale Gerinnungsanalyse, lokale Blutungsursache.**
- **Angeborener oder erworbener Faktor-XIII-Mangel.**
- **Angeborener oder erworbener α_2-Antiplasminmangel.**
- **Latente Verbrauchskoagulopathie.**
- **Latente Fibrinolyse.** Sie ist erkennbar an einer leichten Erhöhung der Fibrinogenspaltprodukte bzw. an einer verkürzten Euglobulinlysezeit.
- **Milde angeborene Koagulopathien.** Bei technisch nicht einwandfreien Blutentnahmen, wahrscheinlich auch bei erheblichem Streß des Patienten kann durch eine erhöhte Gerinnbarkeit des Bluts ein mildes Blutungsleiden des Patienten verdeckt werden!
- **Milde Plättchenfunktionsstörungen.** Hierzu gehört die Plättchenaggregationshemmung durch Acetylsalicylsäure und andere Medikamente, aber auch die extrem seltenen milden kongenitalen Plättchenfunktionsstörungen, die nur durch Spezialteste aufgedeckt werden.

Weiterführende Diagnostik zur Objektivierung der möglichen Ursachen

- Sorgfältige Überprüfung der Anamnese.
- Fahndung nach lokaler Blutungsquelle.
- **Bestimmung des Faktors XIII und α_2-Antiplasmins.**
- **Bestimmung der Einzelfaktoren und des Fibrinogens.**
- Prothrombinverbrauchstest und **Plättchenfunktionsteste.**
- **Wiederholung der Blutentnahme und Analyse!**
- **Bestimmung der Vorphasenfaktoren.** Zum Ausschluß eines milden angeborenen Blutungsleidens ist die Einzelfaktorenbestimmung unerläßlich. Bei Frauen ist zu beachten, daß die Einnahme von Ovulationshemmern bzw. eine Gravidität die Gerinnungsaktivität steigern, beim milden Willebrand-Syndrom auch einmal normalisieren kann.

3 Verlauf und Diagnostik häufig vorkommender Gerinnungsstörungen

Die in Kapitel 2 interpretierten Befundkombinationen geben nur den augenblicklichen Stand einer Gerinnungsstörung wieder, enthalten aber nicht die Information, in welcher Richtung sich die Gerinnungsstörung bewegt. Für den Arzt ist es aber wichtig zu wissen, ob sich die Entgleisung des Gerinnungs- bzw. Blutstillungssystems in einer progredienten oder remittierenden Phase befindet.

Diese zunehmende oder abnehmende Tendenz der Entgleisung ist nur durch eine zweite Gerinnungsanalyse zu erkennen. Je nach Schwere des klinischen Bildes und dem Ergebnis der ersten Gerinnungsanalyse wird bei foudroyanten Verläufen die Zweitanalyse bereits nach einer Stunde erfolgen müssen (Abb. 3.5), während bei milden Verlaufsformen die Kontrolle erst 4–8 Stunden später oder gar am nächsten Tag durchgeführt zu werden braucht (s. Abb. 3.2 u. S. 60, Abb. 3.4).

Um die Phase der betreffenden Gerinnungsstörung aus der Gerinnungsanalyse und dem klinischen Bild zuverlässig ablesen zu können, muß der Arzt den prinzipiellen Verlauf der verschiedenen akuten Gerinnungsstörungen kennen. Er muß beurteilen können, ob die Störung die kritische Grenze überschritten hat, von der ab sich das Gerinnungssystem durch die körpereigenen Reparationsmechanismen nicht mehr selbst normalisieren kann und damit therapeutische Maßnahmen einsetzen müssen. In diesem Zusammenhang sei besonders darauf hingewiesen, daß die therapeutischen Entscheidungen stets unter gleichwertiger Berücksichtigung von klinischem Bild und Laborbefunden getroffen werden sollen. Diese Kenntnisse zu vermitteln ist Aufgabe diese Kapitels.

Nicht selten kommt es vor, daß trotz Ermittlung des augenblicklichen Standes der Gerinnungsstörung die Diagnose noch nicht gestellt werden kann. Auch in diesen Fällen erlaubt erst die Verlaufskontrolle die Differenzierung zwischen z. B. Synthesestörung und erhöhtem Umsatz. Als diagnostische Hilfsmittel können die Halbwertszeit und der Unterschied zwischen berechnetem (S. 122 u. 138) und gemessenem Anstieg substituierter Gerinnungsfaktoren hinzugezogen werden. Ist die ermittelte Halbwertszeit kürzer als erwartet, dann muß ein erhöhter Umsatz, welcher Genese auch immer, angenommen werden (z. B. Verbrauchskoagulopathie, Verlustkoagulopathie durch Blutung oder Aszites).

Bei bedrohlichen Blutungen oder abnormen Gefäßverschlüssen auf dem Boden von Gerinnungsstörungen handelt es sich aber um nur wenige Arten fast immer *erworbener* Gerinnungsstörungen. Diese sind mit dem auslösenden Grundleiden häufig so fest verknüpft, daß bereits beim Vorliegen des Grundleidens an die drohende oder schon bestehende hämorrhagische Diathese gedacht werden muß.

Die *angeborenen* Gerinnungsstörungen, und hier sind es hauptsächlich die Hämophilie A und das Willebrand-Syndrom, seltener die Hämophilie B, stellen den kleineren Anteil bedrohlicher Blutungen im klinischen Alltag. Sie weisen zudem fast immer eine charakteristische und häufig länger zurückliegende Anamnese auf.

Verbrauchskoagulopathie

(Übersichten Lasch u. Mitarb. 1971, Lasch u. Oehler 1986, Bick 1988, Baker 1989, Müller-Berghaus 1989)

Die Verbrauchskoagulopathie (disseminierte intravasale Gerinnung, DIC) ist eine erworbene Gerinnungsstörung mit einem erhöhten Umsatz an Thrombozyten, Fibrinogen und Gerinnungsfaktoren.

Sie ist daher an folgenden Symptomen erkennbar:

– Mangel an Thrombozyten, Fibrinogen, Faktoren und Antithrombin III, sofern der Verbrauch die Syntheserate überwiegt. In Fällen mit gesteigerter Syntheserate können jedoch auch „normale" Konzentrationen gemessen werden. Dies trifft insbesondere für das Fibrinogen zu (Entzündungen, Tumoren, postoperative Zustände).

Beachte

Normalwerte müssen nicht Normalität bedeuten (v. Kaulla 1977).

- Erhöhte Konzentrationen von löslichen Fibrinmonomeren, Fibrinopeptid A, Thrombin-Antithrombin-III-Komplex, Prothrombinfragmenten 1+2.
- Thrombotische Verschlüsse der Endstrombahn und/oder hämorrhagische Diathese je nach dem Stadium der Grundkrankheit.
- Meistens auch reaktive Fibrinolyse mit erhöhtem Anfall von Fibrin(ogen)spaltprodukten (FSP, D-Dimere) und ggf. dadurch verlängerten Fibrinbildungszeiten (Thrombinzeit), Verbrauch von Plasminogen und α-Antiplasmin, erhöhtem Plasmin-α_2-Antiplasmin-Komplex (Versuch des Organismus, verschlossene Stromgebiete wieder zu eröffnen).

Ursachen einer Verbrauchskoagulopathie

Die Verbrauchskoagulopathie kann von einer relativ großen Anzahl von akuten oder chronischen Krankheiten ausgelöst werden (Tab. 3.1).

Beachte

Die Verbrauchskoagulopathie ist immer Folge bzw. Begleiterin einer Grundkrankheit.

Diese Grundkrankheiten erzeugen überwiegend durch Freisetzung von Gewebethromboplastin (Makrophagen, Endothelzellen) die *disseminierte intravasale Gerinnung* (Tab. 3.2), d.h. eine durch Gewebethromboplastin induzierte Bildung von Thrombin und damit von Fibringerinnseln in der Mikrozirkulation. Diese meist ubiquitären Mikrothrombosen können, obwohl sie makroskopisch nicht sichtbar sind, verheerende Auswirkungen haben, sei es der Untergang des betroffenen Gewebes (Nekrosen, Organausfall), sei es der Verbrauch von Gerinnungsfaktoren und Thrombozyten mit daraus resultierenden Blutungen. Nur auf diesen Mechanismus bezieht sich die Diagnose „Verbrauchskoagulopathie" oder „DIC", die dann zu gezielten therapeutischen Maßnahmen führt. Die Differentialdiagnose etwa gegenüber „Verlustkoagulopathien" (z.B. Hämodilution), Auswirkungen anderer proteolytischer Enzyme (z.B. Leukozytenproteasen) oder isolierten Thrombozytopenien (z.B. bei Sepsis) ist nicht einfach und muß so präzise wie möglich erfolgen.

Tabelle 3.1 Häufig mit einer Verbrauchskoagulopathie einhergehende Krankheiten

Geburtshilfe
- infizierter Abort
- Spätgestose, insbesondere schwere Form
- Dead-fetus-Syndrom
- Amnioninfektsyndrom
- vorzeitige Plazentalösung
- Fruchtwasserembolie
- Schockzustände
- Sepsis
(Einzelheiten s. Kuhn u. Graeff 1977)

Gynäkologie
- Uterusoperationen
- Schockzustände
- Sepsis

Chirurgie
- Operationen an den Thoraxorganen, insbesondere extrakorporaler Kreislauf
- Operationen an Pankreas, Prostata
- Polytraumatisierung (häufig akute Form)
- ausgedehnte Verbrennungen
- Organtransplantationen
- Schockzustände, Schocklunge, Schockleber
- Sepsis

Innere Medizin
- Sepsis (gramnegative Keime, z. B. Escherichia coli, Klebsiellen, Pseudomonas, Proteus, Meningokokken), gelegentlich auch bei banalen Infektionskrankheiten
- Schockzustände
- Leberzirrhose, fulminante Hepatitis, akut toxisches Leberversagen
- Tumoren, Leukämien, insbesondere Promyelozytenleukämie
- thrombotisch-thrombopenische Purpura
- Polyzythämien
- schwere Allergien
- Hitzschlag

Kinderheilkunde
- hyperpyretischer Schock und andere Schockzustände
- schwere Toxikosen
- Sepsis, gelegentlich auch bei banalen Infektionskrankheiten
- Tumoren und Leukämien
- gelegentlich bei hämolytisch-urämischem Syndrom
- gelegentlich bei thrombotisch-thrombopenischer Purpura
- Erythroblastose
- zyanotische konengitale Vitien
- Kasabach-Merritt-Syndrom
- Atemnotsyndrom

Tabelle 3.2 Auslösemechanismen der intravasalen Gerinnung

- Einschwemmung von Gewebethromboplastinen (z. B. verhaltener Abort)
- Störung der Mikrozirkulation bei Schockzuständen
- Endotoxineinschwemmung (z. B. Sepsis)
- Kontakt mit Fremdoberflächen (z. B. extrakorporaler Kreislauf)
- Gestörte Klärfunktion des RES (z. B. Leberzirrhose)
- Einschwemmung von partiellen Thromboplastinen aus Erythrozyten (z. B. Hämolysen)
- Änderung der Blutzusammensetzung (früher Lipidinfusionen [Neidhardt u. Mitarb. 1980], Zunahme der Viskosität)
- Thrombinähnliche Enzyme (z. B. Schlangengifte)

Verlauf der Verbrauchskoagulopathie

Phasen

Eine Verbrauchskoagulopathie verläuft in drei Phasen (Abb. 3.1):

Phase I: pathologische Aktivierung des Gerinnungspotentials

Globale Teste: normale, häufig aber beschleunigte Gerinnung (partielle Thromboplastinzeit, Thrombelastogramm, Thrombinzeit).
Einzelfaktoren: Faktor-V-, -VIII-, -II-Aktivität gesteigert (Abb. 5.5), XIII: beginnende Aktivitätsabnahme.
Fibrinogen: untere Grenze der Norm bis leicht vermindert.
Thrombozyten: leicht vermindert.

Phase II: faßbares Defizit des Gerinnungspotentials

Globale Teste: Quick-Test: normal bis leicht vermindert,
PTT: an der oberen Grenze der Norm, eventuell leicht verlängert,
Thrombinzeit: normal.
Einzelfaktoren: V, VIII, XIII vermindert,
II meist noch normal.
Fibrinogen: vermindert.
Inhibitoren: Antithrombin III,
Protein C vermindert.
Thrombozyten: vermindert.

Phase III: Defibrinierung

Nativblut: Gerinnungszeit verlängert bis zur Ungerinnbarkeit.
Globale Teste: stark pathologisch bis ungerinnbar.
Einzelfaktoren: II, V, VIII, XIII stark vermindert.
Thrombozyten: stark vermindert.

(Nach Heene u. Lasch 1971)

Schweregrade

Die Verbrauchskoagulopathie kann sowohl akut als auch chronisch, sowohl klinisch manifest als auch latent verlaufen. Die Aufdeckung gelingt je nach Schweregrad des Verbrauchsprozesses unter Umständen erst durch die Verlaufskontrolle (Abb. 3.2). Der Übergang von der latenten in die klinisch manifeste und damit zunehmend bedrohliche Form, aber auch das Gegenteil ist jederzeit möglich.

Akute Verbrauchskoagulopathie. Sie verläuft meist dramatisch innerhalb von Stunden. Das klinische Bild ist ausgeprägt, die Ergebnisse der Gerinnungsanalysen sind meist hochgradig pathologisch. Verlaufskontrollen sind hierbei kurzfristig innerhalb von Stunden angezeigt. Man kann die akute Verbrauchskoagulopathie noch unterteilen in 2 hauptsächliche Verlaufsformen:

- Verbrauchskoagulopathien mit starker reaktiver Fibrinolyse (hierbei verlängerte bis ungerinnbare Thrombinzeit infolge des fibrinpolymerisationshemmenden Effekts der Fibrinogenspaltprodukte [S. 171], Vorkommen hauptsächlich in der Geburtshilfe und intraoperativ).
- Verbrauchskoagulopathie ohne bzw. mit nur geringgradig reaktiver Fibrinolyse (häufiger bei Sepsis, Leberzirrhose, Polytrauma).

> **Beachte**
>
> Jede akute Verbrauchskoagulopathie gefährdet das Leben des Patienten. Bereits bei Verdacht muß dieser Diagnose gerinnungsanalytisch nachgegangen werden.

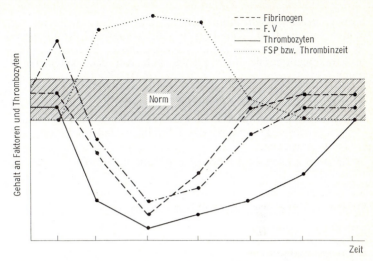

Abb. 3.1 Schematischer Verlauf einer Verbrauchskoagulopathie mit reaktiver Hyperfibrinolyse.

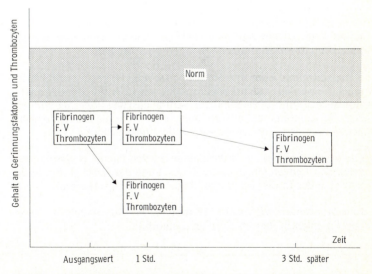

Abb. 3.2 Unterschiedliche Verlaufsformen der Verbrauchskoagulopathie bei gleichem Ausgangswert.

Latente Verbrauchskoagulopathie. Sie unterscheidet sich von der akuten nur graduell. Dies bezieht sich sowohl auf die klinische Symptomatik als auch auf die Laborparameter. Die latente Verbrauchskoagulopathie unterscheidet sich von der akuten Form durch

- diskrete oder fehlende klinische Symptomatik,
- protrahierten Verlauf, d.h. langsamer abfallende oder gleichbleibend niedrige Thrombozyten-, Fibrinogen- und Einzelfaktorenkonzentrationen,
- nicht so ausgeprägt pathologische Gerinnungsteste.

Diagnose der Verbrauchskoagulopathie

Klinische Symptome

Die ausgeprägte Verbrauchskoagulopathie kann sich mit einem oder mehreren der folgenden Symptome manifestieren:

Hämorrhagische Diathese. Gleichzeitiges Vorkommen von petechialen und flächenhaften Hautblutungen, letztere oft landkartenartig, scharf begrenzt mit zentralen Nekrosen, gastrointestinalen Blutungen, Hämaturie, Blutungen aus allen Stichkanälen.

Schockzustände jeder Art. Sie können sowohl Folge als auch Schrittmacher einer Verbrauchskoagulopathie sein (z. B. die Massivtransfusion an sich führt meist nicht zur Verbrauchskoagulopathie, sondern erst die Kombination mit anderen, eine Verbrauchskoagulopathie begünstigenden Ursachen, insbesondere dem Schock).

Organmanifestationen. Insbesondere an den Nieren (Oligurie→Anurie), den Lungen (Tachypnoe, Zynose) und der Leber (Störung der Synthese der in der Leber gebildeten Gerinnungsfaktoren).

Erythrozytenveränderungen. Hämolyse, in Einzelfällen Auftreten von Fragmentozyten im Differentialblutbild.

Gerinnungsdiagnostik

> **Beachte**
>
> Eine disseminierte intravasale Gerinnung kann in prädisponierten Organen wie Lunge und Niere ablaufen, ohne daß die Gerinnungsteste dies anzeigen. Normale Gerinnungsbefunde schließen also eine schleichend einsetzende intravasale Fibrinabscheidung nicht aus. Diese Fibrinabscheidungen können aber durchaus einen letalen Verlauf verursachen.

Da der protrahiert verlaufenden Verbrauchskoagulopathie häufig klinische Leitsymptome fehlen, muß der Arzt allein von der Pathophysiologie der Grundkrankheit her die gedankliche Verbindung zu einer möglichen Verbrauchskoagulopathie herstellen (Tab. 3.1, 3.2).

Diagnostik am Krankenbett

Der Diagnostik am Krankenbett kommt bei der akuten Verbrauchskoagulopathie eine relativ große Bedeutung zu: Sie liefert zwar eine nur grobe, trotzdem aber wertvolle, notwendige Schnellinformation, die es dem Arzt besonders in foudroyanten Fällen erlaubt, eine gezielte Therapie sofort einzuleiten.

Clot observation time **path.** (S. 343)
Blutungszeit **path.** (S. 353)

> **Beachte**
>
> Nach Einleitung der Heparintherapie: Ungerinnbarkeit des Bluts ist in erster Linie Heparineffekt!

Labordiagnostik: Basisteste

Die Diagnose der Verbrauchskoagulopathie, d.h. der abnormen intravasalen Gerinnung, erfolgt am zuverlässigsten durch den Nachweis erhöhter Konzentrationen spezifischer Reaktionsprodukte der Gerinnung. Bewährt hat sich vor allem die Bestimmung der D-Dimere, der fibrinspezifischen Spaltprodukte, die in Notfallsituationen mit einem Schnelltest durchgeführt werden kann (Details S. 63 u. 340). Weitere Marker der intravasalen Gerinnung sind:

- Prothrombinfragmente 1+2,
- Thrombin-Antithrombin-III-Komplex,
- Fibrinmonomere,
- Fibrinopeptid A.

Allerdings sind erhöhte Konzentrationen nicht beweisend für das Vorliegen einer disseminierten intravasalen Gerinnung, da sie z. B. bei Gerinnungsprozessen im Rahmen eines postoperativen Wundverschlusses gleichermaßen erhöht sein können. Zunächst läßt jedoch eine Verminderung von Thrombozyten, Fibrinogen, Antithrombin III und Faktor V anhand ihres gemeinsamen „Verbrauchs" die Diagnose einer Verbrauchskoagulopathie bereits sehr wahrscheinlich werden. Aber diese anscheinend eindeutige Befundkombination kann selbst in ausgeprägter Form auch durch andere Einflußgrößen als der intravasalen Gerinnung zustande kommen, z. B. durch massiven Blutverlust, schweres Leberzellversagen.

Die Diagnostik erfordert daher:

- Einbeziehung und Abwägung aller klinischen Daten,
- zusätzliche Bestimmung eines Markers der Gerinnung und Fibrinolyse,
- ggf. „Diagnostik durch Therapiemaßnahmen", nämlich Vergleich des zu erwartenden Faktorenanstiegs nach Substitution eines Gerinnungsfaktors mit dem erzielten Anstieg und Überprüfung der Halbwertszeit des substituierten Faktors durch wiederholte Bestimmungen.

Um Fehlinterpretationen zu vermeiden ist noch folgendes anzumerken:

Wie bereits eingangs gesagt, läßt sich die Dynamik des erhöhten Umsatzes naturgemäß nicht anhand einmaliger Konzentrationsangaben erfassen. Abhängig vom Zustand des Patienten und der Phase der Verbrauchskoagulopathie und ggf. einer daraus resultierenden Synthesestörung werden normale, pseudonormale, abnorm niedrige oder abnorm hohe Konzentrationen gemessen. Dieses gilt insbesondere für Fibrinogen und Faktoren V und VIII. Ging z. B. der „Koagulopathie" eine Phase mit vermehrter Freisetzung der akuten Phasenproteine Fibrinogen und Faktor VIII oder eine thrombininduzierte Aktivierung von Faktoren V und VIII voraus, so stellt die anschließend gemessene „normale" Konzentration in Wirklichkeit einen Abfall dar. Ferner ergibt sich aus dem oben gesagten, daß für die Diagnose einer Verbrauchskoagulopathie nicht alle Teste pathologisch auszufallen brauchen, sondern daß in bestimmten Situationen die Verminderung von nur zwei Komponenten der Gerinnung die Verdachtsdiagnose bereits wahrscheinlich macht.

Wichtig ist es ferner, bei der Verbrauchskoagulopathie das Ausmaß der sie fast immer begleitenden erhöhten fibrinolytischen Aktivität einzuschätzen. Sie ist ausreichend beurteilbar anhand der mit den Latex-Schnelltesten ermittelten erhöhten D-Dimer-Konzentration, zumal diese Teste nicht absolut spezifisch sind, sondern auch Fibrinogenspaltprodukte miterfassen.

Im folgenden werden die Hämostaseparameter in der Reihenfolge ihres Stellenwert − insbesondere ihrer Praktikabilität in der Routinediagnostik einer Verbrauchskoagulopathie − aufgelistet:

Thrombozyten. Die Verminderung bzw. der relative (!) Abfall gehört zur Verbrauchskoagulopathie, kann jedoch vielfältige andere Ursachen haben.

Fibrinogen. Eine ausgeprägte Verminderung des Fibrinogens ist fast immer durch eine systemische Fibrinogenolyse bedingt und seltener durch eine abnorme Fibrinbildung in der Mikrozirkulation. Da Fibrinogen ein akutes Phasenprotein ist, bedeutet in bestimmten klinischen Situationen ein „normaler" Fibrinogenspiegel nicht „Normalität", sondern ein Alarmzeichen!

Antithrombin III. Ein Antithrombin-III-Mangel kann Ausdruck eines erhöhten Thrombinverbrauchs sein. Es müssen sich jedoch erhebliche Mengen Thrombin gebildet haben, bevor sich ein Verbrauch des normalerweise im Überschuß vorhandenen Antithrombin III abzeichnet (Abb. 5.39). Nicht selten tragen zudem zusätzliche Einflußgrößen zu einem Antithrombin-III-Mangel bei. Insbesondere hier ist die Bestimmung der Halbwertszeit des ggf. substituierten Antithrombin III diagnostisch hilfreich (Abb. 4.9).

Faktor V. Der Faktor V ist infolge seiner relativ kurzen Halbwertszeit, seines Verbrauchs während des Gerinnungsprozesses durch Thrombin und letztlich Protein C sowie durch die einfache Bestimmung mittels eines 1-Phasen-Tests ein sehr geeigneter Parameter, worauf bereits Seegers 1952 hinwies.

D-Dimere. Hierbei handelt es sich um hochspezifische D-Spaltprodukte, die durch Plasmin aus Fibrin abgespalten wurden. Die Dimerbildung wird durch Quervernetzung mittels Faktor XIIIa und damit letztlich durch Thrombin bewirkt. Ein vermehrter Anfall von

D-Dimeren läßt daher auf eine Thrombin- und Plasminämie schließen, bzw. den Abbau von Fibrin.

Fibrinogenspaltprodukte (FSP). Eine geringgradige fibrinolytische Aktivität kann nur durch die direkte FSP-Bestimmung nachgewiesen werden. Der Test ist vor allem dann indiziert, wenn die Thrombinzeit und ähnliche Teste normal ausfallen, jedoch der Fibrinogenspiegel vermindert ist (S. 228f. u. 337f.). Heutzutage stehen Teste mit monoklonalen Antikörpern zur Verfügung, die eine Differenzierung zwischen D-Dimeren und Fibrinogenspaltprodukten erlauben.

Thrombinzeit: Teste mit thrombinähnlichen Enzymen. Die bei einer erhöhten Fibrinolyse vermehrt anfallenden FSP führen bei Konzentrationen über 0,05 g/l zu einer Verlängerung der Thrombinzeit, bei Konzentrationen über 0,02 g/l zu einer Verlängerung der anderen Teste. Während die Thrombinzeit erst bei Fibrinogenkonzentrationen von weniger als 0,5 g/l verlängert wird, sprechen die beiden anderen Teste bereits bei Fibrinogenspiegeln von 1,2 g/l an, ohne daß eine Erhöhung der FSP vorliegen muß (S. 235f.).

Thrombin-Antithrombin-III-Komplex. Mit der Bestimmung dieses Komplexes und ähnlicher Marker der Thrombin- und Fibrinbildung wird das Verhalten der intravasalen Thrombinbildung erfaßt. Der Test ergänzt die Antithrombin-III-Bestimmung, da er Thrombinmengen mißt, die noch zu keinem meßbaren Abfall von Antithrombin III führen. Sein pathologischer Bereich beginnt bereits bei 0,1 E Thrombin/ml Plasma. Allerdings muß immer wieder davor gewarnt werden, daß einmalig festgestellte erhöhte Konzentrationen der Gerinnungsmarker stets eine abnorme, therapiebedürftige intravasale Gerinnung widerspiegeln. Fehler bei der Blutentnahme oder die Fibrinbildung an frischen Wundflächen können gleichfalls zu erhöhten Konzentrationen führen. Meist leistet dieser Test jedoch wichtige Entscheidungshilfen:

Beispiel

Test	Synthesestörung infolge Fructoseintoleranz beim Säugling	Verbrauchskoagulopathie bei Promyelozytenleukämie
Fibrinogen	0,2 g/l	0,1 g/l
Antithrombin III	28%	43%
Faktor V	25%	36%
Faktor II	32%	52%
Thrombin-Antithrombin-III-Komplex	unter 0,1 ng/ml Plasma	40 ng/ml Plasma

Prothrombinfragmente 1+2. Die von Faktor Xa im Rahmen des Gerinnungsprozesses abgespaltenen Prothrombinfragmente scheinen noch empfindlicher zu sein als der Thrombin-Antithrombin-III-Komplex.

Fibrinmonomere. Der Nachweis löslicher Fibrinmonomere im Plasma galt früher als beweisend für das Vorliegen einer Verbrauchskoagulopathie. Allerdings war der Nachweis schwierig, da die Teste unzuverlässig, wie z. B. der Äthanoltest, oder die Verfahren aufwendig waren, wie z. B. chromatographische Verfahren. Heutzutage ist die Messung z. B. mittels chromogener Substrate photometrisch möglich. Allerdings stellte sich auch hier heraus, daß Fibrinmonomerkonzentrationen auch bei frischen Wundflächen erhöht sein können.

Fibrinopeptid A. Wird spezifisch von Thrombin von den α-Ketten des Fibrinogens abgespalten. Es ist mit ELISA-Testen relativ einfach nachweisbar. Wegen seiner extrem kurzen Halbwertszeit zeigt es jedoch ein irritierendes Verhalten, zumindest weniger eindeutig als die anderen Gerinnungsmarker.

Plasmin-α_2-Antiplasmin-Komplex. Freies Plasmin kommt im Blut praktisch nicht vor, abgesehen von Extremfällen, wenn α_2-Antiplasmin vollständig verbraucht wurde. Die Bestimmung dieses Komplexes erlaubt jetzt die Kinetik der Fibrinolyse im Blut besser zu beurteilen.

Plasminogen. Ursachen der Verminderung sind der Verbrauch bei Plasminämie oder Synthesestörungen, aber auch Verlust oder Adsorption an Fibrin. So kann man gelegentlich bei Verbrauchskoagulopathien niedrige Plasminogenkonzentrationen messen, ohne daß gleichzeitig die FSP erhöht sind.

α_2-Antiplasmin. Dieser Parameter ist nahezu ausschließlich bei einem erhöhten Anfall von Plasmin vermindert, d. h. ein niedriger α_2-Antiplasminspiegel deutet primär auf eine erhöhte fibrinolytische Aktivität hin. Differentialdiagnostisch ist aber auch an eine Synthesestörung zu denken, sofern eine schwere Leberinsuffizienz besteht.

Faktor VIII. Er wird durch Thrombin aktiviert und dann durch Protein Ca verbraucht. In der Initialphase einer Verbrauchskoagulopathie, aber auch später, finden sich eher Steigerungen der Faktor-VIII-Aktivität und nur selten niedrige Konzentrationen (z. B. 1 Std. nach Polytrauma Median = 250±50%, n = 14) (Spero u. Mitarb. 1980; Abb. 5.5). Eine − meist nicht so ausgeprägte − Verminderung des Faktor VIII wird − wenn überhaupt − nur dann beobachtet, wenn gleichzeitig die fibrinolytische Aktivität erhöht ist.

Faktor XIII. Der fibrinstabilisierende Faktor XIII wird bei der Fibrinbildung mitpräzipitiert, jedoch erst am Gerinnsel aktiviert. Da bereits geringe Fibrinmengen genügen, um den Faktor XIII zu präzipitieren, ist es vorstellbar, daß die Verminderung des Spurenproteins Faktor XIII schon frühzeitig die intravasale Fibrinbildung anzeigt, wenn die anderen Gerinnungsfaktoren noch im Normbereich sind. Differentialdiagnostisch kommen als Ursachen eines Faktor-XIII-Mangels noch die Synthesestörung oder der Abbau durch andere Proteasen (z. B. Elastase) in Frage.

Protein C. Der Inhibitor Protein C und sein Inhibitor werden bei der disseminierten intravasalen Gerinnung mit verbraucht und sind daher im Plasma quantitativ vermindert.

Verbrauch durch andere Proteasen. Definiert man die Verbrauchskoagulopathie als spezifische Folge abnormer intravasaler Thrombinbildungen, so sind bei der Differentialdiagnose die Auswirkungen anderer Proteasen mit in Erwägung zu ziehen, wenngleich ihre klinische Bedeutung noch nicht erwiesen ist. Genannt seien die aus den Granulozyten stammende Elastase (Leukämien) und das Chymotrypsin bzw. Trypsin (Pankreatitis).

Wertigkeit der globalen Teste bei der akuten Verbrauchskoagulopathie

Je nach Ausmaß der Verbrauchskoagulopathie können alle drei Teste (Quick-Test, PTT, Thrombinzeit) pathologisch ausfallen. Trotzdem sind sie für die quantitative Diagnostik und die Steuerung der Therapie wenig geeignet, da ihr Ausfall von zu vielen Komponenten beeinflußt wird (Verminderung mehrerer Faktoren, Hemmwirkung von Heparin und/oder FSP). So können diese drei Teste bei schon laufender Heparintherapie ausgeprägter pathologisch sein als bei der Erstdiagnostik bei Einleitung der Therapie. Die therapeutische Hemmung des Verbrauchsprozesses und damit die Erholung des Gerinnungssystems wird daher eindeutiger durch die Faktor- und Fibrinogenbestimmung erfaßt.

Häufigkeit der Kontrollen

Die Geschwindigkeit, mit der sich eine Verbrauchskoagulopathie entwickelt, kann von Fall zu Fall stark variieren. Allgemein gilt, daß Verlaufskontrollen um so kurzfristiger erforderlich sind, je schwerer der Verlauf des Grundleidens ist (Abb. 3.2).

Gerinnungsdiagnostik der latenten Verbrauchskoagulopathie

Quick-Test	meist normal
PTT	meist normal
Thrombinzeit	meist normal
Thrombozyten	leicht vermindert
Fibrinogen	normal bis leicht vermindert
Faktor V	normal bis leicht vermindert
Faktor VIII	normal bis leicht vermindert
Faktor XIII	leicht vermindert
Antithrombin III	leicht vermindert
Thrombin-Antithrombin-III-Komplex	leicht erhöht

Beispiele für Verläufe von Verbrauchskoagulopathien

Im folgenden werden einige Verläufe von Verbrauchskoagulopathien gezeigt, die das vorher Gesagte veranschaulichen sollen. Dabei sei auf das nicht immer parallele Verhalten von Fibrinogen, Faktor V und der Thrombozyten hingewiesen.

Abb. 3.3 zeigt, daß bei dieser Verbrauchskoagulopathie zunächst nur Fibrinogen und Thrombozyten vermindert waren, nicht aber der Faktor V. Nach Gabe von Fibrinogen ohne zusätzliche Heparinapplikation, wodurch die Hyperkoagulabilität eingedämmt worden wäre, kam es neben einem weiteren Abfall von Fibrinogen und Thrombozyten zum zusätzlichen Abfall von Faktor V. Erst die Substitutionstherapie unter Heparinschutz brachte den gewünschten Faktoren- und Thrombozytenanstieg.

Beachte

Eine Substitution von Fibrinogen und anderen Gerinnungsfaktoren bei einer Verbrauchskoagulopathie ohne vorherige Gabe von Heparin und ggf. Antithrombin III verstärkt in der Regel den Verbrauchsprozeß und ist daher streng kontraindiziert.

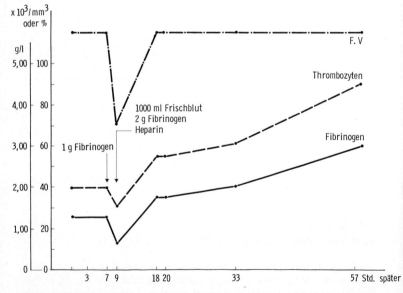

Abb. 3.3 Verbrauchskoagulopathie (19jähriges Mädchen) nach Schädel-Hirn-Trauma.

In Abb. 3.4 ist die Problematik bei der Diagnose einer anscheinend eindeutigen Verbrauchskoagulopathie mit anerkanntem Auslösemechanismus (hier Polytrauma) dargestellt. Sowohl eine Stunde nach Polytrauma (Zeitpunkt „0"), als auch 7 Tage später sprechen die Befundkombinationen für das Vorliegen einer Verbrauchskoagulopathie.

1 Stunde nach Polytrauma:
- Thrombin-Antithrombin-III-Komplex und Faktor VIII sind stark erhöht,
- Fibrinogen, Antithrombin III und Faktor V erheblich vermindert.

Die Diagnose scheint eindeutig, aber keiner der Befunde ist beweisend:

- Die hohe Konzentration des Thrombin-Antithrombin-III-Komplexes kann zu dieser Zeit auch Folge der natürlichen Gerinnungsprozesse an ausgedehnten, frischen Wundflächen sein.
- Die hohe Faktor-VIII-Aktivität kann auch Ausdruck der akuten Phase sein, s. den 4. Tag nach Polytrauma, an dem die Sepsis beginnt.
- Die niedrigen Spiegel von Fibrinogen, Antithrombin III und Faktor V sind hier eher Folge der Dilutionstherapie, da der Hämatokrit und der Albuminspiegel gleichermaßen vermindert sind, sowie Gerinnungsfaktoren, die vom Gerinnungsprozeß nicht betroffen werden, wie z. B. der Faktor X, der um 30% lag.

7. Tag nach Polytrauma. Die Befunde sprechen eindeutiger für eine Dekompensation des Gerinnungssystems.
- Der Thrombin-Antithrombin-III-Komplex steigt spontan an,
- ebenso die Faktor-VIII-Aktivität.
- Es kommt zu einem Abfall von Fibrinogen, Antithrombin III und Faktor V, der rascher ist, als es der Halbwertszeit dieser Faktoren entspricht.

Der Patient zeigt präfinal klinisch die Symptome des multiplen Organversagens.

Abb. 3.5 zeigt, wie es trotz Gabe von Heparin zu einer zunächst noch weiteren Thrombozytenabnahme kommt. Eine Unterdosierung des Heparins ist nicht wahrscheinlich, da sich Fibrinogen und Faktor V bereits bei der ersten Kontrollanalyse wieder erholt haben. Beachtenswert ist außerdem der langsame Wiederanstieg der Thrombozyten im Vergleich zur rascheren Normalisierung der Gerinnungsproteine. In der Regel gilt die Thrombozytenzahl als besonders empfindlicher Parameter in der Diagnostik der Verbrauchskoagulopa-

70　3 Verlauf und Diagnostik von Gerinnungsstörungen

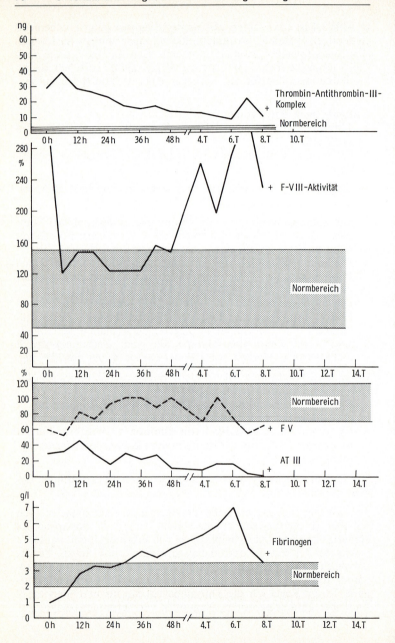

thie. Zur Kontrolle und Steuerung der Therapie ist aber die Faktorenbestimmung besser geeignet, da die Thrombozyten meist langsamer wieder ansteigen.

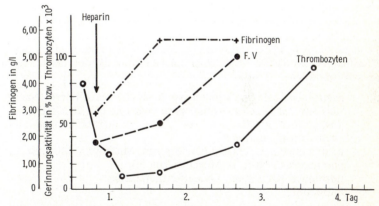

Abb. 3.5 Verbrauchskoagulopathie bei Kolisepsis (3jähriges Mädchen). Weitere Beispiele für Verbrauchskoagulopathien sind Abb. 3.3 u. 3.4

◄────────────────────────────────────

Abb. 3.4 Verbrauchskoagulopathie bei Polytrauma unmittelbar nach Trauma und präfinal.

Mikroangiopathien

Bei den folgenden Erkrankungen stehen außer der Mikroangiopathie Hämolyse und Thrombozytopenie im Vordergrund, wohingegen die disseminierte intravasale Gerinnung und Hyperfibrinolyse nicht oder nur gelegentlich beobachtet werden. Die lebensbedrohlichen Syndrome erfordern sofortige Therapiemaßnahmen entsprechend ihrer Pathogenese und Symptomatik. Eine Abgrenzung gegenüber einer schweren Verlaufsform einer Verbrauchskoagulopathie ist nicht einfach.

Hämolytisch-urämisches Syndrom, thrombotisch-thrombozytopenische Purpura

(Übersicht Hollenbeck und Grabensee 1993)

Beim hämolytisch-urämischen Syndrom (HUS) und bei der Purpura Moschcowitz (TTP) handelt es sich um Mikroangiopathien mit hämolytischer Anämie, Thrombozytopenie sowie Funktionsstörungen der Niere, des Zentralnervensystems und anderer Organsysteme. In den letzten Jahren sind unterschiedlichste Grundleiden bzw. Auslösemechanismen bekannt geworden, die die Klassifikationen ermöglichen bzw. an das Vorliegen einer solchen Komplikation denken lassen, vor allem:

- gastrointestinale Infektionen, vorzugsweise bei Kindern (Nachweis von spezifischen Antikörpern gegen E. coli O157:H7),
- Vaskulitiden im Rahmen von Autoimmunerkrankungen und nach Transplantationen,
- medikamentös verursacht (Ciclosporin, Mitomycin, Metamizol),
- paraneoplastisch (z. B. Magenkarzinom),
- hormonell (Gravidität, Ovulationshemmer),
- idiopathisch.

In der Pädiatrie wurde die Bestimmung der Fibrinogenspaltprodukte im Blut zur Verlaufskontrolle des HUS eingesetzt.

Die Therapie ist intensivmedizinisch. Sofortige, ggf. wiederholte Plasmapheresen sind angezeigt sowie die Gabe von Corticosteroiden je nach Schweregrad. Antikoagulanzien, Fibrinolytika und Thrombozytenaggregationshemmer haben sich im Vergleich dazu nicht bewährt.

HELLP-Syndrom
(Übersicht Huchzermeyer 1992)

Das HELLP-Syndrom (*h*emolysis, *e*levated *liver* enzymes, *l*ow *p*latelets) beruht gleichfalls auf einer Mikroangiopathie mit Hämolyse und Thrombozytopenie. Es handelt sich um eine besonders schwere Komplikation der Schwangerschaftsgestose, wobei die Durchblutungsstörung der Leber im Vordergrund steht. Es kommt zur akuten, schmerzhaften Stauungsleber mit meist nur mäßigem Anstieg der Transaminasen. Histologisch finden sich Fibrinthromben in den Lebersinusoiden. Schwere Fälle von Verbrauchskoagulopathie wurden beobachtet.

Die Therapie ist gleichfalls intensivmedizinisch sowie antieklamptisch, blutdrucksenkend, ggf. ist eine Behandlung der hämatologischen Defekte erforderlich. Eine möglichst schnelle Entbindung muß erfolgen.

Erhöhte fibrinolytische Aktivität
(Übersichten Himmelreich u. Riess 1991, Graeff 1990, Stump u. Mitarb. 1990, Nilsson 1978)

Eine erhöhte fibrinolytische Aktivität beruht auf einem Ungleichgewicht zwischen Fibrinolyseaktivatoren und -inhibitoren (S. 19), woraus ein vermehrter und beschleunigter Abbau von Fibrin, ggf. Fibrinogen, und anderen Proteinen resultiert, verbunden mit einem erhöhten Anfall von Fibrin(ogen)spaltprodukten. Unabhängig von der auslösenden Ursache überwiegen die Fibrinolyseaktivatoren, sei es durch eine vermehrte Freisetzung z. B. von t-PA beim venösen Stau, sei es durch einen Mangel an Inhibitoren wie α_2-Antiplasmin bei der Streptokinasetherapie. Man unterscheidet die *systemische* Fibrinogenolyse des Blutes von der *lokalen* Fibrinolyse.

Auch das fibrinolytische System ist ein empfindliches System, das auf eine Vielfalt äußerer Einflüsse sofort reagiert, wie z. B. körperliche Belastung, emotionaler Streß, venöser Stau (Details s. u.). Insbesondere können sehr unterschiedliche Krankheitsprozesse mit einer erhöhten fibrinolytischem Aktivität einhergehen. Hier ist zunächst die Verbrauchskoagulopathie zu nennen, bei der manchmal die hyperfibrinolytische Blutung die DIC in den Hintergrund treten läßt. Weitere Ursachen: Operationen an aktivatorreichen Organen wie

Uterus, Prostata, Lunge. Von besonderem Interesse ist z. Z. die tumorassoziierte erhöhte fibrinolytische Aktivität (Graeff 1990).

Die fibrinolytische Aktivität kann so ausgeprägt sein, daß sie mit einer generalisierten Blutungsneigung einhergeht in Form von flächenhaften Hautblutungen, Schleimhautblutungen und Blutungen aus Einstichkanälen und Wundflächen. Die häufigsten Komplikationen dieser Art sind die Blutungen bei den fibrinolytischen Therapien.

Eine nur leicht erhöhte fibrinolytische Aktivität bzw. eine lokal begrenzte Fibrinolyse kann u. U. nur anhand erhöhter Konzentrationen der Fibrin(ogen)spaltprodukte erkannt werden. Eine Blutungsneigung braucht dabei nicht zu bestehen, z. B. die leicht erhöhten Konzentrationen an Fibrin(ogen)spaltprodukten bei akuten Thromboembolien. Gelegentlich kann jedoch eine lokal erhöhte fibrinolytische Aktivität diffuse Blutungen im Wundgebiet verursachen, z. B. in der Mundhöhle bei hohen Aktivatorgehalt des Speichels. Besonders hoch ist der Aktivatorgehalt im Uterus und im Menstruationsblut, das vollständig defibriniert ist und hohe Konzentrationen an Fibrin(ogen)spaltprodukten enthält. (Aktivatorgehalt einzelner Organe und Blutungsgefährdung: Marder u. Mitarb. 1987).

Fibrinolytische Blutungen können mittels *Antifibrinolytika* zum Stehen gebracht werden, wodurch die Diagnose ex juvantibus bestätigt wird. Die Handhabung sollte sehr restriktiv sein, da u. U. bei prädisponierten Patienten Thrombosen begünstigt werden. Es stehen Präparate mit unterschiedlichem Wirkungsmechanismus zur Verfügung:

- **Aprotinin**, ein Serinproteasen-Inhibitor, hemmt durch reversible Komplexbildung Trypsin, Kallikrein, Plasmin, Protein C und, wesentlich langsamer, den Plasmin-Streptokinase-Komplex. Er wird aus Rinderorganen gewonnen. Halbwertszeit: 145 min (Fritz u. Mitarb. 1985). Wegen seiner gleichzeitig plättchenstabilisierenden Wirkung wird er seit einigen Jahren vermehrt bei Operationen, insbesondere in der Thoraxchirurgie, eingesetzt (Abb. 3.6).
- **ε-Aminocapronsäure** und ihre zyklischen Derivate Tranexamsäure (AMCHA) und PAMBA sind sog. Lysinanaloga. Sie besetzen die lysinbindenden Stellen von Plasminogen bzw. Plasmin irreversibel, so daß die Bindung an das Substrat Fibrin nicht mehr erfolgen kann und damit die lytische Wirkung ausbleibt. Halbwertszeit für AMCHA: 64 min.

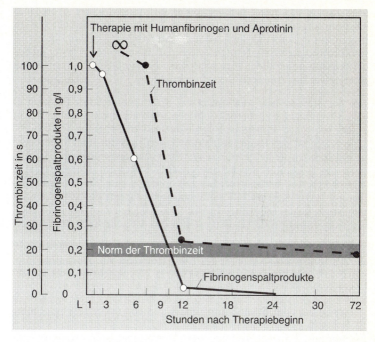

Abb. 3.6 Verlauf einer behandelten Hyperfibrinolyse (30 J., II. Para) mit Aprotinin.

Diagnose der erhöhten fibrinolytischen Aktivität

Die *Diagnose* einer erhöhten fibrinolytischen Aktivität ist im Akutfall nicht problematisch, da eine Reihe von semiquantitativen Schnelltesten zur Bestimmung der Fibrin(ogen)spaltprodukte zur Verfügung steht. Eine stark erhöhte fibrinolytische Aktivität wird grob informativ mit dem Bedside-Test der Clot observation time (S. 343) erfaßt. Die Messung der anderen Parameter ist zeitaufwendiger. Die globale Messung der fibrinolytischen Aktivität erfolgt anhand der Lyse eines Fibringerinnsels (Euglobulin-Lysezeit, Fibrinplattenmethoden, Thrombelastogramm). Die Bestimmung der Fibrinogenspaltprodukte erfolgte früher im Serum nach vorheriger Defibrinierung mittels polyklonalen Antikörpern.

Heutzutage sind dank der Verfügbarkeit monoklonaler Antikörper Bestimmungen von Fibrinogen- und Fibrinspaltprodukten (D-Dimeren) im Plasma möglich, wodurch die Methodik sowohl hinsichtlich Empfindlichkeit als auch Zeitersparnis verbessert wurde. Zu beachten sind daher die unterschiedlichen Normbereiche von einst und jetzt sowie die Angaben der Maßeinheiten.

Bei der Bestimmung der einzelnen Komponenten des fibrinolytischen Systems ist zu berücksichtigen, daß nicht ohne weiteres von einem einzelnen Fibrinolyseparameter auf die gesamte fibrinolytische Aktivität des Blutes geschlossen werden kann. Es konnte zwar in bestimmten Kollektiven nachgewiesen werden, daß z. B. ein Anstieg des t-PA mit der fibrinolytischen Aktivität korreliert (z. B. Abb. 3.11). Andererseits werden z. B. in den ersten Tagen nach Polytrauma PAI-1-Konzentrationen gemessen, die um das 20fache über der Norm liegen (Kluft u. Mitarb. 1988). Gleichzeitig lag aber auch die Konzentration der D-Dimere um das 10fache über der Norm.

Unter Einbeziehung der obigen Ausführungen läßt sich in der Klinik die fibrinolytische Aktivität des Bluts trotzdem gut beurteilen. Eine *stark erhöhte fibrinolytische Aktivität* (Hyperfibrinolyse) ist erkennbar durch

- verkürzte Clot observation time, deutlich verkürzte Euglobulinlysezeit,
- erhöhte Konzentrationen der Fibrin(ogen)spaltprodukte um mehr als das z. B. 10fache der Norm,
- dadurch verlängerte Thrombinzeit und/oder Reptilasezeit (Batroxobinzeit, Thrombinkoagulasezeit),
- niedrige Fibrinogenspiegel,
- vermindertes α_2-Antiplasmin,
- vermindertes Plasminogen,
- Spindelform im Thrombelastogramm,
- generalisierte Blutungsneigung.

Eine *schwach erhöhte fibrinolytische Aktivität* ist erkennbar an:
- leicht erhöhten Konzentrationen der Fibrin(ogen)spaltprodukte im Blut,
- Euglobulinlysezeit normal bis leicht verkürzt,
- Fibrinplattenmethode: vergrößerte Lysehöfe,
- ggf. t-PA erhöht (Abb. 3.11),
- ggf. PAI 1 vermindert (Abb. 3.11),
- die übrigen Teste (Fibrinogen-, Plasminogen-, α_2-Antiplasmin-Konzentrationen), Thrombinzeit u. ä. Teste, Thrombelastogramm fallen meist normal aus.

Methoden zum Nachweis einer erhöhten fibrinolytischen Aktivität

Eine erhöhte fibrinolytische Aktivität ist direkt und indirekt faßbar.

Direkt durch
- *Euglobulin-Lysezeit.* Es wird die Zeit gemessen, in der sich die Euglobulinfraktion des zu untersuchenden Plasmas auflöst. Die Methode ist zeitaufwendig (2–4 Stunden) und nur grob informativ (Bruhn 1976). Ein globaler Test, der primär vom t-PA-Gehalt, z.T. von seinen Inhibitoren (Plättchenkonzentration!), ggf. auch freiem Plasmin beeinflußt wird.
- *Thrombelastogramm* (S. 347 ff.). Dauer ca. 1 Stunde. Es zeigt die ausgeprägte fibrinolytische Aktivität anhand der Spindelform des sich auflösenden Gerinnsels, z. B. bei der Streptokinasetherapie oder in der anhepatischen Phase der Lebertransplantation.
- *Fibrinplattenmethode.* Quantitative Messung der Aktivatoraktivität in der Plasmaeuglobulinfraktion. Globaler Test, dessen Meßergebnis (Größe des Lysehofes) auch von den t-PA-Inhibitoren und ggf. freiem Plasmin abhängt, aber auch vom pH des Testmilieus. Dauer: 24–48 Stunden.
- *Plasmin-Antiplasmin-Komplex.* Dieser Test dürfte von allen genannten Testen am besten die jeweilige Plasminämie erfassen. Freies Plasmin kommt im Blut praktisch nicht vor, sondern wird sofort an seinen Inhibitor α_2-Antiplasmin gebunden.

Indirekt durch Bestimmung von
- Fibrinogen- und Fibrinspaltprodukten (S. 339),
- t-PA-Antigen und/oder t-PA-Aktivität (S. 321),
- t-PA-Inhibitor (PAI1), ggf. anderer Inhibitoren (S. 325),
- scu-PA (z.Z. kein Routinetest), ggf. tcu-PA,
- α_2-Antiplasmin (S. 323).

Ursachen einer erhöhten fibrinolytischen Aktivität

Die spontane fibrinolytische Aktivität des Bluts ist gering, da die fibrinolytischen Prozesse möglichst auf den Ort des Bedarfs beschränkt werden, d. h. das Fibringerinnsel. Trotzdem sind beim Normalen deutliche Schwankungen meßbar, da das fibrinolytische System empfindlich auf unterschiedlichste Einflüsse reagiert. Hier sind zunächst die *diurnalen Schwankungen* (Kluft u. Mitarb. 1985) zu nennen mit der höchsten fibrinolytischen Aktivität nachmittags und der geringsten morgens zwischen 2 und 4 Uhr.

Äußere Einflüsse:
- körperliche Anstrengung,
- emotionaler Streß,
- venous occlusion (venöser Stau, Tourniquet-Ischämie).

Medikamentöse Einflüsse:
- Catecholamine,
- Vasopressinderivate, z. B. DDAVP (S. 127),
- Furosemid (Bruhn 1976),
- Nikotinsäure,
- Biguanide,
- anabole Steroide,
- nicht zuletzt die verschiedenen Fibrinolytika (S. 167). Die klassische Komplikation, das große Hindernis dieser Therapien, ist die fibrinolytische Blutung, die letztlich auf der Wiedereröffnung von frischen Wundverschlüssen beruht.
- Retransfusionen von Aszites können Hyperfibrinolysen bewirken (Schölmerich 1988).

Bei einer Reihe von Erkrankungen ist die fibrinolytische Aktivität erhöht:
- – Reaktiv ist das der Fall bei Verbrauchskoagulopathien. Hierbei kann sogar die Fibrinolyse im Vordergrund stehen, s. Promyelozytenleukämie.
- Die tumorassoziierte Fibrinolyse ist z. Z. von verstärktem Interesse:
  - Beim Ovarialkarzinom haben sich die D-Dimere als Tumormarker erwiesen. Ihre Konzentration korreliert direkt mit dem Tumorwachstum.
  - Prostatakarzinom. Besonders bei Operationen erhöhte Blutungsneigung.
  - Kolorektale Tumoren.
  - Pankreastumoren.
  - Promyelozytenleukämie. Stark ausgeprägte Fibrinolyse, die u. U. zum völligen Verbrauch von α_2-Antiplasmin führen kann (Ten Cate 1984) mit entsprechender Blutungsneigung.
- Lebererkrankungen. Bei fortgeschrittenen Leberleiden ist zwar die fibrinolytische Aktivität generell vermindert, kann aber in Einzelfällen erhöht sein (Abb. 3.11). Sie beruht letztlich auf einem Ungleichgewicht der Reaktionspartner, wobei α_2-Antiplasmin und histidinreiches Glykoprotein vermindert sind, aber PAI1 erhöht ist (Brommer u. Mitarb. 1894). In der anhepatischen Phase bei Lebertransplantation ist die fibrinolytische Aktivität besonders erhöht (Spindelform im Thrombelastogramm), wobei u. U. keine PAI1-Aktivität nachweisbar ist.

- Operationen. Insbesondere bei Operationen in aktivatorreichen Gebieten (Uterus, Prostata, Lunge, aber auch Mundhöhle [Speichel enthält t-PA!]) kann es intra- oder postoperativ zu systemischen oder lokal begrenzten erhöhten fibrinolytischen Aktivitäten kommen und damit zu Blutungen.
- Hypermenorrhöen können durch Hyperfibrinolysen bedingt sein.
- Amyloidosen (Stump u. Mitarb. 1990).
- Hämolytisch-urämisches Syndrom. Hierbei haben die Fibrinogenspaltprodukte Markerfunktion.
- Angeborener Mangel an α_2-Antiplasmin. Extrem selten. Geht mit einer hämophilieähnlichen Blutungsneigung einher (Koie u. Mitarb. 1978).
- Erworbener Mangel an histidinreichem Glykoprotein (Saito u. Mitarb. 1982).
- Leicht erhöhte Fibrin(ogen)spaltprodukte findet man bei allen akuten thromboembolischen Erkrankungen. Die Bestimmung der D-Dimere scheint einen gewissen Hinweis auf latente venöse Thrombosen zu geben (Heijboer u. Mitarb. 1991, Zurborn u. Bruhn 1991).

Verminderung des Prothrombinkomplexes
Faktoren II, VII, IX, X, Protein C, Protein S

Unter Prothrombinkomplex werden primär die vier Vitamin-K-abhängigen Gerinnungsfaktoren II (= Prothrombin), VII, IX und X verstanden. Neuerdings wurden noch weitere Vitamin-K-abhängige Proteine in Blut und Gewebe gefunden, von denen insbesondere der Inhibitor *Protein C* und sein Cofaktor *Protein S* sich als klinisch relevant erwiesen. Die Faktoren werden in der Leberzelle gebildet und dort in nahezu vollständig synthetisierten Vorstufen gespeichert. Diese Vorstufen (PIVKA = Proteins induced by vitamin-K-absence) reagieren mit heterologen Antikörpern wie die gerinnungsaktiven Faktoren. Sie können jedoch noch kein Calcium binden und sind daher gerinnungsinaktiv (Stenflo 1977, Friedman 1984). Die Fähigkeit, Ca^{2+} zu binden, wird erst in der letzten Phase der Synthese erlangt, und zwar dadurch, daß *Vitamin K* eine γ-Carboxylierung an den Glutaminsäuren des N-terminalen Endes der Moleküle bewirkt. Dann erst werden die nun funktionsfähigen Faktoren des Prothrombinkomplexes in das Blut abgegeben.

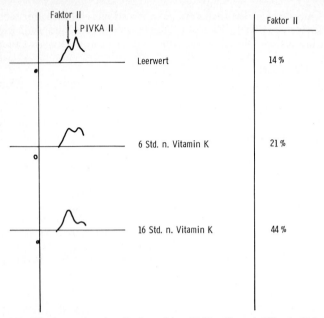

Abb. 3.7 Wiederanstieg des Prothrombins (Faktor II) nach Vitamin-K-Gabe. Rechte Spalte: Faktor-II-Aktivität (%), linke Spalte: Prothrombinnachweis in der zweidimensionalen Elektrophorese, wobei der linke Peak dem Prothrombin entspricht, der rechte Peak der gerinnungsinaktiven Vorstufe des Prothrombins (HWZ 18 Std.).

Bei eingeschränkter Syntheseleistung der Leber bzw. Ausbleiben der Vitamin-K-Wirkung kommt es, unabhängig von der auslösenden Ursache, zu einer Aktivitätsabnahme der Faktoren des Prothrombinkomplexes im Plasma. Als erste sinken die Faktoren VII und Protein C ab, es folgen die Faktoren II und X, schließlich der Faktor IX. Die zeitlich differierende Aktivitätsabnahme ist durch die unterschiedliche Halbwertszeit der einzelnen Faktoren bedingt (Abb. 4.23).

Beruht die Synthesestörung auf einem *Vitamin-K-Mangel* und ist dadurch die Aktivität des Prothrombinkomplexes im Plasma auf weniger als ein Drittel der Norm abgesunken, so werden die in der Leber gespeicherten gerinnungsinaktiven Vorstufen des Prothrombinkomplexes (PIVKA) in die Blutbahn abgegeben. Da sie immunologisch von dem gerinnungsaktiven Molekül nicht zu unterscheiden sind, können sie in diesen Tests normale Konzentrationen des

Prothrombinkomplexes vortäuschen. *Descarboxyprothrombin* (PIVKA II) kann in der zweidimensionalen Elektrophorese nachgewiesen werden (Abb. 3.7).

Bei einer Schädigung der Leberzelle werden auch die gerinnungsaktiven Vorstufen nicht mehr ausreichend synthetisiert und gespeichert. In diesen Fällen ist der Prothrombinkomplex im Plasma tatsächlich quantitativ vermindert.

Bei einem Vitamin-K-Mangel (Cumarintherapie!) steigt der Prothrombinkomplex im Plasma nach *Vitamin-K-Gabe* relativ rasch wieder an (Abb. 3.7, 3.8), da Vitamin K lediglich die letzte Stufe der Proteinsynthese, die γ-Carboxylierung, bewirkt. Liegt außer dem Vitamin-K-Mangel noch eine Leberzellschädigung vor, so verzögert sich der Wiederanstieg des Prothrombinkomplexes trotz Vitamin-K-Gabe (ungenügend gefüllte Depots infolge verminderter Proteinsynthese).

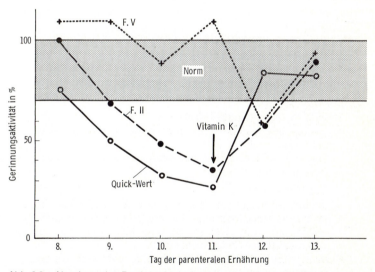

Abb. 3.8 Abnahme des Prothrombinkomplexes bei Vitamin-K-freier parenteraler Ernährung und Wiederanstieg nach Vitamin-K-Gabe (31jähr. Mann, Pankreasabszeß). Der leichte Abfall des Faktors V nach Vitamin-K-Gabe dürfte durch den Wiederanstieg von Protein C bedingt sein.

Methoden zum Nachweis eines Prothrombinkomplexmangels

Quick-Test. Dieser Test spiegelt die Gerinnungsaktivität der Faktoren II, VII und X in der Regel ausreichend wider. Zu beachten ist, daß Schwankungen im unteren Normbereich von den einzelnen Thromboplastinen unterschiedlich empfindlich registriert werden und daß ein niedriger Quick-Wert außer durch eine Verminderung des Prothrombinkomplexes noch durch andere Einflußgrößen bedingt sein kann (S. 195 ff.).

Quick-Test-Varianten („Hepatoquick", „Thrombotest" und „Normotest"). Diese Methoden erfassen durch Verdünnung des Plasmas sowie Zusatz von Fibrinogen und Faktor V zum Thromboplastinreagens auch leichte Schwankungen der Faktoren II, VII und X und schalten die anderen Einflußgrößen (Fibrinogen- und Faktor-V-Mangel, Anwesenheit von Heparin oder FSP) weitgehend aus.

Einzelfaktorenbestimmung der Faktoren II, VII und X.

Immunologische Bestimmung der Faktoren II, VII und X.

Teste mit chromogenen Substraten (z. B. Chromo-Quick/Behringwerke). Sie können bei Verwendung des Quick-Testprinzips ebenso wie die klassischen Gerinnungsteste eingesetzt werden.

Differentialdiagnose:
- Vitamin-K-Gabe (Koller-Test):
  - Anstieg des Quick-Wertes nach oraler Gabe: exogener Vitamin-K-Mangel,
  - Anstieg des Quick-Wertes nach parenteraler Gabe: Störung der Vitamin-K-Resorption,
  - kein Anstieg nach parenteraler Gabe: Leberzellschaden.

- Zusätzlicher Einsatz von immunologischen Methoden:
  - niedrige Faktor-II-Aktivität höhere, praktisch normale Faktor-II-Konzentration: Anwesenheit von PIVKA II bei Vitamin-K-Mangel (bzw. Cumarintherapie),
  - niedrige Faktor-II-Aktivität + niedrige Faktor-II-Konzentration: echter Mangel an Faktor II infolge Synthesestörung, Leberzellschaden.

Darüber hinaus:
- Auftrennung von Faktor II und PIVKA II mit der zweidimensionalen Elektrophorese nach Clarke und Freeman: Nachweis eines Doppel-Peaks bei gleichzeitigem Vorkommen von Faktor II und PIVKA II infolge Vitamin-K-Mangels (Abb. 3.7).

Ursachen eines Prothrombinkomplexmangels

- Vitamin-K-Mangel,
- potentiell alle Lebererkrankungen,
- bei Neugeborenen,
- angeboren,
- Cumarintherapie (S. 160ff.).

Vitamin-K-Mangel (Ausbleiben der Vitamin-K-Wirkung)

Ursachen sind:

Vitamin-K-freie Ernährung. Bei parenteraler Vitamin-K-freier Ernährung setzt der Vitamin-K-Mangel und damit der Abfall des Prothrombinkomplexes (Quick-Wert) in der Regel schleichend ein, wobei selten Bereiche gemessen werden, wie sie bei der Cumarintherapie erwünscht sind (Abb. 3.8). Nach Roberts u. Cederbaum (1972) kommt es erst nach 3–4 Monaten zu einem bedeutsamen Abfall des Prothrombinkomplexes.

Antibiotikatherapie. Handelt es sich jedoch um schwerkranke, zumeist parenteral ernährte Patienten, die gallengängige oder orale Antibiotika erhalten, so macht sich der Vitamin-K-Mangel bereits nach 3–8 Tagen bemerkbar, wobei die Verminderung des Prothrombinkomplexes z.T. ausgeprägt sein kann und dann zu Blutungen führt. Erklärt wird dieser Effekt durch die Zerstörung der Vitamin-K-produzierenden Darmflora. Eine Einschränkung der Leberfunktion wirkt sicher mitbegünstigend. Cephalosporine mit einer N-Methylthiotetrazol-Seitenkette (s. Packungsprospekte) können bei schwerkranken Patienten eine cumarinähnliche Unterbindung der Vitamin-K-Wirkung mit raschem Abfall des Quick-Wertes innerhalb von 3 Tagen bewirken (Neu 1983, Andrassy 1985). Eine prophylaktische Vitamin-K-Gabe von 2mal 5 mg/Woche verhütet jedoch diese Komplikation (Abb. 3.8).

Malabsorptionssyndrome. Leichtere Formen des Vitamin-K-Mangels werden bei allen Erkrankungen mit Fettresorptionsstörungen (z.B. Sprue, Mukoviszidose) und ausgedehnten Dünndarmresektionen beobachtet.

Gallenwegsverschluß (Cholestase). Beim kompletten Gallenwegsverschluß kann es zu einer Verminderung des Prothrombinkomplexes infolge Vitamin-K-Mangels kommen. Bei biliärer Zirrhose und Cholostasen wird aber auch eine Steigerung der Syntheserate und damit erhöhte Plasmaspiegel verschiedenster Gerinnungsfaktoren beobachtet (u. a. Prothrombinkomplex, Faktoren V, XII; Cederblad 1976).

Vitamin-K-Mangel beim Neugeborenen. Beim gesunden Neugeborenen kommt es in der Regel in den ersten Lebenstagen zu einem leichten Absinken der Vitamin-K-abhängigen Gerinnungsfaktoren, was jedoch nicht generell behandlungsbedürftig ist (Künzer u. Mitarb. 1983), auch nicht bei vollgestillten Kindern (die Muttermilch enthält weniger Vitamin K als die Kuhmilch). In seltenen Fällen läßt die Vorgeschichte einen ausgeprägteren Vitamin-K-Mangel erwarten, z. B. bei

- Medikamenteneinnahme der Mutter (Cumarine, Rifampicin, Diphenylhydantoin, Phenobarbital, Laxantienabusus),
- angeborenen Stoffwechselerkrankungen wie Abetalipoproteinämie- oder Bassen-Kornzweig-Syndrom (Caballero u. Buchanan 1980), zytische Pankreasfibrose (Corrigan 1981), Cholestase wie z. B. beim α_1-Antitrypsinmangel (Payne u. Hasegawa 1984).

In den letzten Jahren wurden wieder vereinzelt bedrohliche Blutungen infolge schweren Vitamin-K-Mangels mit Quick-Werten von z. T. unter 4% bei vollgestillten Säuglingen beobachtet (Sutor u. Mitarb. 1983 b, eigene Beobachtungen). Die Ursache ist noch unklar. Wahrscheinlich kommt ein zusätzlicher Stoffwechseldefekt, in erster Linie eine manifeste oder latente Cholestase, hinzu.

> **Beachte**
>
> Bei insbesondere vollgestillten Säuglingen mit zerebraler Symptomatik im 1. Lebensquartal sollten – wenn vertretbar noch vor der Lumbalpunktion – Quick-Wert und PTT bestimmt und bei entsprechenden Befunden so rasch wie möglich der Prothrombinkomplex substitutiert werden.

Cumarinintoxikation. Bei erheblicher Verminderung des Quick-Werts ist an eine *Cumarin*intoxikation zu denken. Außer der versehentlichen Überdosierung und den nicht berücksichtigten Arzneimittelinteraktionen (Tab. 4.8) sind es vor allem psychische Störungen, die zu einer Intoxikation führen. Oft handelt es sich um Pflegepersonal oder Patienten mit Cumarintherapie (Thrombophobie!) oder deren Angehörige. Die Betroffenen zeichnen sich häufig aus durch ihr kooperatives Verhalten und rationales Denken, jedoch geben ca. 40% die Intoxikation nicht zu (Übersicht O'Reilly u. Aggeler

1976). Richtungweisend ist eine einheitliche, schwere Verminderung aller Faktoren des Prothrombinkomplexes bei normalen Befunden der Leberenzyme und der übrigen Gerinnungsfaktoren. Die Bestimmung des *Marcumarspiegels* im Serum (Phenprocoumon) deckt dann die Störung auf. Die Bestimmung ist relativ einfach möglich mittels HPLC (Petersen u. Mitarb. 1992). Der therapeutische Phenprocoumonspiegel liegt bei 2,5 mg/l Serum (1,5 – 5,0 mg/l). Bei Intoxikationen können Spiegel von 7 mg und mehr bestimmt werden.

Heutzutage kommen als Intoxikationsursache auch die *Superwarfarine* in Frage, die in Rodenticiden enthalten sind (Brodifacoum, Difenacoum, Bromodialon, Chlorfacinon). Sie haben eine Halbwertszeit von ca. 120 Tagen. Die Behandlung erfordert u. U. eine mehrmonatige Vitamin-K-Substitution (Watts u. Mitarb. 1990).

Lebererkrankungen

Bei akuten und chronischen Lebererkrankungen kommt es – in relativer Abhängigkeit vom Schweregrad – zu einer Proteinsynthesestörung, die vor allem den Prothrombinkomplex betrifft. Als erster und lange Zeit oft einziger Faktor des Prothrombinkomplexes ist der Faktor VII vermindert. Der Quick-Test ist daher ein empfindlicher und sensitiver Parameter zur Verlaufskontrolle insbesondere der akuten Hepatitis (Abb. 3.9). Da es sich um eine Proteinsynthesestörung handelt, ist in diesen Fällen die Gabe von Vitamin K ineffektiv! Allerdings können gelegentlich zusätzliche leichte Vitamin-K-Mangelzustände vorkommen (Lautz 1982; S. 79).

Beachte

Kommt es nach einmaliger Gabe von Vitamin K bei Lebererkrankungen zu keinem Anstieg des Quick-Werts – Resorptionsstörungen ausgenommen –, so ist von weiteren Vitamin-K-Gaben nichts mehr zu erwarten.

Bezüglich der anderen Gerinnungsfaktoren bei Lebererkrankungen S. 87 ff.

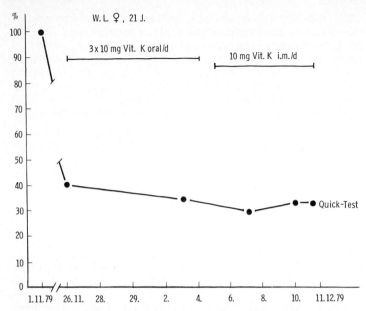

Abb. 3.9 Verhalten des Quick-Werts bei schwerer akuter Hepatitis. Da der Prothrombinkomplex infolge einer Proteinsynthesestörung vermindert ist und nicht infolge Vitamin-K-Mangels, ist die Gabe von Vitamin K ineffektiv – wie ersichtlich.

Neugeborene

Bei fast allen Neugeborenen kommt es in den ersten Lebenstagen zu einem Absinken des Prothrombinkomplexes. Dieses ist nicht immer auf einen Vitamin-K-Mangel zurückzuführen, sondern kann insbesondere bei unreifen Neugeborenen auch Ausdruck einer noch verminderten Proteinsynthese der Leber sein. Bei Vitamin-K-Mangel kommt es nach Gabe von Vitamin K innerhalb weniger Stunden zu einem meßbaren Anstieg des Prothrombinkomplexes (S. 208 und Abb. 3.7).

Angeboren

Bislang wurden vier Familien mit angeborener Verminderung der Faktoren II, VII, IX und X beschrieben. Wahrscheinlich handelt es sich um eine angeborene Störung im Vitamin-K-Stoffwechsel. Gaben von Vitamin K konnten vereinzelt einen Anstieg der Faktorenaktivität bewirken. In einem Fall handelte es sich um eine Abetalipoproteinämie (Caballero und Buchanan 1980). Kasuistiken z. B. bei Chung u. Mitarb. 1979, Goldsmith u. Mitarb. 1982; Übersicht Soff u. Levin 1981.

Cumarintherapie

Siehe S. 160.

Gerinnungsstörungen bei Lebererkrankungen

Gerinnungsstörungen bei Lebererkrankungen werden meist mit einem pathologischen Quick-Test, d. h. einer isolierten Verminderung des Prothrombinkomplexes gleichgesetzt. Obwohl dieses häufig vorkommt und insbesondere der Faktor VII oft der einzige verminderte Faktor in der Initialphase einer Lebererkrankung ist, sind bei schweren Lebererkrankungen noch viele andere Komponenten der Hämostase betroffen. Dieses liegt daran, daß zum einen fast alle Gerinnungsfaktoren in der Leber synthetisiert werden. Zum anderen eliminiert das RES der Leber aktivierte Gerinnungsfaktoren, Faktoren-Inhibitor-Komplexe sowie Abbauprodukte von Gerinnung und Fibrinolyse, bildet aber auch Faktor VIII, der bei Lebererkrankungen in Abhängigkeit vom Schweregrad erhöht ist. Daher finden sich bei keinem Organbefall so komplexe Hämostasestörungen wie bei fortgeschrittenen Lebererkrankungen, nämlich:

Faktorenmangel infolge Proteinsynthesestörung. Die Synthese nahezu sämtlicher Faktoren und Inhibitoren des Gerinnungssystems ist um so stärker eingeschränkt, je ausgeprägter das Leberleiden ist. Dieses gilt insbesondere für die akute Hepatitis, die chronisch aggressive Hepatitis, die (alkoholtoxische) Leberzirrhose und das akute Leberversagen. Vermindert sind die *Faktoren* des Prothrombinkomplexes, und hiervon als erster der Faktor VII und wahrscheinlich auch Protein C, ferner Fibrinogen, Faktor V und XIII, ohne daß eine Verbrauchs- oder Verlustkoagulopathie vorzuliegen brauchen, die Vorphasenfaktoren XI, XII, Präkallikrein und HMW-Kininogen sowie Plasminogen. Betroffen sind ferner die *Inhibitoren:* Antithrombin III, Protein C, kaum Protein S, Heparin-Cofaktor II, α_2-Antiplasmin, histidinreiches Glykoprotein. PAI 1 ist z. T. vermindert (akutes Leberversagen), z. T. erhöht (Leberzirrhose; Übersichten Biland u. Mitarb. 1978, Brommer u. Mitarb. 1984).

Faktorenmangel infolge Umsatzstörung. Verbrauchskoagulopathie, Verlustkoagulopathie, z. B. in den Aszites. Hyperfibrinolyse. Betroffen sind fast alle oben genannten Faktoren.

Vermehrte Freisetzung von Faktoren (*analog den Transaminasen*). Faktor VIII, Willebrand-Faktor, die mehr als 800% betragen können und nach eigenen Erfahrungen noch lange im Plasma in erhöhten Konzentrationen nachweisbar sind, wenn alle anderen Parameter sich bereits wieder normalisiert haben.

Dysproteinämien. Bei ausgeprägten Lebererkrankungen kommt es häufig zu einer Fehlbildung des Fibrinogens (Dysfibrinogenämie), aber auch Immunglobuline, die die Fibrinpolymerisation hemmen (S. 101), mit dadurch verlängerter Gerinnungszeit von Thrombinzeit, Reptilasezeit und ähnlichen Testen (Green u. Mitarb. 1975, Soria u. Soria 1981).

Fibrinolytische Aktivität. Das Verhalten der fibrinolytischen Aktivität bei den verschiedenen Lebererkrankungen ist komplex und mit der Bestimmung einer einzelnen Meßgröße nicht einzuschätzen. In Einzelfällen, insbesondere beim akuten Leberversagen und in der anhepatischen Phase einer Lebertransplantation, findet man eine deutlich erhöhte fibrinolytische Aktivität mit verkürzter Euglobulin-Lysezeit und einem vermehrten Anfall von Fibrin(ogen)spaltprodukten – letztere jedoch deutlich weniger als von der verlängerten Thrombinzeit her zu erwarten (s. unter „Dysproteinämien"). Ursachen können sein: ein erhöhter t-PA-Spiegel infolge verzögerter Elimination, verminderte Synthese der Inhibitoren α_2-Antiplasmin (Aoki u. Yamanaka 1978), PAI 1, histidinreiches Glykoprotein (Saito u. Mitarb. 1982). Bei der alkoholtoxischen Leberzirrhose ist z. B. der PAI 1 stark erhöht, die anderen Inhibitoren sind nur leicht vermindert, die gesamte fibrinolytische Aktivität liegt leicht unterhalb der Norm (Brommer u. Mitarb. 1984, Violi u. Mitarb. 1992).

Inhibitoren gegen einzelne Gerinnungsfaktoren. Dieser Fall tritt sehr selten ein, so gegen Faktor V (Brockhaus 1978), gegen Thrombin (Barthels u. Heimburger 1985).

Als Faustregel gilt: Je schwerer der Leberschaden, desto ausgeprägter das Defizit an Faktoren und Inhibitoren. Ein Colombi-Index von < 80 (die Summe der Faktoren II+V+VII) gibt Hinweis auf ein sich anbahnendes akutes Leberversagen (Colombi 1967).

Beachte

Nicht selten ist bei Leberzirrhose oder chronisch aktiver Hepatitis der pathologische Quick-Test durch einen ausgeprägten Faktor-V-Mangel und nicht durch eine dem Quick-Test entsprechende Verminderung des Prothrombinkomplexes bedingt. Gaben von Vitamin K oder Prothrombinkonzentrat sind daher ineffektiv!

Für die Differentialdiagnose zwischen Synthesestörung und erhöhtem Umsatz bei Lebererkrankungen eignet sich am besten die Verlaufskontrolle nach Substitutionstherapie (Plasmaderivate, S. 121 ff.) mit Einbeziehung von Halbwertszeit und Unterschied zwischen berechnetem und gemessenem Anstieg substituierter Gerinnungsfaktoren.

Abb. 3.10 und 3.11 zeigen Mittelwerte der Gerinnungsfaktoren bei Patienten mit verschiedenen Leberkrankheiten nach Violi u. Mitarb. (1992).

In Tab. 3.3. werden für bestimmte Lebererkrankungen charakteristische Befundkomplexe aufgeführt.

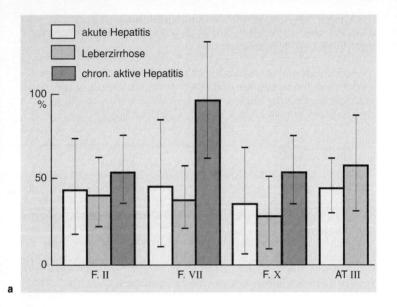

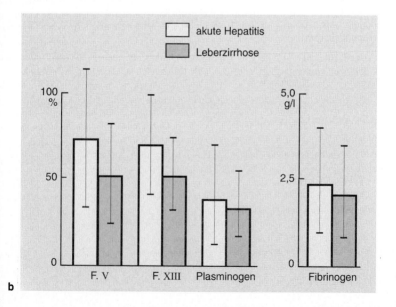

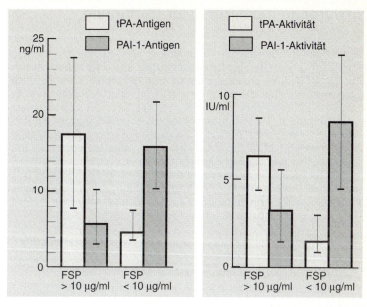

Abb. 3.11 t-PA und PAI 1 bei Lebererkrankungen bei erhöhter und geringerer fibrinolytischer Aktivität (Fibrinogenspaltprodukte − FSP; nach Violi u. Mitarb. 1992)

Tabelle 3.3 Beispiele für Befundkombinationen bei bestimmten Lebererkrankungen

Test	Akute Hepatitis	Dekompensierte Zirrhose	Akutes Leberversagen	Normbereich
Quick-Test (%)	60	45	9	70 – 120
Faktor VII (%)	57	48	6	70 – 120
Faktor V (%)	100	42	12	70 – 120
Fibrinogen (g/l)	2,8	1,2	0,6	2 – 3
Antithrombin III (%)	85	50	32	70 – 120
Willebrand-Faktor (%)	850	600	1500	50 – 150
Reptilasezeit (s)	20	38	26	15 – 20

Abb. 3.10 **a** Gerinnungsfaktoren II (Prothrombin), VII and X sowie Antithrombin III bei verschiedenen Lebererkrankungen. **b** Gerinnungsfaktoren V, XIII sowie Plasminogen und Fibrinogen bei verschiedenen Lebererkrankungen (nach Biland u. Mitarb. 1978)

Erworbene Inhibitoren der Gerinnung

Erworbene Inhibitoren der Gerinnung werden zunehmend häufiger registriert. Dieses dürfte allerdings weniger auf einer echten Zunahme als auf dem verbreiteten Einsatz von Gerinnungstesten beruhen. Leitsymptome sind die verlängerte PTT, gelegentlich auch eine verminderte Plättchenzahl, ein niedriger Quick-Test oder eine verlängerte Thrombinzeit. Diese Inhibitoren bieten ein vielfältiges Bild mit ihren unterschiedlichen Wirkungsmechanismen (meist *Immunkoagulopathien*) und klinischen Auswirkungen, nämlich einerseits Blutungsneigung und andererseits erhöhtes Risiko venöser und arterieller Thromboembolien. Häufig sind sie jedoch klinisch stumm trotz auffälliger Laborbefunde. Die Diagnosestellung ist in ausgeprägten Fällen eindeutig, bei den milden Fällen jedoch oft schwierig. Folgende Gruppen lassen sich unterscheiden:

- Lupusantikoagulanzien, die gegen die gerinnungsaktiven Phospholipide gerichtet sind,
- gegen einzelne Gerinnungsfaktoren gerichtete Inhibitoren,
- unspezifische Inhibitoren, die meist bei Kindern postinfektiös auftreten,
- Inhibitoren der Fibrinformierung, zumeist Paraproteine,
- Inhibitoren, die gegen aktive Gerinnungsenzyme (z. B. Thrombin) gerichtet sind.

Lupusantikoagulanzien
(Übersichten Lechner 1974, 1987)

Lupusantikoagulanzien sind die häufigsten erworbenen Inhibitoren. Sie gehören wie der Anticardiolipinantikörper zur Gruppe der Phospholipidantikörper. Es sind Immunglobuline, meist IgG, aber auch IgM, die die gerinnungsaktiven, negativ geladenen Phospholipide *direkt* hemmen. Sie benötigen zu ihrer Wirkung einen Cofaktor im Plasma, das β_2-Glykoprotein I, und beeinflussen alle phospholipidabhängigen Gerinnungsteste, insbesondere die PTT. Es handelt sich wahrscheinlich um eine heterogene Gruppe von Antikörpern, wie auch aus den unterschiedlichen Befundkombinationen in Tab. 3.4 ersichtlich. Lupusantikoagulanzien werden so genannt, weil sie zuerst beim systemischen Lupus erythematodes gefunden wurden. Inzwischen werden sie bei einer Reihe anderer Krankheiten, insbesondere

Autoimmunkrankheiten, lymphoproliferative Erkrankungen, Infektionen (Pneumocystis carinii, aber auch banale Infekte), bei dialysepflichtigen Patienten, beim Myokardinfarkt, medikamentös, aber auch spontan beobachtet. Nach Hougie (1985) können Lupusantikoagulanzien auch bei Normalpersonen passager auftreten und werden bei entsprechend häufigen Kontrollen wahrscheinlich in 5% aller Schwangerschaften festgestellt.

Leitbefund ist die verlängerte PTT. Daneben findet man nicht selten eine leichte Thrombozytopenie (Tab. 3.4, Kasuistik Sch. B.) mit Werten zwischen 50000 und 150000/µl, gelegentlich einen echten Faktor-II-Mangel, der in Einzelfällen unter 10% der Norm liegen kann (Tab. 3.4, Kasuistik T. K.). Trotz eindeutiger Verlängerung der PTT bedeutet die Diagnose „Lupusantikoagulans" keine Blutungsneigung, sofern nicht gleichzeitig eine Thrombozytopenie oder ein Faktor-II-Mangel vorliegen (Shaulian u. Mitarb. 1981). In erster Linie bedeutet die Diagnose eines Lupusantikoagulans ein erhöhtes Risiko venöser und arterieller Gefäßverschlüsse und ggf. wiederholter Aborte (S. 107).

Tabelle 3.4 Befundkombinationen bei erworbenen Inhibitoren

Daten und Teste (Normalbereich)	Patientenkasuistiken			
	T. K.	Sch. B.	F. H.	S. S.
Alter (J.)	4	32	67	10
Geschlecht	w	w	m	w
PTT (s) (30–40)	67	46	85	52
Thrombozytenzahl ($150-300 \cdot 10^9$/µl)	508	143	169	266
PTT (Mischplasma 1:1, Verlängerung 5 s)				
Direktbestimmung	+14	+9	+7	+7
nach 2 h Inkubation	–	+16	+79	+18
DRVV-Zeit				
Index <1,2	–	1,7	<1,2	<1,2
PTT+2 Phospholipidverdünnungen +1:1 Mischplasma				
Index <15	–	49	23 (atyp. Kurve)	<15

Tabelle 3.4 (Fortsetzung)

Daten und Teste (Normalbereich)	Patientenkasuistiken			
	T. K.	Sch. B.	F. H.	S. S.
Faktor-II-Aktivität 70 – 120%	37	75	100	100
Faktor-II-Konzentration immunologisch bestimmt (%)	10	83	–	
Faktor-VIII-Aktivität (%) 1:5-Verdünnung des Plasmas	22	28	<1	>100
1:10-Verdünnung		66	<1	140
Faktor-IX-Aktivität (%) 1:5-Verdünnung	12	48	70	58
1:10-Verdünnung		100		60
Faktor-XI-Aktivität (%) 1:5-Verdünnung	80	–	64	96
1:10-Verdünnung				80
Faktor-XII-Aktivität (%) 1:5-Verdünnung	80	60	75	23
1:10-Verdünnung				22
Faktor-VIII-Inhibitor 0 Bethesda-Einheiten	0	–	19	–
Blutungen	+ +	0	+ + +	0
Thrombosen	0	+	0	0
Diagnose	Lupus-AK	Lupus-AK	F.-VIII-Inhibitor	unspez. Inhibitor + Faktor-XII-Mangel

Methoden zum Nachweis eines Lupusantikoagulans

Folgende Methoden haben sich bewährt:

Plasmatauschversuch (Abb. 3.12). Hierbei werden Patientenplasma und Normalplasma in verschiedenen Konzentrationen miteinander vermischt und die PTT oder Kaolin clotting time durchgeführt. Der Test ist positiv, wenn die Gerinnungszeit in einer 1:1-Mischung von

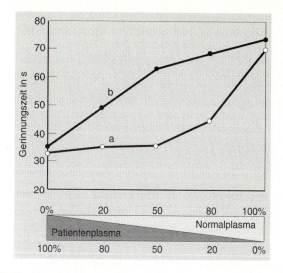

Abb. 3.12 Positiver Inhibitortest (Plasmatauschversuch) infolge Lupusantikoagulans. Der Inhibitoreffekt ist unverkennbar (Kurve b), obgleich der Patient einen Faktorenmangel infolge Marcumar-Therapie hat. Im Vergleich dazu der Plasmatauschversuch mit negativem Befund (Kurve a) bei einem Patienten mit alleiniger Marcumar-Therapie.

Patientenplasma und Normalplasma um mindestens 5 s verlängert ist (Kapiotis u. Mitarb. 1991) bzw. der Kurvenverlauf eine konvexe Form hat. Oft können bereits 20% Volumenanteil Patientenplasma die Gerinnungszeit von 80% Volumenanteil Normalplasma verlängern. Andererseits gelingt es nicht, wie bei Faktorenmangelzuständen, daß 20% Volumenanteil Normalplasma die Gerinnungszeit von 80% Volumenanteil Patientenplasma normalisieren (Lechner 1982).

Kaolin clotting time. Derzeit der empfindlichste Test zum Nachweis eines Lupusantikoagulans. Plättchenarmes Plasma wird mit dem Oberflächenaktivator Kaolin inkubiert und dann rekalzifiziert. Patientenplasma und Normalplasma werden wie im o. g. Plasmatauschversuch gemischt und dann die Kaolin clotting time durchgeführt (Exner u. Mitarb. 1978).

Russell viper venom time (DRVVT = diluted RVVT). Ein im Gift der Russell-Viper enthaltenes Enzym aktiviert den Faktor X direkt in Gegenwart von Phospholipiden. Damit umgeht das Testsystem die Einflüsse von Verminderungen oder Inhibitoren der Vorphasenfaktoren. Allerdings ist auch dieser Test heparinempfindlich (Thiagarajan 1986). Kommerziell erhältlicher Test.

Modifizierte PTT mit zwei Phospholipidkonzentrationen (kommerziell erhältlicher Test). In Anwesenheit eines Lupusantikoagulans ist die PTT-Gerinnungszeit stärker verlängert, sofern die höhere Phospholipidverdünnung und eine 1:1-Mischung von Patientenplasma und Normalplasma verwendet werden als bei Anwesenheit eines Faktorenmangels oder eines Faktoreninhibitors.

Das Subcommittee for the Standardization of Lupus Antikoagulants (Exner 1991) empfiehlt für die Diagnostik folgendes:

- Wenn die Sensitivität im Vordergrund steht – wie z. B. bei schwangeren Frauen – Verwendung der empfindlichen Kaolin clotting time.
- Wenn die Spezifität wichtiger ist, wie z. B. bei der Differentialdiagnose zwischen Lupusantikoagulans und Faktor-VIII-Inhibitor, sollte die DRVVT (s. o.) oder die aPTT, verbunden mit einer Phospholipidneutralisation, durchgeführt werden.
- Das zu untersuchende Plasma sollte plättchenfrei sein (Zentrifugation 10 min bei 5000 g und /oder Benutzung von 0,22 Mikron-Filtern).

Möglichkeiten der Fehlinterpretation

Bereits aus den obigen Ausführungen ergibt sich, daß die Möglichkeiten der Fehlinterpretation groß sind. Hinzu kommt – die Kasuistiken von Tab. 3.4 weisen bereits darauf hin –, daß die Lupusantikoagulanzien vermutlich eine heterogene Gruppe von Phospholipidantikörpern sind, was die Diagnostik erschwert. Die häufigsten Fehlerquellen sind folgende:

Nichterkennung des Lupusantikoagulans. Gründe:
- Die Phospholipidreagenzien der PTT reagieren unterschiedlich empfindlich auf die Anwesenheit eines Lupusantikoagulans (Mannucci 1979), wobei es PTT-Reagenzien gibt, die ein relativ schwaches Lupusantikoagulans nicht erfassen.
- Die Anwesenheit von – insbesondere wiederaufgetauten – Plättchen kann ein Lupusantikoagulanz abbinden.
- Es kann eine gleichzeitige andere Ursache der PTT-Verlängerung vorliegen, wie z. B. die Anwesenheit von Heparin oder die Ver-

minderung des Prothrombinkomplexes infolge Cumarintherapie. (*Beachte:* Die PTT ist bei zusätzlicher Anwesenheit eines Lupusantikoagulans stärker verlängert, als es dem Heparinspiegel oder dem Quick-Wert entspricht!)

Unzureichende Sensitivität und Spezifität der Teste. Mit keinem der derzeit verfügbaren und o. g. Teste kann zuverlässig und ausschließlich das Lupusantikoagulans erfaßt werden.

Verwechslung mit einem Faktorenmangel. Dieser meist nur leichte, scheinbare „Faktorenmangel" (meist Faktor VIII) wird zunächst im üblichen Testansatz der 1-Phasen-Teste festgestellt (Patientenplasma unverdünnt bis 1 : 5 verdünnt), z. B. 35%. In den weiteren Plasmaverdünnungen wird dann keine ähnliche Konzentration bestimmt (z. B. 40%), sondern eine zunehmende „Normalisierung": z. B. 65% in der 1 : 10-Verdünnung und 100% in der 1 : 20-Verdünnung (Tab. 3.4, Kasuistik Sch. B.). Einen ähnlichen Verdünnungseffekt kann man allerdings auch bei Anwesenheit eines echten, gegen einen Gerinnungsfaktor gerichteten, Inhibitors feststellen.

Der Verdacht auf ein Lupusantikoagulanz verstärkt sich, wenn ein Mangel mehrerer Gerinnungsfaktoren zumeist der Vorphase vorzuliegen scheint. Dieser Effekt kommt nämlich durch den allen Testen gemeinsamen Antiphospholipidmechanismus zustande. Allerdings können in Einzelfällen auch die Progressiv-Hemmkörperteste pathologisch ausfallen (s. unten).

Differenzierung zwischen einem Faktoreninhibitor und dem Lupusantikoagulans. Diese wichtige Differenzierung zwischen einem gegen einen Gerinnungsfaktor gerichteten Inhibitor und dem Lupusantikoagulans (im ersteren Fall drohende Blutungsgefahr, im letzteren nicht) ist gleichfalls problematisch. Ein milder Faktoreninhibitoreffekt kann in den 1-Phasen-Testen gleichfalls herausverdünnt werden (s. oben „Verwechslung mit einem Faktorenmangel"). Ferner können bei Vorliegen eines Lupusantikoagulans die Progressiv-Inhibitor-Teste (Abb. 3.13a und b) durchaus positiv ausfallen. Schließlich scheint es Fälle zu geben, wo zumindest passager außer dem Lupusantikoagulanz ein echter Faktoreninhibitor mit Blutungsneigung vorliegt (eine eigene Kasuistik).

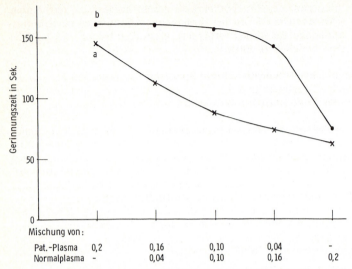

Abb. 3.13 Verlängerung der PTT infolge Inhibitorbildung bei Hämophilie A. Ein ähnlicher Befund wurde infolge Inhibitorbildung bei rheumatoider Arthritis erhoben. a Direktbestimmung, b nach 1stündiger Inkubation.

Inhibitoren gegen einzelne Gerinnungsfaktoren
(Übersichten Lechner 1974, Feinstein 1987)

Inhibitoren („Hemmkörper"), die sich gegen einen einzelnen Gerinnungsfaktor richten, sind sog. *Progressiv-Inhibitoren*, da ihre volle Hemmwirkung erst nach 2stündiger Inkubation des Patientenplasmas mit Normalplasma auftritt. Sie bedeuten stets Blutungsgefährdung!

Die meisten Inhibitoren sind gegen den Faktor VIII gerichtet, seltener gegen Faktor IX oder andere Faktoren. Man unterscheidet Inhibitoren, die sich bei Patienten mit kongenitalem Faktorenmangel infolge der Substitutionstherapie entwickeln, und Inhibitoren, die bei Personen mit primär normaler Gerinnung auftreten.

Bei *Hämophilen* („Hemmkörperhämophilie") scheint die Entwicklung von Inhibitoren anlagebedingt zu sein, da sich die Inhibitoren meist schon nach den ersten Gaben von Faktorenkonzentraten ausbilden. Daher wird die Mehrzahl der Inhibitoren vor dem 10. Lebensjahr, nicht selten im Kleinkindesalter festgestellt. Die Inzidenz wird sehr unterschiedlich angegeben, so von Sultan u. Mitarb. (1992) mit 6–13% bei Hämophilie A und 2–4% bei Hämophilie B, was auch den eigenen Erfahrungen entspricht. Hinweise auf einen Inhibitor sind:

- anhaltende Blutungsneigung trotz Substitutionstherapie,
- fehlende oder nicht den Berechnungen entsprechende „recovery" des substituierten Gerinnungsfaktors (S. 122).

Erworbene Inhibitoren bei Normalpersonen sind sehr selten. Green u. Lechner stellten 1981 215 Fälle weltweit zusammen. Wir selber sehen 1–2 neue Fälle jährlich (Einzugsbereich Niedersachsen ca. 7 Mill. Einwohner; Tab. 3.4, Kasuistik F.H.; Abb. 3.13b).

Gegen Faktor VIII gerichtete Hemmkörper wurden beobachtet:

- bei Autoimmunkrankheiten (rheumatoide Arthritis, Erythematodes, Dermatitis herpetiformis Duhring),
- nach Medikamenten (Penicillin, Sulfonamide, Furadantin, Phenylbutazon) (Lechner, pers. Mitt. 1979),
- nach Gravidität,
- in der Inkubationsphase einer Hepatitis B (Schmitz-Hübner u. Asbeck, pers. Mitt. 1978).

Gegen Faktor IX gerichtete Hemmkörper wurden nach Substitutionstherapie der Hämophilie B beobachtet sowie vereinzelt bei primär Blutungsnormalen mit Lupus erythematodes, post partum (Lechner 1982) oder bei Kolonkarzinom (Collins u. Gonzales 1984).

Gegen Faktor XI gerichtete Hemmkörper (Übersicht über 26 Fälle bei Reece 1984) wurden gleichfalls vorzugsweise bei Autoimmunkrankheiten und Neoplasien beschrieben.

Gegen Faktor XII gerichtete Hemmkörper wurden in zwei Fällen beschrieben, und zwar bei Lupus erythematodes und bei einer Smouldering-Leukämie (Duran-Suarez u. Mitarb. 1982).

Die gegen Faktor V gerichteten Hemmkörper beeinflussen nicht nur die PTT, sondern auch den Quick-Test (S. 265).

Bezüglich Faktor-XIII-Inhibitoren s. S. 293f.

Die Inhibitoren können den jeweiligen Gerinnungsfaktor ganz inaktivieren (Restaktivität unter 1%) oder teilweise (Restaktivität z. B.

15%). Darüber hinaus kann der Inhibitorspiegel individuell unterschiedlich hoch sein. Ein Faktor-VIII-Spiegel von unter 1% kann sowohl durch einen Inhibitor in der Höhe von 5 oder von 4000 Bethesda-Einheiten (BE) bedingt sein. Eine BE ist als diejenige Inhibitoraktivität definiert, die 50% des vorhandenen Faktors inaktiviert (Kasper u. Mitarb. 1975). Bei hohen Inhibitorkonzentrationen gelingt es daher nicht mehr mit einer Substitutionstherapie einen Anstieg des Gerinnungsfaktors zu erlangen. Man unterscheidet bei den Inhibitorpatienten sog. „low responder" von „high respondern", wobei die Grenze ein Inhibitorspiegel von 5 BE ist. Letztere sind therapeutisch besonders schwer zu beeinflussen.

Methoden zum Nachweis eines Faktoreninhibitors

Ersten Hinweis bietet der *Plasmatauschversuch*, wobei die Bestimmung sofort nach Mischung der Plasmen und nach 2stündiger Inkubation durchgeführt wird. Da es sich um einen Progressivinhibitor handelt, ist der eigentliche Inhibitoreffekt erst nach der Inkubation sichtbar.

Die Bestimmung des *Hemmkörperspiegels* in Bethesda-Einheiten ist mit einem kommerziellen Test-Kit möglich, bedarf aber Spezialkenntnissen, insbesondere in der Faktorenbestimmung.

Möglichkeiten der Fehlinterpretation

Beim Plasmatauschversuch ist u. U. eine Verwechslung mit einem Lupusantikoagulans möglich (S. 94 ff.).

Die direkte Bestimmung des Inhibitorspiegels mit der Bethesda-Methode ist relativ unempfindlich und erfaßt u. U. niedrige Inhibitoren nicht mehr.

Niedrige Hemmkörperspiegel, insbesondere in der Rückbildungsphase, können sich aber noch bemerkbar machen:

- im Thrombelastogramm,
- anhand einer verkürzten Halbwertszeit des zugeführten Gerinnungsfaktors,
- anhand einer schlechten „recovery", d. h. einem geringeren Anstieg des Gerinnungsfaktors nach Substitutionstherapie als er von der Berechnung her zu erwarten war.

Unspezifische Inhibitoren bei Kindern
(Orris u. Mitarb. 1980, Mingers u. Sutor 1992)

Abgesehen von eindeutigen Lupusantikoagulanzien kann bei Kindern, häufig Kleinkindern mit rezidivierenden Infekten, nicht selten zufallsmäßig vor einer geplanten Tonsillektomie o. ä., eine Verlängerung der PTT um 3–20 s oberhalb des Normbereichs festgestellt werden, und zwar mit Reagenzien, die lupusantikoagulansempfindlich sind, nicht jedoch mit unempfindlichen Reagenzien. Hierbei scheint es sich um einen unspezifischen Inhibitor der Gerinnung zu handeln, der mit keiner Blutungsneigung einhergeht und sich spontan zurückbilden kann. Dieser Inhibitor verhält sich ähnlich wie das Lupusantikoagulans, unterscheidet sich jedoch in einigen Testen von ihm (Tab. 3.4):

- Die PTT mit einem lupusantikoagulansempfindlichen Reagenz ist zwar stärker verlängert als mit einem unempfindlichen Reagenz.
- Im Gegensatz zum Lupusantikoagulans handelt es sich aber um einen Progressiv-Inhibitor, da der Inhibitoreffekt nach zweistündiger Inkubation des Plasmas im Plasmatauschversuch stärker ausgeprägt ist.
- Die Einzelfaktorenbestimmungen sind fast immer normal bzw. zeigen nicht den Dilutionseffekt.
- Die DRVVT, die Russell viper venom time (S. 95) ist normal.

Inhibitoren gegen die Fibrinformierung

Gelegentlich kommt es zur Bildung von abnormen Inhibitoren der IgG-, aber auch der IgM-Gruppe, die mit der Fibrinformierung interferieren. Sie sind keine Autoantikörper im Sinn der o. g. Immunkoagulopathien. Sie können mit einer Blutungsneigung einhergehen, aber auch klinisch stumm sein. Derartige Inhibitoren hemmen die Fibrinpolymerisation und verlängern daher die Gerinnungszeiten von Testen wie der Thrombinzeit, Reptilasezeit u. ä.

Sie wurden beschrieben bei Leberzirrhose, bei einem Drittel aller Myelome (Deutsch u. Lechner 1972, Coleman u. Mitarb. 1972), Lupus erythematodes (Galanakis u. Mitarb. 1978a) und einmalig bei einer Trisomie 21 (Hemmung der Fibrinopeptid-A-Freisetzung (Marciniak u. Greenwood 1979).

Thrombininhibitoren
(Übersicht Costa u. Mitarb. 1992)

Bei diesen sehr seltenen, erworbenen Inhibitoren fällt nur die Thrombinzeit pathologisch aus, nicht jedoch die Reptilasezeit und ähnliche Teste. Sofern es sich um Proteoglykane handelt, sind sie durch Protaminchlorid neutralisierbar. Vereinzelt wurden Inhibitoren gegen Rinderthrombin nach lokaler Blutstillung mit Rinderthrombin beobachtet (Übersicht Lawson u. Mitarb. 1990). Klinisch waren diese Inhibitoren irrelevant, sofern sie nicht mit humanem Thrombin reagierten. Seit kurzem wird jedoch nur noch humanes Thrombin für die lokale Applikation hergestellt (Tab. 3.5).

Tabelle 3.5 Thrombininhibitoren

Inhibitor	Grundkrankheit	Autor
Proteoglykan	Myelom	Palmer u. Mitarb. 1984
Proteoglykan	akute Monoblastenleukämie	Bussel u. Mitarb. 1984
IgG	Leberzirrhose	Barthels u. Heimburger 1985
–	Procainamidtherapie	Galanakis u. Mitarb. 1978b
IgG, kombiniert mit arteriellen Thrombosen	–	Costa u. Mitarb. 1992
IgG gegen Rinderthrombin	lokale Applikation	Lawson u. Mitarb. 1990
Variante des α_1-Antitrypsins	angeboren	Lewis u. Mitarb. 1978

Thrombophilie – Hyperkoagulabilität

Die physiologische Blutstillung befindet sich in einem Gleichgewicht von fördernden und hemmenden Reaktionspartnern. Entgleisungen dieses ausgewogenen Systems führen entweder zur reduzierten Blutstillung – *Hypokoagulabilität* im Bereich der Fibrinbildung – oder zur abnormen Thrombusbildung bei bestimmten genetischen Defekten, Krankheitsbildern oder passageren Zuständen. Unsere Kenntnisse auf diesem Sektor sind noch jüngeren Datums und unvollständig. Es wurden Begriffe geprägt wie „Hyperkoagulabilität" und „Thrombophilie", wobei letzterer den pathologischen Mechanismen wohl gerechter wird.

Nach Lechner (1983) kann „Thrombophilie als ein Zustand definiert werden, bei dem das Risiko des Auftretens thromboembolischer Erkrankungen erhöht ist und der zugrundeliegende Risikofaktor in Störungen der Hämostase oder der Fibrinolyse besteht."

Definitionsgemäß werden dann hierunter verstanden:

- Mangel oder Dysfunktion eines der physiologischen Inhibitoren der Gerinnung: Antithrombin III, Protein C oder Protein S,
- bestimmte Formen der kongenitalen Dysfibrinogenämie,
- vermindertes fibrinolytisches Potential,
- Lupusantikoagulanzien (Lupusinhibitoren),
- proteolytische Enzyme (Schlangengifte u. ä.) und andere Mechanismen.

Versteht man nach Rosenberg (1978) unter *Hyperkoagulabilität* „einen Zustand, der objektive Hinweise für eine In-vitro-Aktivierung der Plättchen und/oder des Gerinnungsmechanismus bietet, und zwar mit oder ohne klinisch nachweisbarer Thrombose", so lassen sich hierunter diejenigen klinischen Bilder erfassen, die mit einem erhöhten Anfall von Reaktionsprodukten der intravasalen Thrombusbildung einhergehen.

In den letzten Jahren ist eine Fülle von Tests auf den Markt gekommen, die es erlauben, relativ einfach diese Reaktionsprodukte zu messen. Die Aussagekraft erhöhter Konzentrationen ist allerdings eingeschränkt, da diese Reaktionsprodukte meist nur eine sehr kurze Halbwertszeit von Minuten haben. Ferner zeigen erhöhte Konzentrationen zwar einen intravasalen Gerinnungsprozeß an, sagen aber nichts darüber aus, ob es sich um einen abnormen Gerinnungspro-

zeß oder die Folgen eines natürlichen Wundverschlusses handelt.
Folgende Reaktionsprodukte können z. Z. bestimmt werden:

- Plättchen-release-Faktoren wie β-Thromboglobulin oder Plättchenfaktor 4 (S. 352),
- Prothrombinfragmente 1+2 (S. 329),
- Thrombin-Antithrombin-III-Komplex (S. 331),
- Fibrinopeptid A (S. 333),
- Fibrinmonomere (S. 335),
- D-Dimere des Fibrins (S. 337).

Details hierzu s. unter den jeweiligen Testen. Mit keinem dieser Teste läßt sich eine unmittelbare Thrombosegefährdung voraussagen.

Gelegentlich wird über verkürzte Gerinnungszeiten zumeist globaler Gerinnungsteste bei bestimmten Krankheitsbildern mit erhöhter Thromboseprävalenz berichtet. Wenngleich sich auch hieraus nicht ein unmittelbares Risiko zu Gefäßverschlüssen ableiten läßt, so sollen doch hierzu ebenso wie zum Stellenwert erhöhter Konzentrationen von Gerinnungsfaktoren die Fakten dargelegt werden.

Antithrombin-III-Mangel

(S. 296; Übersichten Hirsh 1989, Lane u. Caso 1989, Thaler 1985)

Der angeborene, *familiäre Antithrombin-III-Mangel* ist eine der wenigen erwiesenen Ursachen frühzeitig und/oder atypisch auftretender venöser Thromboembolien. Vereinzelt können auch Arterien betroffen sein. Die Antithrombin-III-Aktivität liegt meist um 50% der Norm (Spannbreite 40–70%). Die Prävalenz für Patientengruppen mit venösen Thromboembolien wird je nach Alter des Kollektivs mit 1–6%, letzteres bei unter 45jährigen Patienten, angegeben. Andererseits liegt die Prävalenz für thromboembolische Ereignisse bei Patienten mit kongenitalem Antithrombin-III-Mangel bei 50–60%. Bis zum 50. Lebensjahr haben ca. 80% aller Patienten zumindest ein thromboembolisches Ereignis erlitten, wobei 40% aller Thromboembolien spontan auftreten. Die Mehrzahl der Patienten wird zwischen dem 15.–30. Lebensjahr befallen. Bei einer Schwangerschaft wird die Prävalenz einer Thromboembolie mit 44–70% angegeben (Blondel-Hill u. Mant 1992). Am häufigsten sind tiefe Beinvenenthrombosen, dann Lungenembolien, postoperative Thrombosen,

z. B. nach Appendektomie, Thrombosen bei entzündlichen Prozessen, bei Einnahme von Ovulationshemmern, bei refraktärer Heparintherapie. Atypisch lokalisierte Thrombosen sind nicht selten, wie z. B. Mesenterialvenenthrombosen, Hirnvenenthrombosen.

Der *erworbene* Antithrombin-III-Mangel hat demgegenüber einen unterschiedlichen Stellenwert je nach dem zugrunde liegenden Krankheitsbild. Er ist vermutlich bei Lebererkrankungen mit gleicher Verminderung des Gerinnungspotentials von geringerer Bedeutung als z. B. beim nephrotischen Syndrom oder bei der Verbrauchskoagulopathie (S. 290f).

Protein-C-Mangel

(S. 307; Übersichten Wankmüller 1991, Broekmans 1985, Dolan u. Mitarb. 1989)

Der angeborene *familiäre* Protein-C-Mangel scheint häufiger vorzukommen als der Antithrombin-III-Mangel. Das klinische Bild ist ähnlich dem Antithrombin-III-Mangel mit Überwiegen der venösen Thromboembolien im jugendlichen Alter, nicht selten sind aber auch oberflächliche Thrombophlebitiden. Der heterozygote Protein-C-Spiegel liegt um 50% der Norm (Spannbreite 30–76%). Die Prävalenz für Patientengruppen mit venösen Thromboembolien wird je nach Alter des Kollektivs mit 2%, bei jugendlichen Patienten mit wiederholten Thrombosen mit 13% angegeben. Bis zum 40. Lebensjahr haben ca. 80% der Patienten zumindest ein thromboembolisches Ereignis erlitten. In 67% der Fälle wurden spontane Thromboembolien angegeben. Bei gleichzeitiger Schwangerschaft kam es in 26% der Fälle zu Thromboembolien, davon 72% post partum. Am häufigsten sind auch beim Protein-C-Mangel die tiefen Beinvenenthrombosen und Lungenembolien. Atypische Thrombosen, wie z. B. Mesenterialvenenthrombose, Hirnvenenthrombose, aber auch arterielle Verschlüsse sowie ein Apoplex im Kindesalter wurden beschrieben. Bei den wenigen Fällen mit homozygotem Protein-C-Mangel traten in der neonatalen Periode fulminante Thromboembolien auf sowie Verschlüsse in der Mikrozirkulation. Ein *erworbener* Protein-C-Mangel kommt vor allem bei Lebererkrankungen analog der Verminderung der Vitamin-K-abhängigen Faktoren vor, ferner bei Verbrauchskoagulopathien. In der Initialphase der Cumarintherapie kann der kongenitale Protein-C-Mangel in Einzelfällen mit den gefürchteten Cumarinnekrosen einhergehen.

Protein-S-Mangel

(S. 310; Übersicht Dolan u. Mitarb. 1989)

Von den drei angeborenen Inhibitormangelzuständen scheint der *kongenitale familiäre* Protein-S-Mangel am häufigsten vorzukommen. Die Prävalenz wird bei Patienten mit venösen Thromboembolien mit 5%, bei jüngeren Kollektiven mit 15% angegeben. Abgesehen von ausgeprägten heterozygoten Mangelzuständen (Protein-S-Konzentration zwischen 15–40%) ist die Diagnose oft nicht einfach (S. 311), da der untere Normbereich eine Grauzone zwischen 50–60% ist. Das klinische Bild ähnelt dem des Protein-C-Mangels mit venösen Thromboembolien und oberflächlichen Thrombosen sowie vereinzelt arteriellen Verschlüssen. Das Thromboserisiko scheint in der Schwangerschaft geringer zu sein (15%) als bei den anderen Inhibitormangelzuständen.

Ein *erworbener* Protein-S-Mangel ist meist nur geringgradig, und zwar sowohl bei Lebererkrankungen als auch bei Verbrauchskoagulopathien. Wir selber konnten allerdings zwei Fälle mit Purpura fulminans im Rahmen septischer Prozesse beobachten, bei denen das freie Protein S auf 6 bzw. 2% vermindert war.

Kongenitale Dysfibrinogenämie

Vereinzelt wurde bei kongenitalen Dysfibrinogenämien das Auftreten von Thrombosen beschrieben. In der von McDonagh u. Carrell (1987) erstellten Übersicht gingen von 96 Fällen 8 mit venösen Thrombosen, 3 mit Thrombosen sowie Blutungen und einer mit arteriellen Verschlüssen einher. Bei 4 Fällen wurden Aborte ohne Thromboseneigung angegeben. Die Mehrzahl der kongenitalen Dysfibrinogenämien war asymptomatisch (46) oder hatte eine Blutungsneigung (34).

Vermindertes fibrinolytisches Potential

Seit Anfang der 60er Jahre ist es bekannt, daß arterielle und venöse Verschlußkrankheiten mit einem herabgesetzten fibrinolytischen Potential einhergehen können. Insbesondere wird bei Patienten mit venösen Thromboembolien eine verminderte fibrinolytische Aktivität nach venösem Stau gefunden (Isacson u. Nilsson 1972), und zwar auch familiär (Johansson u. Mitarb. 1978). Nachgewiesen wurde sie zumeist mit globalen Testen wie einer verlängerten *Euglobulinlysezeit* oder mittels der *Fibrinplattenmethode* (Methodik s. Lechner 1982) und oft mit Hilfe des „venous-occlusion"-Testes, wobei die Blutentnahme vor und nach 10- bis 20minütigem Stau erfolgt (Methodik Walker u. Mitarb. 1976). Clayton u. Mitarb. stellten 1976 fest, daß Patienten mit einer verlängerten Euglobulinlysezeit ($\bar{x} = 412$ min) ein höheres postoperatives Thromboserisiko hatten als Patienten mit einer normalen Euglobulinlysezeit ($\bar{x} = 270$ min). Als Ursache der verminderten fibrinolytischen Aktivität wurden sowohl eine verminderte *Freisetzung von t-PA* als auch eine *vermehrte Freisetzung von PAI 1* gefunden (Übersicht Grimaudo u. Mitarb. 1992). Diese Autoren fanden ihrerseits, daß die immunologische Bestimmung der PAI-1-Konzentration im Plasma von allen Methoden am besten geeignet war, die herabgesetzte fibrinolytische Aktivität zu erfassen und den Venous-occlusion-Test erübrigte. Eine erhöhte Thrombosebereitschaft findet sich ferner nach systemischer Streptokinasetherapie in der plasminogenarmen Phase sowie bei sich systemisch nur schwach auswirkenden fibrinolytischen Therapien (s. die obligate Zusatztherapie mit Heparin bei Urokinase- und t-PA-Therapien). Bei kongenitalen *Dysplasminogenämien* (z. B. Plasminogen Frankfurt) oder *Hypoplasminogenämien* wurde eine erhöhte Thrombosebereitschaft beschrieben, allerdings auch in Frage gestellt (Übersicht Shigekiyo 1992). Bei prädisponierten Patienten wurden Thrombosen infolge Anwendung von Fibrinolysehemmern (ε-Aminocapronsäure) beschrieben (Übersicht Marder u. Mitarb. 1987).

Lupusantikoagulanzien (Phospholipidantikörper-Syndrom)

(S. 92 ff.; Übersichten Lechner 1974, 1987)

Im Plasma zirkulierende, gegen negativ geladene Phospholipide gerichtete Autoantikörper haben in den letzten Jahren besondere Aufmerksamkeit erlangt (Übersicht Lechner 1987). Dieses weniger, weil sie zu den häufigsten Gerinnungsstörungen gehören, sondern wegen des hohen Risikos thromboembolischer Erkrankungen und rezidivierender Aborte. Sofern sie gegen gerinnungsaktive Phospholipide gerichtet sind, werden sie als Lupusantikoagulans bezeichnet (Details und Diagnostik S. 92 ff.). Der Begriff „Lupusantikoagulans" ist historisch, da diese Antikörper nicht nur beim SLE, sondern auch bei einer Reihe anderer Erkrankungen nachgewiesen werden konnten, wie z. B. anderen Autoimmunerkrankungen, postinfektiös

(Pneumocystis carinii!), aber auch nach banalen Infekten, lymphoproliferativen Erkrankungen, medikamentös, aber auch spontan. Die Prävalenz für thromboembolische Ereignisse wird mit ca. 30% angegeben. Bei Patienten mit SLE ist das Thromboserisiko 5fach höher, sofern gleichzeitig ein Lupusantikoagulans nachweisbar ist. Leitbefund ist zumeist die verlängerte Gerinnungszeit einer LA-empfindlichen PTT, gelegentlich auch eine meist gleichzeitige leichte Thrombozytopenie. Das klinische Bild ist sowohl von rezidivierenden venösen Thromboembolien (ca. 80% aller Fälle) als auch von arteriellen Verschlüssen (ca. 35%) geprägt. Von den arteriellen sind ca. 22% zerebrale Verschlüsse, ca. 10% betreffen die Beinarterien, vereinzelt sind die A. axillaris oder Netzhautarterien betroffen. Andererseits betrug in einem Kollektiv von 266 unselektierten Patienten mit venösen Thromboembolien die Prävalenz für Lupusantikoagulanzien 0,4 bzw. 5%, sofern der Anticardiolipin-IgG-Antikörper-Titer gleichzeitig positiv war (Kapiotis u. Mitarb. 1991). Schwangere mit einem Lupusantikoagulans haben ein hohes Risiko bezüglich Aborten oder intrauterinem Fruchttod in der 2. Hälfte der Schwangerschaft. In der Übersicht von Lechner (1987) hatten von 166 Patientinnen nur 10% Lebendgeburten. Bei Frauen mit wiederholten Aborten kann in ca. 10% der Fälle ein Lupusantikoagulans nachgewiesen werden. Das Risiko einer Fehlgeburt scheint von der Höhe des Anticardiolipin-Antikörpers abzuhängen (Diskussionen hierzu in der Correspondence des New Engl. J. Med. 326 [1992] 951 f). Bei Kindern kann relativ häufig ein Lupusantikoagulans nachgewiesen werden, jedoch ohne Thromboseneigung (Mingers u. Sutor 1992).

Erhöhte Konzentrationen an Gerinnungsfaktoren

Das Vorhandensein *aktivierter Gerinnungsfaktoren* im Blut, z. B. bei gestörter Klärfunktion des RES oder „Zusammenbruch der antiproteolytischen Verteidigung" (Müller-Berghaus), ist sicher eine der Hauptursachen einer Hyperkoagulabilität und erklärt das Risiko von Infusionen zumindest früherer Prothrombinkonzentrate bei Lebererkrankungen. Hingegen werden heutzutage *hohe Konzentrationen nicht aktivierter Gerinnungsfaktoren* als nicht so risikoreich angesehen, wenngleich sie in Situationen mit gewisser Thrombosehäufung beobachtet werden können. Erhöhte Fibrinogenspiegel gelten als Risikoindikator für das Auftreten koronarer Herzkrankheiten (Übersicht Kienast u. Mitarb. 1991) bzw. zerebraler Verschlüsse (Wilhelmsen u. Mitarb. 1984). Für den Faktor VII ist dieser Zusammenhang nicht so eindeutig erwiesen. In der Northwick-Park-

Heart-Studie zeigte sich, daß ein höheres Risiko bestand an einer koronaren Herzkrankheit zu versterben, sofern Fibrinogen, Faktor VII- und Faktor-VIII-Gerinnungsaktivität erhöht waren. Beim Fibrinogen kommt sein Einfluß auf die Plasmaviskosität als Risikofaktor mit hinzu (Abb. 5.**25**, S. 237). In Plasmen mit erhöhter Gerinnbarkeit kommt es bei +4°C zu einer Aktivierung des Faktors VII (Gjonnaes 1972).

Ein *Mangel an Faktor XII* (Hageman-Faktor) bedingt eher eine Thrombosegefährdung als eine Blutungsneigung (S. 274).

Ein *erworbenes Willebrand-Syndrom* kann bei myeloproliferativen Syndromen mit einer erhöhten Thrombosebereitschaft einhergehen.

Aktivierung der Gerinnung durch proteolytische Enzyme und andere Mechanismen

Eine intravasale Gerinnung wird durch proteolytische Enzyme bestimmter *Schlangengifte* ausgelöst (z.B. Prothrombinaktivierung durch Echis carinatus, Weiss u. Mitarb. 1973). In der älteren Literatur wird das gehäufte Auftreten von Thrombosen beim Pankreaskarzinom mit der Freisetzung von *Trypsin* in Verbindung gebracht (Bick 1980). Das Muzin schleimbildender Adenokarzinome des Gastrointestinaltraktes kann auf nichtenzymatischem Weg Faktor X zu Faktor Xa aktivieren (Pineo u. Mitarb. 1984). Die *Staphylokoagulase* der Staphylokokken verbindet sich mit Prothrombin zum fibrinbildenden Enzym *Thrombinkoagulase*. Die dadurch entstehende intravaskuläre Gerinnung kann durch Heparin nicht gehemmt werden (Steinbuch 1970).

Kryofibrinogenämie

Infolge „erhöhter Gerinnbarkeit", d.h. Komplexen von Fibrinogen, Fibrinmonomeren und Fibronectin in der Zirkulation kommt es zum Phänomen der *Kryofibrinogenämie*, die zur Präzipitatbildung bei Abkühlen des Blutes führt. Kleine Mengen Kryofibrinogen sind bei etwa 4% aller internistischen Patienten nachweisbar, insbesondere bei malignen Erkrankungen und Entzündungen (Übersicht Barthels 1980). In extremen Fällen, z.B. Infusionen von nicht blutgruppengleichem Blut, kann das Blut bei Entnahme spontan gelieren.

In einzelnen extremen klinischen Fällen kam es zu Verschlüssen mit irreversiblen Gewebsnekrosen, vorzugsweise in den Akren (S. 247).

Beschleunigte Fibrinbildung

Obgleich es theoretisch naheliegend ist, daß eine verkürzte Gerinnungszeit in den globalen Gerinnungstesten am ehesten mit einer Thrombosegefährdung des Patienten korreliert, ist der prädiktive Wert dieser Teste für den Einzelfall gering. Allerdings erhalten heutzutage alle Patientengruppen, bei denen Befunde dieser Art festgestellt wurden, eine vorbeugende Antikoagulanzientherapie.

- *Thrombinbildungstest* nach v. Kaulla (1964). Dieser Test zeigt die beschleunigte Thrombinbildung in vitro eindrucksvoll auf, nicht aber die unmittelbare Thrombosegefährdung. Er wird nicht zuletzt wegen des Zeitaufwandes kaum noch eingesetzt.
- Eine *verkürzte PTT* wurde in akuten Stadien venöser Thromboembolien, bei Entzündungen, verzögerter Blutentnahme u.a.m. beschrieben (Übersicht Brinkhous 1980). Von drei Arbeitsgruppen wurde beobachtet, daß eine präoperativ verkürzte PTT von allen Tests am ehesten eine postoperative Thrombosegefährdung anzeigt (Übersicht Kitchens 1985). Die PTT ohne Oberflächenaktivierung wird zum Nachweis aktivierter Gerinnungsfaktoren bei der Prüfung von Plasmaderivaten eingesetzt (Kingdon u. Mitarb. 1975).
- Im *Thrombelastogramm* ist die Maximalamplitude (Maximalelastizität: ME) verbreitert vor allem bei hohen Fibrinogenspiegeln, Thrombozytosen, Hypercholesterinämien, aber auch aus ungeklärten Ursachen wie z.B. nach Mitralklappenersatz (Plaut u. Mitarb. 1981).

Diagnostik der Thrombophilie

Bei folgenden Patientengruppen:

- Patienten mit venösen Thromboembolien vor dem 40. Lj.,
- Patienten mit ungewöhnlichen arteriellen Verschlüssen, insbesondere intrakraniellen, vor dem 40. Lj.,
- Frauen mit wiederholten Aborten,
- Patienten mit atypischen venösen Thrombosen (z.B. Mesenterialvenenthrombosen, DD myeloproliferative Syndrome),
- Patienten mit Autoimmunerkrankungen

können folgende Untersuchungen angezeigt sein:

- Protein-S-Aktivität, freies Protein S, Gesamtprotein S,

- Protein-C-Aktivität, Protein-C-Konzentration,
- Antithrombin-III-Aktivität, ggf. Konzentration,
- Lupusantikoagulans (verlängerte PTT-Gerinnungszeit),
- Cardiolipin-Antikörper (IgG und IgM),
- Plasminogenaktivität,
- gerinnbares Fibrinogen (Clauss-Methode),
- t-PA,
- PAI 1.

Angeborene Gerinnungsstörungen

Im folgenden werden die häufigsten angeborenen Gerinnungsstörungen soweit dargestellt, wie es für die klinische Diagnostik erforderlich ist. Hinsichtlich der extrem seltenen angeborenen Verminderungen der anderen Faktoren s. „Einzelfaktoren", S. 251 f. und Tab. 3.6.

Hämophilie A
(Übersicht Lechner 1985)

Die Hämophilie A ist eine angeborene plasmatische Gerinnungsstörung mit einer verminderten Aktivität des Faktors VIII bei normaler bis erhöhter Konzentration des Willebrand-Faktors. Letzterer wird im Plasma mittels immunologischer Methoden nachgewiesen. Die Aktivität des Faktors VIII ist bei den Hämophilen unterschiedlich stark herabgesetzt, bei Blutsverwandten in der Regel jedoch gleich stark ausgeprägt. Die Gerinnungsaktivität ändert sich beim einzelnen während seines Lebens nicht. Die Blutungsneigung wird vom Ausmaß des Faktorenmangels bestimmt. Patienten mit einer schweren Hämophilie A bieten – unbehandelt – das Bild der klassischen Bluterkrankheit mit Verblutungsgefahr aus Bagatelltraumen (Zahnextraktion!), Verkrüppelung durch wiederholte Blutungen vor allem in Knie-, Ellenbogen- und Sprunggelenke, sowie zahlreiche Hautblutungen.

Bereits bei der mittelschweren Hämophilie A kommen Gelenkblutungen und Hautblutungen kaum noch vor, so daß der Patient klinisch unauffällig ist. In diese Kategorie gehört auch der heutige junge Hämophile mit schwerer Hämophilie A, wenn er durch eine vorbeugende Substitutionstherapie vor Blutungen im Alltag weitgehend geschützt ist (z.B. 3mal 20E/kg KG/Woche).

3 Verlauf und Diagnostik von Gerinnungsstörungen

Tabelle 3.6 Angeborene Mangelzustände und Fehlbildungen von Gerinnungs- und Fibrinolysefaktoren

Betroffener Faktor	Krankheitsbezeichnung	Symptome, Kommentar
Fibrinogen[1+2]	Afibrinogenämie Hypofibrinogenämie Dysfibrinogenämie	schweres Blutungsleiden mildes Blutungsleiden mildes Blutungsleiden, gelegentlich Thrombosen
Faktor II[1+2] Faktor V[1+2] Faktor VII[1+2] Faktor X Faktor XI[1+] Faktor XIII		klinischer Schweregrad abhängig vom Ausmaß des Defekts, seltene Blutungsleiden, heterozygote Formen häufiger
Faktor XII[1+2]	Hageman-Faktormangel	keine Blutungsneigung, Thromboemboliegefährdung
Präkallikrein	Fletcher-Faktormangel	keine Blutungsneigung
Faktor VIII[1+2] Faktor IX[1+2] Willebrand Faktor[1+2]	Hämophilie A Hämophilie B Willebrand-Syndrom	klinischer Schweregrad abhängig vom Ausmaß des Defekts, bei Aktivität von unter 1% häufig Gelenkblutungen und bedrohliche Blutungen
a_2-Antiplasmin		hämophilieähnliche Blutungsneigung
Antithrombin III[1+2]		Thromboemboliegefährdung
Protein C[1+2]		Thromboemboliegefährdung
Protein S[1+2]		Thromboemboliegefährdung
Plasminogen[1+2]		Thromboemboliegefährdung

1 = Mangel.
2 = Aktivitätsminderung bei immunologisch normaler Konzentration.

Für den Patienten mit milder Hämophilie A ist es problematisch, daß sein Blutungsleiden u. U. nicht ernstgenommen wird. Bei ihm manifestiert sich die Hämophilie überwiegend in bedrohlichen Blutungen nach Operationen oder Unfällen, vor allem im Mundhöhlenbereich. Hinweis auf den milden Faktorenmangel ist eine meist nur leichte Verlängerung der PTT, die bagatellhaft erscheint und beim präoperativen Screening häufiger durch unspezifische Antikörper bei Kindern bedingt ist als durch einen angeborenen Faktorenmangel (S. 101).

Man unterscheidet anhand der Klinik folgende Schweregrade:
- schwere Hämophilie A: Faktor-VIII-Aktivität < 1 % der Norm,
- mittelschwere Form: Faktor-VIII-Aktivität 1 – 4 %,
- milde Form: Faktor-VIII-Aktivität 5 – 24 %,
- Subhämophilie: Faktor-VIII-Aktivität 25 – 50 %.

Wegen der rezessiv geschlechtsgebundenen Vererbung werden nahezu ausschließlich Männer befallen. Die Überträgerin (Konduktorin) der Hämophilie A hat eine normale bis leicht verminderte Faktor-VIII-Aktivität bei normalem bis erhöhtem Gehalt an Willebrand-Faktor. Einige Konduktorinnen weisen daher einen Quotienten von Faktor-VIII-Aktivität: Willebrand-Faktor von 0,5 auf. In seltenen Fällen kann die Faktor-VIII-Aktivität auch bei der Konduktorin erheblich vermindert sein („extreme Lyonisierung", Näheres Graham 1975). S. die Kasuistiken bei der Hämophilie B.

Die *Diagnose einer Hämophilie A*, insbesondere der milderen Formen, ist nicht immer einfach zu stellen. Sie beruht auf der Feststellung einer verminderten Faktor-VIII-Aktivität, die mit Varianten der partiellen Thromboplastinzeit, sog. 1-Phasen-Testen, heute vorzugsweise gemessen wird, verbunden mit einem normalen Willebrand-Faktor, normalen Ristocetin-Cofaktor sowie normaler Blutungszeit.

Die *hauptsächliche Fehlerquelle* liegt in der Bestimmung zu hoher bzw. pseudonormaler Faktor-VIII-Aktivitäten. Ursächlich dafür verantwortlich sind:
- *Verzögerte Blutentnahme*, so daß durch Spuren von Thrombin die Faktor-VIII-Restaktivität aktiviert wird,
- *Streßsituationen* bei der Blutentnahme mit dadurch bedingter vermehrter Freisetzung von Faktor VIII,
- *Leberleiden,* häufig latent mit dadurch bedingter vermehrter Freisetzung von Faktor VIII. Nicht selten ist folgender Verlauf: Erstmanifestation der milden Hämophilie durch transfusionsbedürftige, postoperative Blutung − Vorstellung zur Gerinnungsdiagnostik zur Zeit der akuten Posttransfusionshepatitis − Feststellung einer anscheinend normalen Faktor-VIII-Aktivität,
- *Entzündungen* (banale Infekte) und *Neoplasien*,
- *Schwangerschaft*. Faktor VIII steigt während der Schwangerschaft an. Dieses ist zu berücksichtigen bei der Diagnostik der Konduktorinnen.

Nicht unproblematisch ist auch die Differentialdiagnose zwischen Hämophilie A und den verschiedenen Varianten des Willebrand-Syndroms (s.u.), die aber aus therapeutischen Gründen dringend erforderlich ist.

Hämophilie B

Die Hämophilie B ist eine angeborene plasmatische Gerinnungsstörung mit einer Aktivitätsminderung des Faktors IX. Der Vererbungsmodus ist ebenso wie bei der Hämophilie A rezessiv geschlechtsgebunden. Auch die Hämophilie B kommt in unterschiedlichen Schweregraden vor, die innerhalb einer Familie gleich sind und sich während des Lebenszeitraums des Patienten nicht ändern.

Aus unserem eigenen Krankengut sind zwei Schwestern, Konduktorinnen der Hämophilie B, mit einer Faktor-IX-Restaktivität von 2% bekannt sowie eine Konduktorin mit einer Faktor-IX-Restaktivität von < 1%.

Die *Hämophilie B* kommt in mehreren Varianten vor: Hämophilie B$^-$ (Faktor-IX-Mangel), Hämophilie B$^+$ (Faktor-IX-Aktivität vermindert bei immunologisch normaler Konzentration) und Hämophilie B$_M$, bei der gleichzeitig der Thrombotest (Quick-Test mit Rinderhirnthromboplastin) pathologisch ausfällt.

Willebrand-Syndrom

(Übersichten Niessner 1985, Coller 1987, Ruggeri 1991)

Das Willebrand-Syndrom ist eine angeborene oder in seltenen Fällen erworbene plasmatische Gerinnungsstörung, die auf quantitativen und/oder qualitativen Defekten des Willebrand-Faktors beruht. Durch die Doppelfunktion des Adhäsivproteins Willebrand-Faktor-Protektion des Faktors VIII vor vorzeitigem proteolytischen Abbau und Bindeglied zwischen aktivierten Plättchen und Subendothel – wirkt sich ein Defekt des Willebrand-Faktors sowohl im plasmatischen als auch im thrombozytären Bereich aus. Die plättchenagglutinierende Eigenschaft des Willebrand-Faktors, die in seinen großmolekularen Multimeren lokalisiert ist, wird als *Ristocetin-Cofaktor* bezeichnet. Der Ristocetin-Cofaktor bewirkt die Adhäsion der Plättchen an das Subendothel oder an Glas bzw. die Agglutination der aktivierten Plättchen. In Gegenwart des therapeutisch nicht verwendbaren Antibiotikums Ristocetin agglutiniert er auch nicht aktivierte Plättchen. Die Verminderung des Ristocetin-Cofaktors geht daher in den meisten Fällen mit einer Verlängerung der Blutungszeit einher. Man unterscheidet zwischen der direkten Bestimmung des Ristocetin-Cofaktors im Plasma unter Verwendung von formalinfixierten normalen Thrombozyten und der durch Ristocetininduzierten Aggregation der patienteneigenen Thrombozyten. Letztere Methode ist unempfindlich und erlaubt nicht die Differenzierung zwischen plasmatischem Defekt (Willebrand-Syndrom) und Plättchendefekt (Bernard-Soulier-Syndrom).

Das *klinische Bild* des Willebrand-Syndroms ist abhängig vom Schweregrad des Defekts. Es kommt überwiegend in den milden und mittelschweren Formen vor mit entsprechend geringer Blutungsneigung. Sehr milde Formen können klinisch stumm sein, sofern keine Provokation erfolgte, wie z. B. eine Tonsillektomie oder Zahnextraktion, die dann mit mehrtägigen Nachblutungen einhergehen. Mittelschwere Formen neigen zu Schleimhautblutungen, wie z. B. rezidivierendes Nasenbluten, Zahnfleischblutungen, Frauen zu Hypermenorrhoen. Suggilationen kommen vor. Bei den schweren Formen des Willebrand-Syndroms ist die Blutungsneigung entsprechend stärker. Hier können auch Gelenkblutungen auftreten. Bei Operationen, aber auch Zahnextraktionen oder Menstruation, besteht Verblutungsgefahr. Das Willebrand-Syndrom ist das häufigste angeborene Blutungsleiden. Es wird meist autosomal dominant, in schweren Fällen auch rezessiv vererbt. Im Gegensatz zur Hämophilie A ist der Schweregrad innerhalb einer Familie durchaus unterschiedlich.

Die *Diagnose* eines Willebrand-Syndroms erfordert die Durchführung folgender Teste:

- Bestimmung des Willebrand-Faktors mit einem ELISA-Test oder mit der Laurell-Elektrophorese (S. 189 u. 190);
- Bestimmung des Ristocetin-Cofaktors mittels eines Plättchenagglutinationstestes. Dieser Test hat die größte Sensitivität (S. 287);
- Blutungszeitbestimmung. Keiner der derzeitigen Teste ist zufriedenstellend (S. 353). Trotzdem ist dieser Test unentbehrlich zur Beurteilung der Hämostase, insbesondere bei operativen Eingriffen;
- Faktor-VIII-Bestimmung mittels eines 1-Phasen-Tests;
- Bestimmung der PTT;
- bei nicht eindeutiger Diagnose: Analyse der Multimeren des Willebrand-Faktors.

Tabelle 3.7   Klassifikation des Willebrand-Syndroms (nach Zimmermann u. Ruggeri)

	Typ I	Typ II A	Typ II B	Typ III
Blutungszeit	verlängert	verlängert	verlängert	verlängert
Plättchenzahl	normal	normal	normal od. vermindert	normal
F VIII: C	vermindert	vermindert od. normal	vermindert	stark vermindert
WF: Ag	vermindert	vermindert od. normal	vermindert od. normal	stark vermindert
WF: RCo	vermindert	stark vermindert	vermindert od. normal	fehlt
Ristocetin-induz. Plättchenaggregat.	vermindert od. normal	fehlt od. vermindert	erhöht	fehlt
Multimerstruktur	normal aber generell vermindert	Fehlen der großen und mittleren Multimeren	Fehlen der großen Multimeren	variabel
Zweidimensionale Elektrophorese	normal	pathologisch	pathologisch	variabel
Erbgang	autosomal dominant	autosomal dominant	autosomal dominant	autosomal rezessiv

Das Willebrand-Syndrom kann erhebliche diagnostische Schwierigkeiten bereiten, da es in zahlreichen Varianten vorkommt, wobei zunächst Willebrand-Faktor, Ristocetin-Cofaktor, Faktor VIII und die Blutungszeit in unterschiedlichem Ausmaß und Kombinationen betroffen sein können. Die genaue Klassifikation kann nur durch die Multimerenanalyse sowie Spezialteste erfolgen. Zur Klassifikation der häufigsten Formen reicht jedoch die Einteilung nach Zimmermann u. Ruggeri (1982) aus (Tab. 3.7), die zwischen quantitativen Defekten (Subtyp I) und qualitativen Defekten (Subtyp II mit Verminderung der großmolekularen Multimeren) unterscheidet.

Die Möglichkeiten der *Fehlinterpretation* sind bei der Willebrand-Diagnostik besonders groß:

– Die Grenze des unteren Normbereichs ist eine Grauzone. Ca. 1–2% der Normalbevölkerung haben einen Ristocetin-Cofaktor von ca. 30%. Oft sind langfristige Wiederholungsuntersuchungen erforderlich, um die Diagnose zu klären.

- Faktor VIII und Willebrand-Faktor, und damit auch der Ristocetin-Faktor, sind akute Phasenproteine, die bei Streß, Entzündungen u.a.m. ansteigen, auch in der Schwangerschaft (Abb. 5.38).
- Diese Faktoren sind bei einer Vielzahl von Krankheiten erhöht, insbesondere Leberleiden, Gefäßkrankheiten, Tumoren u.a.m.
- Faktor VIII und Willebrand-Faktor können durch proteolytische Prozesse abgebaut werden. In Zweifelsfällen muß bei einer erneuten Untersuchung der Probe ein Proteinaseinhibitor wie Aprotinin zugesetzt werden (z. B. 200 KIE/ml Plasma).

Thrombozytopenie

Thrombozytopenien sind entweder durch eine *Synthesestörung* im Knochenmark oder durch einen *erhöhten Verbrauch* in der Peripherie bedingt. Hinsichtlich Pathophysiologie und Differentialdiagnostik muß auf die einschlägigen Lehrbücher verwiesen werden. In Tab. 3.8 sind mögliche Ursachen einer Thrombozytopenie zur ersten Orientierung aufgeführt. Es ist zu beachten, daß sehr selten eine Thrombozytopenie der erste Hinweis auf ein Willebrand-Syndrom IIb sein kann.

Infolge des weitverbreiteten Verbrauchs an Heparin werden *heparinassoziierte Thrombozytopenien* zunehmend häufiger diagnostiziert. Heparin wird über IgG an Plättchen-Fc-Rezeptoren gebunden, was zur Plättchenaktivierung führt. Im Rahmen des Thrombozytenabfalls kann es zu venösen, aber auch arteriellen Verschlüssen kommen, gelegentlich zu einer Verbrauchskoagulopathie. Der Thrombozytenabfall tritt zwischen dem 3.–15. Tag nach Beginn der Heparintherapie ein (Median 10. Tag), der Nadir liegt um 50000 Thrombozyten/µl (Übersicht Greinacher u. Mueller-Eckhardt 1991a u. b).

Thrombopathien
(Übersicht George u. Shattil 1991, Weiss 1980)

Unter Thrombopathie wird eine gestörte Thrombozytenfunktion bei fast immer normaler Plättchenzahl verstanden. Die wichtigste Methode zur Prüfung der Plättchenfunktion ist die Bestimmung der Blutungszeit (S. 353 ff.).

Methoden zur Erfassung der verminderten Plättchenfunktion:

- Plättchenaggregation an Kollagen, ADP, Adrenalin und Ristocetin,
- Bestimmung der Retraktion,
- Prothrombinverbrauchstest (S. 351)
- Thrombelastogramm,
- Thrombometer (Poliwoda u. Mitarb. 1980).

In Tab. 3.9 sind die wichtigsten angeborenen und erworbenen Thrombopathien aufgeführt (Übersicht der erworbenen Thrombopathien George u. Shattil 1991).

Tabelle 3.8 Ursachen einer Thrombozytopenie (nach Wintrobe)

- **Hereditär** (selten)
Fanconi-Anämie
Wiskott-Aldrich-Syndrom

- **Immunprozesse**
Morbus Werlhof (idiopathische thrombozytopenische Purpura = ITP)
thrombozytäre Antikörper
Neonatale Alloimmunthrombozytopenie
Posttransfusionsthrombozytopenie
Heparininduzierte Thrombozytopenie

- **Infektionskrankheiten**
Bakterielle Infekte, Virusinfekte, beschrieben bei bzw. nach:

bakterieller Endokarditis	infektiöser Mono-	Röteln
Brucellosen	nukleose	Scharlach
gramnegativer Sepsis	Katzenkratzkrankheit	Syphilis connata
Hepatitis	Keuchhusten	Toxoplasmose
Histoplasmose	Malaria	Tuberkulose
Herpes simplex	Masern	Typhus
Influenza	Mumps	Windpocken
	Pocken	Zytomegalie
	Psittakose	

- **Ionisierende Strahlen**

- **Knochenmarkerkrankungen**

aplastische Anämie	Leukämien	Tumoren
Folsäuremangel	Myelome	Vitamin-B_{12}-Mangel
hämolytische Anämien	Osteomyelofibrosen	

Tabelle 3.8 (Fortsetzung)

- **Medikamente**

Acetylsalicylsäure	Digoxin	Östrogene
Adriamycin	Diphenylhydantoin	PAS
Alkeran	Ergenyl	Penicillin
Barbiturate	Heparin	Phenacetin
Carbamazepin	Hydroxychloroquin	Phenylbutazon
Carbutamid	Hydroxyurea	Prednison
Cefalotin	Indometacin	Pyrazolonderivate
Chinidin	Insektizide	Quecksilberdiuretika
Chinin	Insulin	Rifampicin
Chloramphenicol	Isoniazid	Reserpin
Chlordiazepoxid	Kaliumperchlorat	Sulfonamide
Chlorpromazin	Leukeran	Streptomycin
Colchicin	6-Mercaptopurin	Spironolacton
Cyclophosphamid	Meprobamat	Thioguanin
Cytosinarabinosid	Mesantoin	Tetracycline
Daunomycin	Methicillin	Thiourazil
Diazoxid	Methotrexat	Tolbutamid
Digitalis	Methyldopa	Trimethadion

- **Verbrauchskoagulopathien**
Tab. 3.1, Abb. 3.3 u. 3.4

- **Bluttransfusionen**
Austausch- und Massivtransfusionen
Posttransfusionsthrombozytopenie

- **Verschiedenes**
Hyperthyreoidismus, Mikroangiopathien, Nierenvenenthrombose, Urämien

Tabelle 3.9 Differentialdiagnose der Thrombopathien

Diagnose	Plättchen-zahl	Blutungs-zeit	Plättchenaggregation*		
			Kollagen	ADP	Ristocetin
Angeboren					
Morbus Glanzmann	norm.	**path.**	**path.**	**path.**	norm.
Bernard-Soulier-Syndrom	n.-**path.**	**path.**	norm.	norm.	**path.**
Ehlers-Danlos-Syndrom	norm.	**path.**	**path.**		
Afibrinogenämie	norm.	n.-**path.**	n.-**path.**	n.-**path.**	
Erworben					
Acetylsalicylsäure	norm.	n.-**path.**	**path.**	**path.**	norm.
Dipyridamol	norm.	norm.	**path.**	**path.**	norm.
Dextrane	norm.	n.-**path.**			
Penicilline**	norm.	n.-**path.**	**path.**	**path.**	**path.**
Morbus Waldenström	norm.	n.-**path.**	**path.**	**path.**	?
Urämie**	n.-**path.**	n.-**path.**	n.-**path.**	n.-**path.**	
Polycythaemia vera	norm.	n.-**path.**	norm.***	norm.***	
Hohe FSP-Konzentrationen	norm.	n.-**path.**			
Thrombozythämie	erhöht	**path.**	norm.***	norm.***	

* Bezieht sich auf den Aggregationstest nach Born. Ähnliche Befunde werden mit dem Thrombometer (Poliwoda u. Mitarb. 1980) gemessen.
** Abhängig von Konzentration bzw. Schweregrad.
*** Sofern die Plättchenzahl im Testansatz auf Normalwerte korrigiert wird (Avenarius u. Deinhardt 1980).

4 Steuerung der Therapie von Gerinnungsstörungen

Substitutionstherapie mit Faktorenkonzentraten

Allgemeine Richtlinien

Für die Behandlung bzw. Verhütung von Blutungen wegen einer Koagulopathie stehen heute Blutderivate zur Verfügung. Zur Anwendung kommen einmal sog. *Frischplasma* (Fresh frozen plasma = FFP) in tiefgefrorener oder lyophilisierter Form, zum anderen „hochgereinigte" Faktorenkonzentrate (Prothrombinkomplex, PPSB = Prothrombin-Proconvertin-Stuart-Faktor-Hämophilie-B-Faktor) oder Einzelfaktoren (z. B. VIII; Tab. 6.4).

Das gelagerte Frischplasma enthält alle Proteine des frischgewonnenen Plasmas in sog. normaler Konzentration, d. h. sowohl die Gerinnungsfaktoren als auch deren Inhibitoren.

Die Konzentrate enthalten je nach Reinigungsgrad neben dem deklarierten Faktor (z. B. Faktor IX) noch andere Faktoren (z. B. die restlichen Faktoren des Prothrombinkomplexes) in geringeren Konzentrationen oder aber andere Proteine wie z. B. Fibrinogen und Immunglobuline in Faktor-VIII-Konzentraten. Neben hochgereinigten Konzentraten, die nahezu ausschließlich den deklarierten Faktor enthalten, gibt es Konzentrate mittleren und geringeren Reinheitsgrades.

Heute werden alle Faktorenkonzentrate Inaktivierungsprozessen ausgesetzt, um die Gefahr von Virusinfektionen herabzusetzen. Ein absoluter Schutz, insbesondere vor der Non-A-Non-B-Hepatitis, ist jedoch nicht gegeben. Mit den derzeitigen Virusinaktivierungsverfahren ist es – mit Ausnahme einer Charge eines Präparates – zu keiner neuen HIV-Übertragung gekommen.

> **Beachte**
>
> Bei den heutigen therapeutischen Möglichkeiten ist die Gabe von *Frischblut* nur noch zum gleichzeitigen Ersatz von funktionsfähigen Thrombozyten und Volumen indiziert bzw. bei Nichtverfügbarkeit von Plättchenkonzentraten.

Die Voraussetzungen für eine erfolgreiche hämostatische Therapie sind:

- Kenntnis der für den Einzelfall erforderlichen *Faktorenkonzentration* im Plasma. So ist z. B. zur Behandlung einer hämophilen Gelenkblutung ein Faktorenspiegel von 10–30%, für eine Operation hingegen von mindestens 50% erforderlich. Der voraussichtliche Faktorenanstieg läßt sich mit der einfachen Formel berechnen:
  1 Einheit* eines Gerinnungsfaktors/kg Körpergewicht ergibt einen Faktorenanstieg im Plasma von 1–2% (Landbeck u. Kurme 1972). Bei bedrohlichen Blutungen empfiehlt sich die Messung des tatsächlich erreichten Faktorengehalts im Plasma, da zwischen errechneter und tatsächlicher Konzentration ein erheblicher Unterschied bestehen kann, und zwar a) bei der initialen Infusionstherapie durch Abstrom in den extravasalen Raum, b) bei erhöhtem Faktorenbedarf infolge ausgeprägter Blutungen oder Vorliegen von Hemmkörpern (Dosierungsrichtlinien Tab. 4.1).
- Kenntnis der *Halbwertszeit* des zu ersetzenden Faktors unter Berücksichtigung des aktuellen, individuellen Bedarfs (Blutungsausmaß, Größe der Wundflächen), da nach Ablauf der Halbwertzeit die Infusionstherapie jeweils wiederholt werden muß, bis ein stabiler Wundverschluß eingetreten ist (Abb. 4.1).
- Der *hämostatische Effekt* der Substitutionstherapie ist erfahrungsgemäß bei der sog. Stoßtherapie ausgeprägter als bei der Dauerinfusion der Faktorenkonzentrate. Letztere kann jedoch bei Hämophilen peri- und postoperativ günstig sein (2–4 E/kg KG/Std., je nach Faktorenspiegel).
- Bei der gerinnungsanalytischen Überwachung der Substitutionstherapie müssen die Blutproben jeweils durch erneute Venenpunktion gewonnen werden. Blutproben aus liegenden Braunülen oder Butterfly-Kanülen, über die die Infusionstherapie läuft, liefern häufig falsch hohe Gerinnungsaktivitäten (Überwachungsplan Tab. 4.2).

---

* 1 Einheit (E) ist diejenige Aktivität eines Gerinnungsfaktors, die in 1 ml eines Frischplasma-Pools enthalten ist.

> **Beachte**
>
> Bei Operationen mit großem Blutverlust bzw. mit großen Wundflächen empfiehlt sich ein präoperativer Spiegel von > 80 %.

Tabelle 4.1 Dosierungsrichtlinien für die Substitutionstherapie bei Hämophilie A, B und Willebrand-Syndrom

Blutungslokalisation	Erforderlicher Faktorenspiegel*	Therapiedauer
Gelenkblutungen, insbesondere Kniegelenkblutungen	15 – 30 %	2 Tage
Muskel- und ausgedehnte bzw. bedrohliche Weichteilblutungen	40 – 50 %	2 – 3 Tage
Blutungen in den M. iliopsoas, die Waden- und Unterarmmuskulatur (Karpaltunnelsyndrom!)	40 – 50 %	3 – 5 Tage
Mundhöhlenblutungen, Zahnextraktionen, kleine operative Eingriffe	30 – 50 %	5 Tage (bis Abschluß der Wundheilung)
Intrakranielle, intrathorakale und gastrointestinale Blutungen, Frakturen	50 – 100 %	4 – 14 Tage (bis zur Heilung des Gewebes)
Große Operationen	50 – 100 %	2 – 3 Wochen (bis Abschluß der Wundheilung)

* Das heißt, sowohl der Faktorenspiegel, der sofort mit der ersten Injektion erreicht werden muß, als auch der Faktorenbereich während des gesamten Behandlungszeitraums (Abb. 4.1 S. 127)

> **Beachte**
>
> Bei der Behandlung des Willebrand-Syndroms ist ein Faktorenkonzentrat zu verwenden, das außer Faktor VIII den Willebrand-Faktor enthält. Hochgereinigte Faktor-VIII-Konzentrate sind ineffektiv.

Tabelle 4.2 Überwachungsplan für größere operative Eingriffe bei Patienten mit Hämophilie A oder B

Präoperativ: Bestimmung des verminderten Gerinnungsfaktors, der PTT, Ausschluß von Hemmkörpern, Blutgruppenbestimmung, Blutbild, Thrombozyten, Fibrinogenbestimmung, eventuell noch Quick-Test und Thrombinzeit

Operationstag

5 Uhr	50 E/kg KG des zu substituierenden Gerinnungsfaktors i.v.
7 Uhr	Blutentnahme durch frische Venenpunktion zur Gerinnungsanalyse (Faktorenspiegel und PTT)
8 Uhr	Vorliegen der Gerinnungsanalyse

Konsequenzen

	a) falls Faktorenanstieg wie berechnet über 50% bzw. PTT* unter 42 s	b) falls Faktorenanstieg noch unter 50% bzw. PTT* über 42 s
8.15 Uhr	Vorbereitung zur Op.	Op. hinausschieben Auflösen von Faktorenkonzentraten
9 Uhr	20 E/kg KG des zu substituierenden Gerinnungsfaktors i.v.	
	a) Op.-Beginn	b) noch keine Op.
10 Uhr	Blutentnahme durch frische Venenpunktion zur Gerinnungsanalyse	
	a) falls der zu substituierende Faktor unter 50%, nochmals	b) falls der zu substituierende Faktor über 50% bzw. PTT* unter 42 s, Vorbereitung zur Op.
11 Uhr	20 E/kg KG i.v. falls der zu substituierende Faktor noch über 50% beträgt:	Op.-Beginn weiterer Verlauf mit entsprechender Zeitverschiebung s. linke Spalte ab 9 Uhr
13 Uhr	20 E/kg KG i.v.	
15 Uhr	Gerinnungsanalyse. Falls der zu substituierende Faktor um 50% oder darunter liegt:	
17 Uhr	20 E/kg KG i.v., 21 Uhr 20 E/kg KG i.v., falls er darüber liegt:	
19 Uhr	20 E/kg KG i.v., 1 Uhr 20 E/kg KG i.v.	
1. und 2. Tag	**postoperativ** alle 6–8 Stunden 20 E/kg KG i.v.	
3. bis 14. Tag	**postoperativ** bis zur völligen Wundheilung – bei Hämophilie A alle 8 Stunden 20 E/kg KG i.v. – bei Hämophilie B alle 8–12 Stunden 20 E/kg KG i.v.	

* Bei einem Normalbereich von 33–40 s.

Steuerung der Substitutionstherapie mit Faktor-VIII-Konzentraten

Indikationen zur Faktor-VIII-Substitution

Blutungen, operative Eingriffe und prophylaktische Substitution bei:

- Hämophilie A,
- Willebrand-Syndrom (sofern das Faktor-VIII-Konzentrat auch Willebrand-Faktor enthält!),
- erworbenem Faktor-VIII-Mangel infolge
  - Massivtransfusionen,
  - gegen Faktor VIII gerichtete Antikörper,
  - Verbrauchskoagulopathie ⎫
  - Hyperfibrinolyse ⎭ selten!.

Minimalprogramm: Steuerung der Therapie mit Hilfe der partiellen Thromboplastinzeit

Die alleinige Bestimmung der PTT sollte zur Überwachung einer Faktor-VIII-Substitution bei Hämophilie A oder Willebrand-Syndrom nur dann herangezogen werden, wenn eine Einzelfaktorenbestimmung nicht möglich ist und die im folgenden aufgeführten Fehlermöglichkeiten der PTT beachtet werden:

- Die PTT korreliert zwar recht gut mit dem Faktor-VIII-Spiegel im Plasma (s. partielle Thromboplastinzeit, S. 97 u. 211 ff.), sie kann aber auch noch bei einem Faktor-VIII-Spiegel um 25% im Normbereich liegen. Ein Faktor-VIII-Spiegel unter 50% gewährleistet aber z. B. bei größeren operativen Eingriffen keine ausreichende Blutstillung.
- Die Zufuhr von großen Mengen Faktor-VIII-Konzentrat kann in den globalen Testen, wie z. B. der PTT, einen Hemmeffekt bewirken, der sich in einer leicht verlängerten PTT äußert, obwohl bei dieser Situation der Faktor VIII im Plasma 100 und mehr Prozent beträgt und auch seine volle hämostatische Wirkung in vivo besitzt (Bark u. Orloff 1972). Differentialdiagnose: Hemmkörper gegen Faktor VIII!
- In Anwesenheit von Heparin und/oder Fibrinogenspaltproduktkonzentrationen zeigt die PTT nicht die wahre Konzentration des Faktors VIII im Plasma an (S. 253).

Zuverlässige Steuerung: Direktbestimmung des Faktors VIII

Für diese Methode gelten folgende Einschränkungen: Die Durchführung der Faktor-VIII-Bestimmung mit dem 1-Phasen-Test erfordert einen erfahrenen Untersucher, da der Gerinnungseintritt relativ schwer zu erfassen ist. Außerdem ist zu empfehlen, die Faktor VIII-Bestimmung in mehreren Verdünnungsstufen des Patientenplasmas durchzuführen, denn sowohl in Anwesenheit von Heparin, z. b. bei Verbrauchskoagulopathien, als auch bei zu hoher Faktor-VIII-Konzentration wird der wahre Faktor-VIII-Gehalt des Patientenplasmas erst in den höheren Verdünnungsstufen erfaßt (S. 253).

Programm der optimalen Überwachung (zu empfehlen bei operativen Eingriffen)

Bestimmung von Faktor VIII, PTT, Hemmkörpertest, Quick-Test, Thrombinzeit, Fibrinogen; bei Verdacht auf zusätzliche Verbrauchskoagulopathie: Bestimmung von Faktor V und der Thrombozytenzahl.

Mit dieser Methodenkombination werden praktisch alle gerinnungsanalytisch relevanten Variablen im Verlauf einer Faktor-VIII-Substitutionstherapie erfaßt, da auch bei hämophilen Patienten postoperativ unterschiedliche Gerinnungsstörungen auftreten können.

Begründung des Programms:

Bei prädisponierten Patienten kann die wiederholte Gabe von Faktor-VIII-Präparaten zur Bildung von gegen Faktor VIII gerichteten *Inhibitoren* im Plasma führen (bei 6 – 13% der Hämophiliepatienten). Ein *Verdacht auf Inhibitoren* besteht dann, wenn eines Tages die Faktor-VIII-Substitution nicht mehr zu dem erwarteten Anstieg von Faktor VIII im Plasma führt und z. B. die PTT keine entsprechende Verkürzung erfährt. Erfordert die klinische Situation zum Zeitpunkt des Auftretens der Inhibitoren eine weitere Substitution, so sollte die Behandlung, wenn nur irgendwie möglich, in einem Hämophiliezentrum erfolgen, da dann komplexe Maßnahmen erforderlich sind (Plasmapherese, Gaben von hohen Konzentrationen von humanem Faktor VIII oder Faktor VIII vom Schwein sowie Gabe von „*f*actor *e*ight *b*ypassing *a*ctivity" [FEIBA] oder „Autoplex").

Falls sich, was selten vorkommt, die Inhibitoren nach Absetzen der Substitutionstherapie zurückgebildet haben, ist bei erneuter Substitutionstherapie mit einem Wiederanstieg der Inhibitoren ab dem 6. Tag zu rechnen.

Bei dem dargestellten Verlauf in Abb. 4.1 ist die *hohe Initialdosis* von Faktor VIII beachtenswert, die erforderlich war, um den gewünschten Faktor-VIII-Spiegel zu erreichen.

Steuerung der Therapie mit DDAVP bei der Hämophilie A und Willebrand-Syndrom

Es handelt sich genaugenommen hierbei nicht um eine Substitution des Faktors VIII, sondern um einen sofortigen Anstieg der Faktor-VIII-Untereinheiten bei Patienten mit Subhämophilie, milder oder mittelschwerer Hämophilie A oder Willebrand-Syndrom durch ein Vasopressinanalogon, nämlich das 1-*D*esamino-8-*D*-*A*rginin-*V*asopressin (DDAVP; Minirin). Nach i.v. Infusion von 0,4 µg/kg KG innerhalb von 30 min kommt es zu einem Anstieg der Faktor-VIII-Aktivität im Blut, der um so größer ist, je höher der Ausgangswert der Faktor-VIII-Aktivität im Blut war, ca. das Dreifache des Ausgangswertes. Maximale Werte 30–120 min nach der Infusion (Niessner

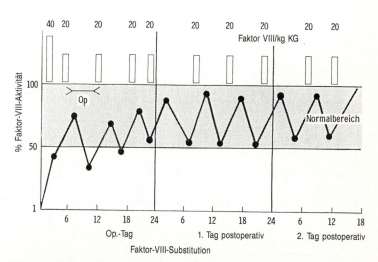

Abb. 4.1 Schematische Darstellung einer Substitutionstherapie für eine größere Operation bei schwerer Hämophilie A. Beachte den größeren Faktorenbedarf während der Operation, erkennbar an dem Absinken des Faktors VIII.

1985). Da auch der mobilisierte Faktor VIII die bekannte kurze Halbwertszeit aufweist, muß die DDAVP-Infusion in ca. 12stündigem Abstand wiederholt werden. Abb. 4.2 zeigt, daß dann bei wiederholten DDAVP-Infusionen der Wiederanstieg des Faktors VIII zunehmend geringer wird, so daß im Falle eines erforderlichen langfristig hohen Faktor-VIII-Spiegels zusätzlich Faktor-VIII-Konzentrate gegeben werden müssen. Gelegentlich kann der Infusionsabstand 24 Stunden betragen, wodurch die „recovery" verbessert werden kann (Theiss u. Sauer 1977).

Zusätzliche Untersuchungen beim Willebrand-Syndrom

Für die Überwachung der Substitutionstherapie beim Willebrand-Syndrom ist die zusätzliche Bestimmung von Blutungszeit und Ristocetin-Kofaktor erforderlich, da nur mit diesen beiden Testen eine ausreichende Überwachung der Hämostase beim Willebrand-Syndrom gewährleistet ist.

Abb. 4.3 zeigt den unterschiedlichen Mengenbedarf und damit indirekt die unterschiedliche Halbwertszeit von Faktor VIII und dem Willebrand-Faktor (Ristocetin-Kofaktor), der die Blutungszeit und die Adhäsivität der Plättchen beeinflußt. Während beim Wille-

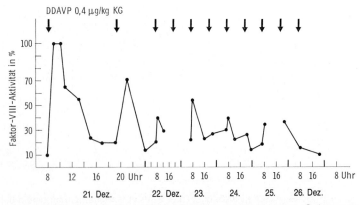

Abb. 4.2 Anstieg der Faktor-VIII-Aktivität nach wiederholten Gaben von DDAVP i.v. bei einem Patienten mit milder Hämophilie A.

brand-Syndrom der Faktor-VIII-Spiegel mühelos mit relativ geringen Dosen über längere Zeit im Normbereich zu halten ist, gelingt dies hinsichtlich der Normalisierung der Blutungszeit nicht. Abb. 4.3 zeigt beispielhaft die immer wieder auftretende Verlängerung der Blutungszeit trotz normalen Faktor-VIII-Spiegels.

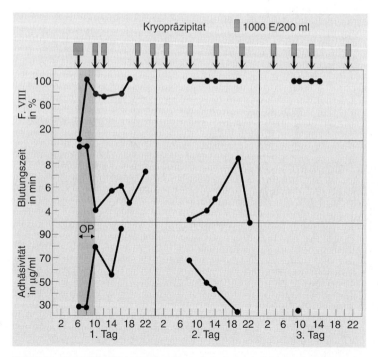

Abb. 4.3 Verlauf der Substitutionstherapie bei einer 44jährigen Patientin mit einem Willebrand-Syndrom, die wegen einer extrauterinen Gravidität operiert werden mußte.

Steuerung und Überwachung der Substitutionstherapie mit Prothrombinkomplex- bzw. Faktor-IX-Konzentraten

Indikationen zur Prothrombinkomplex-(Faktor-IX) Substitution

- Blutungen sowie operative Eingriffe und vorbeugende Substitution bei Hämophilie B (selten; Abb. 4.4),
- Blutungen sowie operative Eingriffe bei gegen Faktor IX gerichteten Inhibitoren (sehr selten),
- bedrohliche Blutungen sowie operative Eingriffe bei schwerem Prothrombinkomplexmangel infolge
  - Cumarinüberdosierung (häufig, aber cave! Begründung S. 131; Abb. 4.5),
  - schweren Leberzellschadens,
  - angeborener Verminderung eines der Faktoren des Prothrombinkomplexes (sehr selten).

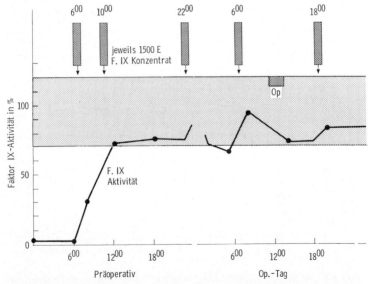

Abb. 4.4 Verlauf der Substitutionstherapie bei einem 33jährigen Patienten (55 kg KG) mit schwerer Hämophilie B (Faktor IX<1%), bei dem ein großes Hämatom im Oberschenkel operativ ausgeräumt werden mußte.

Beachte

Der Einsatz von Prothrombinkomplexkonzentraten erfordert eine besonders strenge Indikationsstellung. Bei gleichzeitigem Antithrombin-III-Mangel: vorher Gabe von AT-III-Konzentrat!

Begründung:

- Bei Cumarinüberdosierung gilt es, die Bedrohung des Patienten durch die Blutung gegenüber der Bedrohung durch ein thromboembolisches Ereignis abzuwägen.
- Bei Verwendung von Prothrombinkomplexkonzentraten besteht – mehr noch als bei anderen Faktorenkonzentraten – die Gefahr, daß bei prädisponierten Patienten eine Verbrauchskoagulopathie ausgelöst wird (Abb. 4.6).
- Prothrombinkomplexkonzentrate sind – wie auch andere Plasmaderivate – potentielle Überträger der Hepatitis und anderer Virusinfektionen.

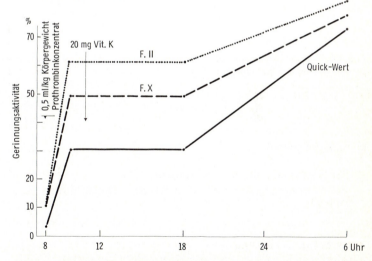

Abb. 4.5 Normalisierung des Prothrombinkomplexes bei einer schweren Cumarinintoxikation mit generalisierten Blutungen bei einem 13jährigen Mädchen durch gleichzeitige, einmalige Gabe von Prothrombinkomplex und Vitamin K. Beachte den stufenförmigen Anstieg der Faktoren nach 24 Stunden, bedingt durch die dann meßbare Eigensynthese von Prothrombinkomplex in der Leber infolge der Vitamin-K-Applikation.

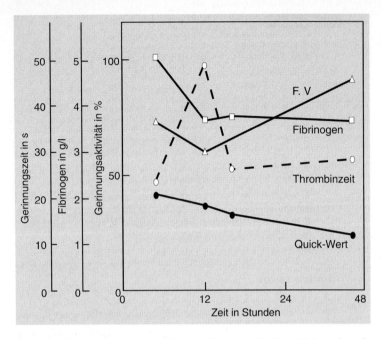

Abb. 4.6 Verbrauchskoagulopathie nach Gabe von Prothrombinkomplexpräparaten bei einer 21jährigen Frau.

Minimalprogramm

- Bei Hämophilie B: Durchführung der PTT.
- Bei Prothrombinkomplexverminderung: Durchführung des Quick-Testes.

Zuverlässige Steuerung

- Bei Hämophilie B: Direktbestimmung von Faktor IX.
- Bei Verminderung des Prothrombinkomplexes: Quick-Test, bei eventuell gleichzeitiger Heparintherapie: Faktoreneinzelbestimmung.

Programm der optimalen Steuerung und Überwachung (empfehlenswert bei operativen Eingriffen)

- Bei Hämophilie B: Bestimmung von Faktor IX, PTT, Inhibitoren, Quick-Test, Fibrinogen, Faktor V und Thrombozyten.
- Bei Verminderung des Prothrombinkomplexes: Quick-Test, Bestimmung von Einzelfaktoren bei heparinhaltigem Plasma oder bei angeborenem Mangel eines dieser Faktoren sowie Fibrinogen, Faktor V, Thrombozyten, falls eine Disposition zur Verbrauchskoagulopathie besteht.

> **Beachte**
>
> bei Abb. 4.3: Die relativ lange Halbwertszeit des Faktors IX erforderte täglich nur 2 Infusionen von je 1500 E Faktor-IX-Konzentrat.

Abb. 4.5 zeigt die Entwicklung einer Verbrauchskoagulopathie nach Gabe von Prothrombinkomplex-Konzentrat bei einer Patientin im protrahierten Schock; es handelte sich um einen Zustand nach Operation mit extrakorporalem Kreislauf wegen eines Aortenaneurysmas.

Steuerung der Substitutionstherapie mit Antithrombin-III-Konzentrat

Indikation zur Antithrombinsubstitution ist ein nachgewiesener Antithrombin-III-Mangel, wenn gleichzeitig entweder eine unmittelbare Thromboemboliegefährdung oder ein Nichtansprechen der Heparintherapie infolge Antithrombin-III-Mangels (Abb. 4.7) vorliegen.

Antithrombin-III-Mangelzustände sind zu erwarten bei:

- Synthesestörung (z. B. schwerer Leberzellschaden),
- erhöhtem Verlust (z. B. bei nephrotischem Syndrom mit einem Eiweißverlust von >5 g/d),
- erhöhtem Verbrauch (z. B. Verbrauchskoagulopathie),
- Kombination von 1.–3.,
- angeborenem, familiärem Antithrombin-III-Mangel.

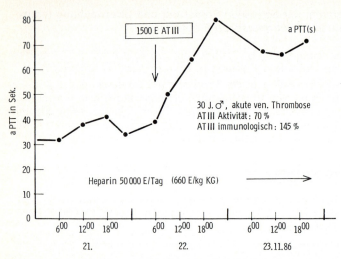

Abb. 4.7 Heparineffekt nach Antithrombin-III-Gabe bei akuter Venenthrombose.

Bei Antithrombin-III-Konzentrationen unter 75% wurde ein erhöhtes Thromboembolierisiko beobachtet, und zwar vor allem beim hereditären Antithrombin-III-Mangel und beim nephrotischen Syndrom (Thaler 1982, 1985). Die Indikation zur Antithrombin-III-Substitution sind z. Z. allerdings noch nicht eindeutig festgelegt (Tilsner 1985). Folgendes ist in die Erwägungen miteinzubeziehen: Beim hereditären Antithrombin-III-Mangel können venöse Verschlüsse bereits im jugendlichen Alter auftreten, und zwar sowohl spontan als auch bei zusätzlicher thrombosegefährdender Belastung (Operation, Gravidität). Die Thromboseneigung beim nephrotischen Syndrom wird außer durch den Antithrombin-III-Mangel sicher noch von einer Reihe anderer Faktoren mitbeeinflußt. Beim schweren Leberzellschaden hingegen sind die prokoagulatorischen Faktoren meist in gleichem Maße vermindert wie ihre Inhibitoren, so daß ein hämostaseologisches Gleichgewicht – wenn auch auf niedrigerer Stufe – besteht. Während der Cumarintherapie kann der Antithrombin-III-Spiegel ansteigen, so daß die Cumarintherapie bei langfristig erforderlichem Thromboseschutz einer prophylaktischen Antithrombin-III-Gabe meist vorzuziehen sein wird (Abb. 4.**8**).

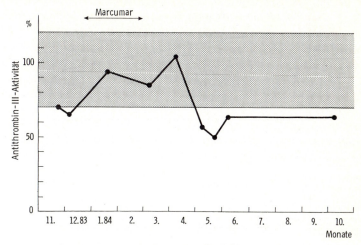

Abb. 4.8 Anstieg des Antithrombin III während der Marcumartherapie einer Patientin mit angeborenem Antithrombin-III-Mangel.

Wenn daher oben als Zusatzindikation „unmittelbare Thrombosegefährdung" aufgeführt ist, so soll dies ein Hinweis sein, daß stets die individuelle Situation mitberücksichtigt werden muß.

Das Ausbleiben des Heparineffektes infolge Antithrombin-III-Mangel − erkennbar an einer unveränderten Gerinnungszeit der PTT und anderer Teste − ist Indikation zur Antithrombin-III-Substitution. In jedem Fall müssen jedoch andere, meist häufigere Ursachen der Nichtansprechbarkeit zuvor ausgeschlossen sein (S. 147).

Bei der Antithrombin-III-Substitution bietet sich eine Verlaufskontrolle an, um anhand der Recovery und der ermittelten individuellen Halbwertszeit den Verlauf der Hämostasestörung zu kontrollieren und ggf. zwischen Synthesestörung und erhöhtem Umsatz zu unterscheiden (Abb. 4.9).

Da die Gefahr der Übertragung von Virusinfektionen nicht vollständig ausgeschlossen werden kann, muß die Indikation für Antithrombin-III-Konzentrate ebenso streng gestellt werden wie für andere Plasmaderivate.

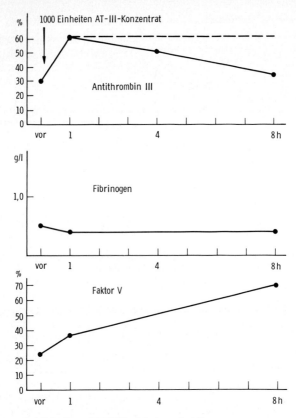

Pat. H. E. , ♀ , 0105703120 Lebertransplantation

Abb. 4.9 Auswirkung der Antithrombin-III-Substitution bei Verbrauchskoagulopathie nach Lebertransplantation. ——— Verhalten des Antithrombin-III-Spiegels infolge der verkürzten Halbwertszeit, – – – – Antithrombin-III-Spiegel bei normaler Halbwertszeit. Infolge der Substitution und anderer Maßnahmen kommt es zu einem Anstieg des Faktors V, das Fibrinogen bleibt jedoch weiterhin vermindert.

Minimalprogramm

Die Bestimmung der Antithrombin-III-Aktivität erfolgt heute mit chromogenen Substraten. Die gerinnungsphysiologischen Teste sind entweder zu aufwendig oder zu ungenau. Die immunologischen Teste haben den Nachteil, daß nicht die tatsächliche verfügbare Antithrombin-III-Aktivität gemessen wird, sondern ein eventuell funktionsfähiges Molekül. Die Aktivitätsteste werden allerdings geringgradig vom Heparin-Cofaktor II mitbeeinflußt.

Steuerung der Substitutionstherapie mit Fibrinogen

Indikationen zur Fibrinogensubstitution

Nur bei bedrohlichen Blutungen infolge Fibrinogenmangels bei

- erworbenen Defibrinierungen infolge:
  - Hyperfibrinolysen (häufigste Indikation),
  - Verbrauchskoagulopathien (Vorsicht! Nur unter Heparinschutz),
  - Synthesestörung, z. B. bei Asparaginasetherapie,
- angeborenem Fibrinogenmangel bzw. Dysfibrinogenämien.

> **Beachte**
>
> Die Indikation zur Fibrinogensubstitution sollte sehr streng gestellt werden.

Begründung:

- Ein Patient mit ausgeprägtem Fibrinogenmangel blutet bei intaktem Gefäßsystem nicht.
- Der Organismus kann in kurzer Zeit relativ große Mengen Fibrinogen bereitstellen (bis zu 0,5 g/l/Std.).
- Wenn bei ausgedehnten Blutverlusten Blut durch Blut ersetzt wird, bleibt der Fibrinogenspiegel konstant, es sei denn, es liegt ein erhöhter Verbrauch vor.
- Jede Fibrinogenübertragung birgt die Gefahr der Übertragung von Virusinfektionen in sich.

- Fibrinogen erhöht die Viskosität des Bluts und verschlechtert seine Fließeigenschaft.
- Fibrinogengaben verstärken eine bestehende Neigung zu thrombotischen Verschlüssen in der terminalen Strombahn, sofern die Therapie nicht unter Heparinschutz vorgenommen wird.

Minimalprogramm

Der Fibrinogenspiegel wird in den Notfallsituationen am besten mit einer *Schnellmethode*, z. B. Methode nach Clauss (1957), kontrolliert. Hinsichtlich Fehlerquellen dieser Schnellmethode Abb. 4.30, S. 242.

Differenziertes Programm

In den seltenen Fällen von erworbener (Lebererkrankungen) oder angeborener Dysfibrinogenämie, bei Kryofibrinogenämien oder Afibrinogenämien ist der kombinierte Einsatz differenzierter Fibrinogenbestimmungen erforderlich, z. B. Methode nach Ratnoff u. Menzie (1971), immunologische Fibrinogenbestimmungen, Bestimmung des gerinnbaren Fibrinogenanteils, Staphylococcal clumping test.

Dosisberechnung (Plasmavolumen $\cong 40$ ml/kg KG):

$$\text{erforderliche Fibrinogendosis (g)} = \text{erwünschter Anstieg (g/l)} \times \text{Plasmavolumen (l)}$$

Beachte

Steigt der Fibrinogenspiegel trotz Substitution nicht an, so besteht weiterhin ein pathologischer Fibrinogenumsatz und damit eine Gefährdung des Patienten.

Beispiele:

Abb. 4.10 und 4.11 stellen die Problematik der Fibrinogensubstitution dar.

Abb. 4.10 zeigt den bekannt raschen und spontanen Wiederanstieg des Fibrinogens in den ersten Tagen nach der Operation.

Abb. 4.11 a und b zeigen die Notwendigkeit der gerinnungshemmenden Therapie mit Heparin *vor* Substitution von Fibrinogen bei anhaltender Verbrauchskoagulopathie. Trotz Gabe von Heparin (unterdosiert?) wird das substituierte Fibrinogen bei einer massiven Verbrauchskoagulopathie weiterhin mitverbraucht, wenngleich jetzt zumindest ein höherer Fibrinogenspiegel gehalten werden kann. Nach Abklingen einer akuten Verbrauchskoagulopathie steigt der Fibrinogenspiegel spontan wieder an (Abb. 4.11c, d). In diesen Fällen erübrigt sich eine Substitutionstherapie.

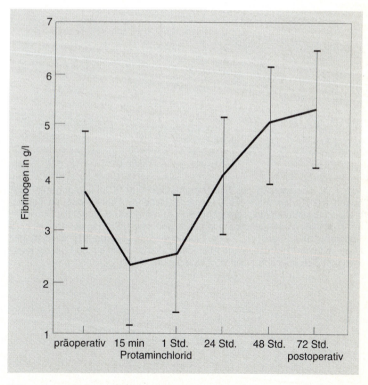

Abb. 4.10 Durchschnittlicher Abfall und Wiederanstieg von Fibrinogen während und nach extrakorporalem Kreislauf *ohne* Fibrinogensubstitution. Beachte die Streubreite der Fibrinogenkonzentrationen!

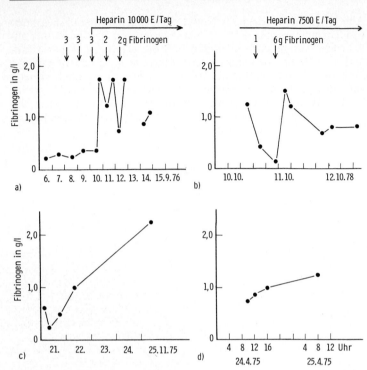

Abb. 4.11 Behandlung des Fibrinogenmangels. **a–b** Behandlung mit Fibrinogen. **a** 64jähriger Mann mit chronischer Hepatitis, Panmyelopathie, Sepsis, Verbrauchskoagulopathie. **b** 29jährige Frau mit akuter B-Hepatitis; Gravidität im 8. Monat, Verbrauchskoagulopathie und Hyperfibrinolyse, Anurie. **c–d** Spontaner Wiederanstieg, keine Fibrinogengabe erforderlich. **c** 50jähriger Mann mit Leberzirrhose: akute Alkoholintoxikation. **d** 40jährige Frau mit kurzfristigem Schock nach Kontrastmittelinfusion.

Steuerung der Substitutionstherapie mit Faktor-XIII-Konzentrat

Indikationen zur Faktor-XIII-Substitution

- Blutungen, operative Eingriffe und prophylaktische Substitution bei angeborenem Faktor-XIII-Mangel.
- Bedrohliche Blutungen und erforderliche operative Eingriffe bei erworbenem Faktor-XIII-Mangel infolge von
  - Lebererkrankungen,
  - Leukämien,
  - Verbrauchskoagulopathien.
- Von einigen Autoren wird die Gabe von Faktor XIII zur Verbesserung der Wundheilung empfohlen.

Der hämostyptische Effekt des Faktors XIII beruht auf der Stabilisierung des Fibrins und damit u. a. auf dem Schutz des Fibrins vor vorzeitiger Wiederauflösung durch die körpereigene Fibrinolyse. Von daher ist es theoretisch vorstellbar, daß eine Faktor-XIII-Substitution bei Verbrauchskoagulopathie die Wiederauflösung des bereits gefällten Fibrins verzögern könnte.

Minimalprogramm

Direktbestimmung des Faktors XIII mit einer neuen photometrischen Methode (S. 291).

Überwachung der Heparintherapie
(Übersicht Hirsh 1991 a:, Hirsh u. Levine 1992, Harenberg 1992)

Biochemie der Heparine

Heparine

Heparin ist ein *sofort* und *direkt* wirkendes Antikoagulans, das in der Klinik viel verwendet wird. Z. Z. wird Heparin nahezu ausschließlich aus Schweinemukosa hergestellt, und zwar einmal als *unfraktioniertes Heparin* und als *niedermolekulares Heparin*. Das unfraktionierte Heparin besteht aus polymeren Glykosaminoglykanen mit Molekulargewichten zwischen 3000 und 30000 D. Die fraktionierten, niedermolekularen Heparine werden aus unfraktioniertem Heparin durch verschiedene Methoden – chemische oder chromatographisch – isoliert. Ihr Molekulargewicht liegt zwischen 4000 und 8000 D. Die Hemmwirkung der Heparine beruht primär auf der Komplexbildung mit Antithrombin III, ersatzweise mit Heparin-Cofaktor-II. Ihr aktives Zentrum ist ein Pentasaccharid.

Der Heparin-Antithrombin-III-Komplex hemmt konzentrationsabhängig die Serinproteasen des Gerinnungssystems, insbesondere Thrombin und Faktor Xa (s. auch Abb. 4.18). Bei der Hemmung der Thrombinwirkung wird Heparin sowohl an Antithrombin III als auch an Thrombin gebunden, bei der Hemmung der Faktor-Xa-Wirkung nur an Antithrombin III, nicht an Faktor Xa. An Phospholipide gebundener Faktor Xa ist jedoch weitestgehend vor der Inaktivierung durch Heparin-Antithrombin-III geschützt (Marciniak 1973). (Diese und andere Tatsachen weisen darauf hin, daß die Heparinaktivität in vitro nicht unbedingt die Heparinaktivität in vivo widerspiegelt.) Die niedermolekularen Heparine haben eine überwiegende Anti-Xa-Aktivität und kaum noch eine Antithrombinaktivität.

Die Antithrombinwirkung wird von den klassischen Gerinnungstesten wie z. B. PTT und Thrombinzeit erfaßt, die Anti-Xa-Aktivität von Methoden, bei denen selektiv die Faktor-Xa-Inaktivierung gemessen wird, wie z. B. die Teste mit Faktor-Xa-spezifischem Substrat. Daß die Gerinnungszeit der PTT primär von der Antithrombinaktivität der Heparine bestimmt wird und nicht von ihrer Anti-Xa-Aktivität, wie bei diesem Test des Intrinsic-Systems zu erwarten, liegt nach den Untersuchungen der Gruppe um Hemker daran, daß Heparin primär die thrombinbedingte Aktivierung der Faktoren V und VIII hemmt (Beguin u. Mitarb. 1988, Hemker u. Kessels 1991). Die Ratio: Anti-Xa-Aktivität/Antithrombinaktivität gemessen mit der PTT (Anti-Xa/aPTT-Ratio) beträgt für unfraktionierte Heparine 1,0, da mit ihnen Anti-Xa-Aktivität und Antithrombinaktivität gleichermaßen gemessen wird, und für die niedermolekularen Heparine in vitro 2–4, ex vivo, nach s. c. Heparingabe 4–8.

Heparinoide

Das Heparinoid *Orgaran* (Org 10172 der Fa. Organon) gehört zu einer neuen Generation von Antikoagulanzien. Z.Z. wird es vor allem als Antikoagulans bei der *heparinassoziierten Thrombozytopenie*

(HAT) eingesetzt, da es im Gegensatz zu Heparin eine geringe Kreuzreaktion in vitro mit HAT-Antikörpern im Serum zeigt. Orgaran ist ein Glykosaminoglykan, das überwiegend aus Heparansulfat besteht und nur zu einem geringen Anteil aus Dermatansulfat und Chondroitinsulfat. Orgaran hemmt die Faktor-IX-Aktivierung und Faktor-X-Aktivierung. Tab. 4.3 zeigt die wichtigsten Daten bezüglich Orgaran, Heparin und niedermolekularem Heparin.

Zur Diagnostik der heparinassoziierten Thrombozytopenie s. Greinacher u. Mueller-Eckhardt 1991a.

Pharmakologie der Heparine

Heparin wird intravenös oder subkutan appliziert. Es wird vornehmlich an Antithrombin III, aber auch an andere Proteine gebunden (Tab. 4.4). Von daher erklärt sich, daß normalerweise bei der intravenösen Erstinjektion nur ca. 60% des zugeführten Heparins für die Antikoagulation zur Verfügung stehen (z. B. Abb. 4.13a). Bei der i. v. Einzeldosis von 5000 IE Heparin sollten die 75 kg schweren Pro-

Tabelle 4.3 Eigenschaften von unfraktioniertem Heparin, einem niedermolekularen Heparin und einem Heparinoid (Orgaran; aus „Orgaran Symposium", Haemostasis 22 [1992] 2)

Eigenschaften	Heparin	LMW-Heparin	Orgaran
Molekulargewicht	3000 – 30000	4000 – 8000	4000 – 10000
Spezifische Anti-Xa-Aktivität		ca. 100 E/mg	14 E/mg
Anti-Xa/Anti-IIa-Ratio	1,0	2,0 – 4,0	>20
Thrombinhemmung	stark	schwach	schwach
Verlängerung der Gerinnungszeit von PTT u. ä. Testen	dosisabhängig	schwach	schwach
Halbwertszeit	60 min	100 – 180 min	24,5 Std.
Plättchenaggregation	stark	gering	praktisch keine
Lipoproteinlipaseaktivität	stark	schwach	
Plättchenfaktor-4-Freisetzung	+	+	

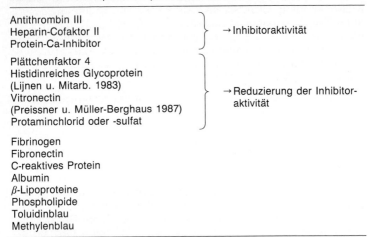

Tabelle 4.4 Mit Heparin komplexbildende Substanzen

Antithrombin III
Heparin-Cofaktor II } → Inhibitoraktivität
Protein-Ca-Inhibitor

Plättchenfaktor 4
Histidinreiches Glycoprotein
(Lijnen u. Mitarb. 1983)
Vitronectin } → Reduzierung der Inhibitoraktivität
(Preissner u. Müller-Berghaus 1987)
Protaminchlorid oder -sulfat

Fibrinogen
Fibronectin
C-reaktives Protein
Albumin
β-Lipoproteine
Phospholipide
Toluidinblau
Methylenblau

banden mit einem Plasmavolumen von ca. 40 ml/kg KG einen Heparinspiegel von ca. 1,6 IE/ml Plasma aufweisen. Wiedergefunden wurden jedoch nur ca. 1,1 IE/ml. Wird dann die Dosis verdoppelt, so ist nach „Absättigung der Konkurrenten" nicht mit einem doppelten, sondern einem vielfach höheren Hemmeffekt zu rechnen (Róka 1983). Abb. 4.12 zeigt, daß infolge der vielfachen Einflußgrößen auf den Heparineffekt (Details s. u.) die Gerinnungszeiten trotz gleicher Heparindosis von Patient zu Patient erheblich schwanken können. Ausmaß und Dauer der Heparinwirkung schwanken hingegen nur gering, wenn ein weitgehend einheitliches Normalkollektiv die gleiche Dosis erhält und die Untersuchungen unter gleichen Bedingungen erfolgen (Abb. 4.13a).

Die **Halbwertszeit** ist bei umfraktioniertem Heparin dosisabhängig und beträgt für die gebräuchliche Bolusinjektion von 5000 IE ca. 60 min. Die Heparintherapie wird daher mittels einer kontinuierlichen Dauerinfusion durchgeführt. Bei adipösen Patienten ist die Halbwertszeit länger (Harenberg 1992). Die niedermolekularen Heparine haben eine wesentlich längere Halbwertszeit von 100 – 180 min, je nachdem welches Heparin verwendet wird.

Nach s. c. Gabe wird das Wirkungsmaximum für unfraktioniertes Heparin in der 2.–4. Stunde erreicht und sinkt danach wieder ab, bis in der 8. Stunde praktisch nichts mehr nachweisbar ist (Popov̀-Cenic̀

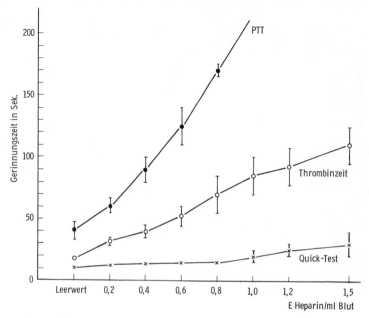

Abb. 4.**12** Unterschiedlicher Einfluß von steigenden Heparinkonzentrationen auf Thrombinzeit, PTT und Quick-Test.

u. Mitarb. 1978). (Dieses wird in der Klinik meist nicht berücksichtigt, die s. c. Heparingabe und die Blutentnahme erfolgen meist morgens zur selben Zeit!) Die Thromboseprophylaxe erfordert daher 2–3 s. c. Heparininjektionen pro Tag. Das Wirkungsmaximum nach s. c. Gabe von niedermolekularen Heparinen wird gleichfalls in der 2.–4. Stunde erreicht, jedoch ist die Halbwertszeit mit 100–180 min je nach Heparin deutlich länger und erlaubt damit eine einmalige s. c. Gabe täglich als Thromboseprophylaxe (Übersicht Harenberg u. Mitarb. 1989).

Die **Heparinelimination** ist nicht eindeutig geklärt. Heparin wird an die Endotheloberfläche gebunden. Es wird z. T. über die Niere ausgeschieden. Nach Teien (1977) ist die Halbwertszeit des Heparins bei Patienten mit Leberzirrhose auf 117,8 min verlängert. Nach Perry u. Mitarb. (1974) verlängert sich die Halbwertszeit des Heparins mit zunehmender Einschränkung der Nierenfunktion und höheren Heparinkonzentrationen. Bei akuten venösen Thromboembolien ist die Heparinelimination beschleunigt (Hirsh u. Mitarb. 1976).

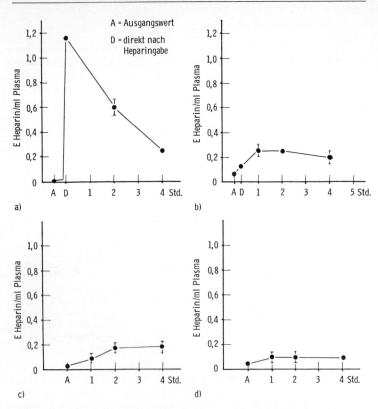

Abb. 4.13 Plasmaheparinspiegel bei verschiedenen Applikationen des Heparins. **a** Heparingehalt des Plasmas nach 1×5000 E Heparin i.v. Normalkollektiv, n = 5. **b** Heparingehalt des Plasmas bei kontinuierlicher Infusion von 300 E Heparin/kg KG/Tag i.v. Normalkollektiv, n = 3. **c** Heparingehalt des Plasmas nach 5000 E Heparin s.c. Normalkollektiv, n = 5. **d** Heparingehalt des Plasmas nach Heparin s.c., Abdominalchirurgie, 1 Tag nach der Operation, n = 5.

Der gerinnungshemmende Effekt von Heparin scheint *diurnalen Schwankungen* zu unterliegen mit der stärksten Gerinnungshemmung in den frühen Morgenstunden und der schwächsten tagsüber. In den Untersuchungen von Krulder u. Mitarb. (1992) betrug bei einer kontinuierlichen Gabe von 500 E Heparin/Std. i.v. die mittlere Verlängerung der PTT: 5 s, der Thrombinzeit 1,7 s, und der Anti-Xa-Aktivität 0,03 E/ml.

Einflüsse auf den Heparineffekt

In der Klinik häufiger vorkommende Einflußgrößen sind:

- Körpergewicht (Blutvolumen; Abb. 4.14),
- Thrombozytenzahl (Abb. 4.15),
- beschleunigte Thrombinbildungsrate (Abb. 4.16),
- Konkurrenten des Antithrombin III,
- Lagerungsdauer der Blutprobe (Versand!),
- iatrogen: Protaminchlorid (Abb. 4.17),
- Antithrombin-III-Gehalt des Plasmas (Abb. 4.19),
- Leber- und Nierenfunktion (Abb. 4.20),
- Kumulation des Heparins.
- pH des Blutes,
- gleichzeitige Aprotinintherapie (S. 221).

Körpergewicht (Abb. 4.14). In Einzelfällen empfiehlt sich eine überschlagmäßige Berechnung des Hemmeffektes der jeweiligen Heparindosis, um entweder eine unzureichende Antikoagulation oder eine Überdosierung und damit Blutungsgefährdung zu vermeiden.

Beispiel: Bei einem Plasmavolumen von 40 ml/kg KG führt bei einem 50 kg schweren Patienten bereits eine einmalige Dosis von 5000 E Heparin i.v. zu einem Plasmaheparinspiegel von 2,5 E/ml Plasma. Dies bedeutet, daß damit das Plasma (Blut) des Patienten zumindest in der darauffolgenden Stunde ungerinnbar ist (Abb. 4.13a), so daß diese Dosis z. B. einem frisch operierten Patienten nicht ohne weiteres zugemutet werden kann.

Ferner ist die Halbwertszeit des Heparins nach i.v. Gabe bei adipösen Patienten länger (125 min., Harenberg 1992).

Thrombozytenzahl (Abb. 4.15). Der in den Thrombozyten vorkommende Plättchenfaktor 4 bildet ebenso wie Antithrombin III und andere Plasmaproteine mit Heparin einen Komplex (S. 352). An Plättchenfaktor 4 gebundenes Heparin steht als Antikoagulans nicht mehr zur Verfügung. Der Heparineffekt wird daher sowohl in vivo als auch in vitro (Testansätze!) von der Thrombozytenzahl beeinflußt. Thrombozytosen bzw. ein erhöhter Plättchenfaktor-4-Gehalt im Plasma setzen die Heparinwirkung herab, schwere Thrombozytopenien verstärken den Heparineffekt und erhöhen die Blutungsbereitschaft.

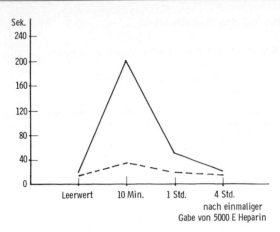

Abb. 4.**14** Verhalten der Thrombinzeit nach einmaliger Gabe von 5000 E Heparin bei einem 88 kg schweren Patienten (– –) und bei einem 65 kg schweren Patienten (——).

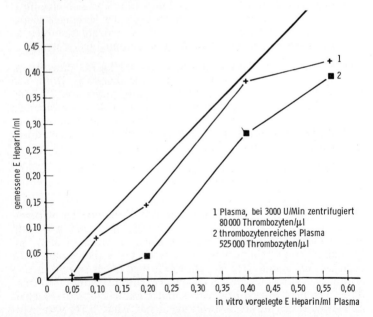

Abb. 4.**15** Einfluß der Thrombozytenzahl auf die Heparinaktivität im Plasma, gemessen mittels chromogenen Substrats.

Beschleunigte Thrombinbildungsrate. Bei thrombophilen Erkrankungen, z. B. frischen venösen Thrombosen und Lungenembolien, aber auch Tumoren, postoperativen Zuständen, Autoimmunerkrankungen sind die Gerinnungszeiten der PTT oft verkürzt (Abb. 4.**16**). Dieses wirkt sich auch auf die Heparintherapie aus. Insbesondere bei akuten venösen Thrombosen und Lungenembolien werden mit der PTT − weniger mit der Thrombinzeit − kürzere Gerinnungszeiten unter der Heparintherapie gemessen, als es normalerweise der Heparinkonzentration entspricht, und zwar sowohl in vitro als auch in vivo (Sting u. Mitarb. 1982). Als Ursachen werden genannt:

− Vermehrter Anfall der akuten Phasenproteine *Faktor VIII* (Hirsh u. Mitarb. 1976, Glynn 1979) und histidinreiches Glykoprotein (Lijnen u. Mitarb. 1983): Hohe Faktor-VIII-Konzentrationen beschleunigen in vitro die Aktivierung des Faktors Xa; das histidinreiche Glykoprotein hemmt die Thrombin-Antithrombin-III-Reaktion.
− Vermehrte Freisetzung von thromboplastischem Material aus Zellen, z. B. bei Tumoren und Promyelozytenleukämie. Vermutlich gehört hierzu auch die Heparinresistenz beim hypereosinophilen Syndrom (Hanowell u. Mitarb. 1981).
− Beschleunigte Heparinelimination (Hirsh u. Mitarb. 1976).
− Vermehrter Anfall von Plättchenfaktor 4.

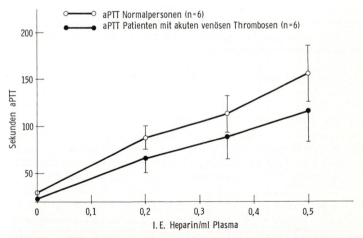

Abb. 4.**16** aPTT im Plasma von Normalpersonen und Patienten mit akuten venösen Thrombosen nach In-vitro-Zusatz steigender Heparinkonzentrationen. Bei starker interindividueller Streuung ist die Hemmung der Gerinnung bei gleicher Heparindosis in Thrombosekollektiv weniger ausgeprägt (Sting 1982).

Konkurrenten des Antithrombin III. Heparin wird, außer an Antithrombin III, noch an andere Substanzen gebunden (Tab. 4.5). Wie bereits ausgeführt, stehen nach einmaliger i. v. Gabe nur ca. 60% des injizierten Heparins als Antikoagulans zur Verfügung. Ist eine Absättigung der Konkurrenten erfolgt, so haben weitere Heparingaben eine vielfach stärkere Wirkung. Der Einfluß der Konkurrenten ist interindividuell und von Blutentnahme zu Blutentnahme durchaus unterschiedlich (Róka 1983).

Lagerungsdauer der Blutprobe. Nach einer 1- bis 2stündigen Lagerung von heparinisiertem Vollblut können die Gerinnungszeiten von z. B. PTT und Thrombelastogramm bereits deutlich kürzer sein als unmittelbar nach der Blutentnahme (Sutor u. Mitarb. 1983a) und damit einen geringeren Heparineffekt vortäuschen (z. B. Verkürzung von 67 auf 51 s). Dieser Effekt wird nicht bei Lagerung von Plasma beobachtet. Wahrscheinlich werden aus den Blutzellen Substanzen freigesetzt, die Heparin inaktivieren, wie z. B. der Plättchenfaktor 4 (Talstadt 1982). Will man die In-vitro-Einwirkung von Plättchenfaktor 4 vermeiden bzw. die tatsächliche Anti-Xa-Aktivität des Heparins bestimmen, so muß die Blutprobe sofort nach der Entnahme in „crushed" Eis gekühlt und das Plasma plättchenfrei zentrifugiert werden. Werden tiefgefrorene Plättchen aufgetaut, so wird Plättchenfaktor 4 freigesetzt.

Iatrogen: Protaminchlorid (Abb. 4.17). Die Neutralisation des Heparins mit Protaminchlorid, einem stark basischen Peptid, das mit Heparin einen gerinnungsinaktiven Komplex bildet, ist aus folgenden Gründen nicht unproblematisch:

- Protaminchlorid wirkt selber fibrinpolymerisationshemmend. Eine Überdosierung kann daher die Gerinnungszeit in den globalen Tests (z. B. PTT und Thrombinzeit) verlängern und somit einen scheinbar anhaltenden Heparineffekt vortäuschen.
- Bei einer normalen Halbwertszeit des Heparins von 1 – 1 1/4 Std. ist der Heparinspiegel im Plasma zum Zeitpunkt der Protaminchloridabgabe wesentlich niedriger, da zwischen dem Zeitpunkt der Blutentnahme zur Gerinnungsanalyse und der Protaminchloridgabe in der Regel ein Zeitraum von 1 Std. verstreicht.
- Insbesondere in den frühen Jahren wurde manchmal ein Rebound phenomen beobachtet, d. h. wahrscheinlich eine Dissoziation des Heparin-Protaminsulfat-Komplexes mit dadurch erneuter Gerinnungshemmung. Dieses ist bei Verwendung von Protaminchlorid nicht der Fall.

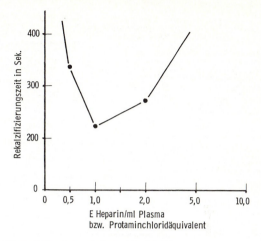

Abb. 4.17 Heparintitration mit Protaminchlorid.

Abb. 4.17 zeigt, wie durch Zugabe unterschiedlicher Protaminchloridmengen in verschiedene Teströhrchen die optimale Neutralisationsmenge für die im Plasma befindliche Heparinkonzentration ermittelt werden kann. Die kürzeste Gerinnungszeit entspricht dem Heparingehalt des Plasmas, d. h. in dieser Probe zugegebene Protaminchloriddosis konnte das Heparin komplett neutralisieren. Längere Gerinnungszeiten sind entweder durch ungenügende Zugabe von Protaminchlorid und damit verbleibendem Heparineffekt oder durch Überangebot von Protaminchlorid und dadurch Hemmung der Fibrinpolymerisation bedingt.

Antithrombin-III-Gehalt des Plasmas. Mit sinkendem Antithrombin-III-Gehalt des Plasmas nimmt die Heparinwirkung ab (Abb. 4.**18**, 4.**19**; Schramm 1977). Eine Verbesserung der Heparinwirkung und damit Verlängerung der Gerinnungszeiten wird nur dann erzielt, wenn nicht die Heparindosis erhöht, sondern der Antithrombin-III-Spiegel normalisiert wird (Abb. 4.**7**).

Beachte

Die Substitution von Antithrombin III bei laufender Heparintherapie kann zur sprunghaften, erheblichen Verlängerung der Gerinnungszeiten und zu Blutungen bei diesbezüglich gefährdeten Patienten führen.

4 Steuerung der Therapie von Gerinnungsstörungen

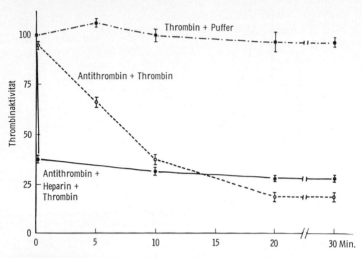

Abb. 4.**18** Einfluß von Heparin auf die Antithrombin-III-Wirkung (aus Rosenberg, R.D.: New Engl. J. Med. 292 [1975] 146).

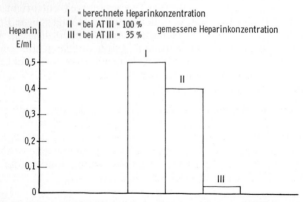

Abb. 4.**19** Heparin-Recovery in Abhängigkeit von der Antithrombin-III-Konzentration.

Gelegentlich wird trotz niedrigem Antithrombin-III-Spiegel eine der Heparindosierung entsprechende Verlängerung der Gerinnungszeiten beobachtet. Es könnte sich hierbei um die Auswirkung des *Heparin-Cofaktors II* handeln, des zweiten physiologischen Thrombininhibitors (Tolefsen u. Mitarb. 1982), dessen Wirkung durch Heparin gleichfalls um ein Vielfaches verstärkt wird. Nach Tran u. Duckert (1984) muß Antithrombin III um ein Drittel seines Ausgangswertes vermindert sein, bevor Heparin-Cofaktor II in der Thrombinhemmung gleichfalls wirksam wird.

Leber- und Nierenfunktion (Abb. 4.20). Vor allem bei niereninsuffizienten Patienten, aber auch bei Patienten mit eingeschränkter Leberfunktion ist mit einer Kumulation des Heparins, damit ungewollt mit verlängerten Gerinnungszeiten und Blutungskomplikationen zu rechnen (Teien 1977, Perry u. Mitarb. 1974).

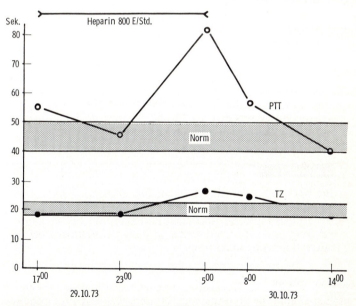

Abb. 4.**20** Verhalten der PTT und der Thrombinzeit im Verlauf einer Heparindauerinfusion mit nur 800 E/Std. Beachtenswert ist hierbei die Kumulation des Heparins, erkennbar an dem stetigen Anstieg der PTT und der Thrombinzeit. Bei der 36jährigen Patientin bestand ein akutes Nierenversagen infolge einer Verbrauchskoagulopathie.

Kumulation des Heparins. Die Pharmakodynamik des Heparins ist trotz seines breiten Einsatzes noch unzureichend erforscht. Wahrscheinlich bleibt Heparin nicht auf den intravasalen Raum beschränkt, sondern wird auch in Depots gespeichert (ausführliche Übersicht bei Jaques 1978). So kann man bei wiederholten i.v. Heparininjektionen oder z.B. nach der 4. s.c. Heparininjektion (Popòvcenić u. Mitarb. 1978) höhere Heparinspiegel und entsprechend stärker verlängerte Gerinnungszeiten messen als nach der 1. Injektion.

pH des Blutes. Durch Verschiebung des pH nach der sauren Seite wird die Thrombin-Antithrombin-III-Reaktionsgeschwindigkeit bzw. der Heparineffekt herabgesetzt, und zwar bereits in pathophysiologischen Bereichen (Róka u. Bleyl 1977).

Heparindosierungen

Heparintherapie

Standardtherapie

Unabhängig von der Lokalisation und dem Ausmaß der Thromboembolie wird eine Bolusinjektion von 5000 E und anschließend eine intravenöse Dauerinfusion von 30 000 E/Tag über 10 Tage gegeben (Hirsh 1991 a). Aus den o.g. Gründen wird jedoch häufig nicht die gewünschte Antikoagulation in vitro erzielt.

> **Beachte**
>
> Bei Erkrankungen mit erhöhtem Plättchenzerfall kann eine Verlängerung der PTT oft doch noch nachgewiesen werden, wenn die Blutprobe sofort nach Entnahme auf Eis ins Labor gebracht und sofort verarbeitet wird, da die Plättchen bei zu langer Lagerung auch in vitro zerfallen.

Ab ca. dem 5. Tag der Heparintherapie setzt überlappend die Cumarintherapie ein. Die zunehmende Verminderung des Prothrombinkomplexes (Quick-Wert) verlängert dann ihrerseits zusätzlich die Gerinnungszeit der PTT.

Individuelle Therapie

Möglichkeiten der individuellen Einstellung sind:

- eine Dosierung von 400–500 E/kg KG/24 Stunden,
- eine Einstellung auf Anti-Xa-Spiegel zwischen 0,4 und 0,8 E/ml,
- eine dementsprechende Verlängerung der PTT auf das 1,5 bis 2,5-fache des Leerwerts vor Therapiebeginn (PTT-Ratio). Zu berücksichtigen ist hierbei die individuelle Heparinempfindlichkeit des PTT-Reagenz (Abb. 5.19),
- eine 2- bis 3fache Verlängerung der Thrombinzeit.

Therapievarianten

In den letzten Jahren wurde versucht, die Standardtherapie zu variieren:

- eine nur fünftägige i.v. Dauerinfusionstherapie mit sofortigem Beginn der Cumarintherapie. Hirsh (1991a) warnt jedoch, diese Therapie bei bedrohlichen Thromboembolien durchzuführen;
- s.c. Heparintherapie in Tagesdosen von 30000–35000 E (Metaanalyse von Hommes u. Mitarb. 1992 an ca. 1000 Patienten, angeblich gleichermaßen effektiv wie Dauerinfusionstherapie);
- niedermolekulares Heparin 1- bis 2mal täglich s.c. gegeben soll gleichermaßen wirksam sein (Hull 1992). Die Dosierungen hängen vom verwendeten niedermolekularen Heparin ab.

Neugeborene und Säuglinge

Smith u. Andrew (1992) empfehlen eine initiale Bolusinjektion von 50 E/kg KG und anschließende i.v. Dauerinfusion von 20 E Heparin pro kg KG und Stunde.

Heparinprophylaxe

Intravenöse Prophylaxe

Bei der kontinuierlichen i.v. Low-dose Gabe von 200–400 E Heparin pro kg KG und Tag, z.B. zur Behandlung einer Verbrauchskoagulopathie, liegen die Heparinspiegel meist unter 0,3 E/ml Plasma (Abb. 4.21).

4 Steuerung der Therapie von Gerinnungsstörungen

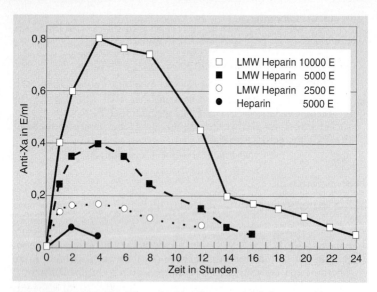

Abb. 4.21 Anti-Xa-Aktivität nach einmaliger s.c. Injektion von unfraktioniertem und niedermolekularem Heparin (aus Bergqvist u. Mitarb. 1983).

Beachte

Bei gleichzeitiger Thrombozytopenie genügen oft 100–150 E/kg KG/Tag.

Primäre, subkutane Prophylaxe

Die klassische Thromboseprophylaxe erfolgt mit 2mal täglich 5000 E unfraktioniertem Heparin subkutan sowie 5000 E zwei Stunden präoperativ.

Niedermolekulare Heparine, einmal täglich s.c. gegeben, scheinen gleichermaßen effektiv zu sein (Hirsh 1992).

Teste zur Überwachung der Heparintherapie

Abb. 4.12 zeigt, daß die drei globalen Gerinnungsteste PTT, Thrombinzeit und Quick-Test unterschiedlich empfindlich auf Heparin reagieren. In dem hier gezeigten Beispiel weist die PTT eine höhere Empfindlichkeit auf als die Thrombinzeit. Dieses liegt daran, daß bei der Thrombinzeit ein Testmilieu mit höherer Thrombinkonzentration und geringerer Ionenstärke gewählt wurde. Auch die PTT-Reagenzien weisen eine unterschiedliche Heparinempfindlichkeit auf (Abb. 5.19; Bain u. Mitarb. 1980). Der Quick-Test spricht weniger auf Heparin an, d. h. seine Gerinnungszeit wird erst bei Heparinkonzentrationen von mehr als 0,8 IE Heparin/ml verlängert. Dieses erklärt sich einmal aus der rascheren Thrombinbildungsrate unter den Bedingungen des Quick-Testes gegenüber der PTT, zum anderen wird ein Antiheparineffekt des Gewebethromboplastins diskutiert (Gomperts u. Zucker 1978).

PTT. Dieser Test spricht empfindlich auf Heparin an, und zwar ab 0,1 – 0,2 IE/ml Plasma. Die verschiedenen kommerziellen Reagenzien sind von unterschiedlicher Heparinempfindlichkeit (Abb. 5.19; z. B. Bain u. Mitarb. 1980). Bei der Beurteilung des Testergebnisses ist zu beachten, daß die PTT nicht spezifisch den Heparineffekt erfaßt, sondern auch gleichzeitig die Aktivität von Gerinnungsfaktoren und Inhibitoren. So kann eine zunehmende Verkürzung der PTT während einer Heparintherapie sowohl die Erholungsphase (z. B. Wiederanstieg von Faktor V nach einer Verbrauchskoagulopathie) als auch eine erneute Gefährdung (z. B. Entwicklung einer Thrombozytose mit vermehrtem Anfall von Plättchenfaktor 4 = Antiheparinfaktor) anzeigen.

Thrombinzeit. Dies ist ein sehr spezifischer Test in Bezug auf den Heparinnachweis, es sei denn, er wird während einer fibrinolytischen Therapie durchgeführt, so daß die Hemmwirkung der Fibrinogenspaltprodukte gleichfalls das Testergebnis beeinflußt. Die Empfindlichkeit der Thrombinzeit wird vom gewählten Testansatz bestimmt (Thrombinkonzentration, Plasmaverdünnung, Ionenstärke des Verdünnungsmittels).

Activated coagulation time (ACT). Diese von Hattersley 1966 eingeführte Variante hat sich als Bedside-Test mit automatischer Durchführung (Apparat Hemochron) zur Überwachung der Heparintherapie bei Operationen mit Hilfe von extrakorporalen Kreisläufen gut bewährt. Im Testansatz werden lediglich Nativblut und ein Oberflächenaktivator zusammengegeben und die Gerinnungszeit im Automaten registriert. Der Normalbereich liegt bei 110±15 s (Cohen 1984). Bei kombinierter Heparin- und Aprotimingabe wird die Verlängerung der Gerinnungszeit auch vom Aprotinin bestimmt (S. 221).

Heparinbestimmung mit chromogenen Substraten. Der Heparin-Antithrombin-III-Komplex inaktiviert zunächst eine standardisierte Menge Thrombin oder Faktor Xa. Das restliche, nicht inaktivierte Enzym spaltet dann von dem zugegebenen, synthetischen Tripeptid einen Farbstoff ab. Die Empfindlichkeit der Methode entspricht in etwa der PTT. Die Methoden werden heutzutage fast ausschließlich zur Bestimmung der Anti-Xa-Aktivität der Heparine eingesetzt. Via Anti-Xa-Aktivität kann die Therapie sowohl von unfraktioniertem Heparin als auch niedermolekularem Heparin kontrolliert werden. Die Anti-Xa-Aktivität (IE Heparin/ml) entspricht bei unfraktioniertem Heparin in etwa der Antithrombinaktivität (IE Heparin/ml). Einige Testkits enthalten Dextransulfat, so daß das an Plättchenfaktor 4 gebundene Heparin wieder freigesetzt werden kann. Die Kontrolle des Heparinspiegels mit diesen Testen empfiehlt sich daher in jenen Fällen, wo die PTT nicht den erwarteten Hemmeffekt durch Heparin zeigt, was in den meisten Fällen auf In-vitro-Freisetzung von Plättchenfaktor 4 beruht (S. 352). Einzelbestimmungen für den Notfall sind möglich.

Heptest. Dieser koagulometrische Test erfaßt die Anti-Xa-Aktivität im Plasma. Dem zu untersuchenden, unverdünnten Plasma wird eine standardisierte Menge Faktor Xa zugegeben. Nach einer Inkubationszeit, in der Faktor Xa in Abhängigkeit von der Heparinkonzentration durch Antithrombin III inaktiviert wird, werden Calciumionen, Cephalin und eine Plasmafraktion zugegeben. Die gemessene Gerinnungszeit korreliert mit der Konzentration von Heparin, niedermolekularen Heparinen, heparinähnlichen Substanzen. Die Anti-Xa-Aktivität des Heptestes kann von derjenigen chromogener Substrate abweichen. Zur Beurteilung eines niedermolekularen Heparins werden daher meist beide Methoden für wissenschaftliche Fragestellungen herangezogen.

Thrombelastogramm. Eine Vollblutmethode, die sich dann empfiehlt, wenn geringe Heparinmengen nachgewiesen werden sollen. Sie dient vor allem zur Orientierung in der Notfalldiagnostik. Eine quantitative Heparinbestimmung ist nicht möglich und wird besser mit der ACT durchgeführt (Abb. 4.22).

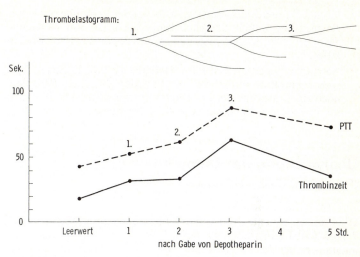

Abb. 4.**22** Verhalten von Thrombelastogramm, Thrombinzeit und PTT bei einem 70 kg schweren Patienten nach einmaliger Gabe von 12500 E Depot-Heparin s. c.

Heparinunempfindliche Teste

Teste, bei denen man thrombinähnliche Enzyme verwendet (z. B. Thrombinkoagulase, Reptilase, Arwin), werden von Heparin *nicht* beeinflußt. Man kann sie daher zur Unterscheidung von Heparineffekt und Fibrinpolymerisationsstörungen einsetzen (S. 235 ff.).

Zeitpunkt der Blutentnahme zur Bestimmung des Heparinspiegels

Falls eine Kontrolle des Heparineffektes erforderlich sein sollte, werden folgende Zeitpunkte für die Blutentnahme empfohlen (Abb. 4.**13c** u. **d**):

– Bei i. v. Dauerinfusion ca. 1 – 2 Stunden nach Therapiebeginn, dann nach Bedarf.

- Nach s.c. Injektion 2.–4. Stunde, da vor der 2. Stunde der Heparinspiegel noch nicht das Maximum erreicht hat und nach der 4. Stunde bereits wieder abgesunken ist (Popòv-Cenić u. Mitarb. 1978).
- Nach einmaliger i.v. Gabe von Heparin wird die höchste Heparinkonzentration direkt nach der Injektion gemessen. (Wird nur noch zur Einleitung der i.v. Dauerinfusion eingesetzt. Die intermittierende i.v. Gabe hat erhebliche Nachteile.)

Überwachung der Cumarintherapie

(Übersichten Hirsh 1991 b, Jaenecke 1991)

Die Cumarinderivate (Marcumar = Phenprocoumon: Halbwertszeit 7 Tage, und Coumadin = Warfarin: HWZ 44 Std.) interferieren mit Vitamin K bei der Synthese des Prothrombinkomplexes. Dadurch kommt es zu einem „Vitamin-K-Mangel" besser „Ausbleiben der Vitamin-K-Wirkung", und damit zu einer Senkung der Prothrombinkomplexaktivität im Plasma (Abb. 4.**23**) (Übersichten Haustein u. Markwardt 1971, Hirsh 1991 b, Jaenecke 1991). Die Überwachung der Cumarintherapie wird ausreichend empfindlich durch den Quick-Test und seine Varianten registriert (Quick-Test, S. 195 ff.). Für eine wirksame Thromboembolieprophylaxe wird ein sog. *therapeutischer Bereich* angestrebt. In diesem Bereich werden die gerinnungsinaktiven Vorstufen (Pivka, S. 80) von der Leberzelle in das Blut abgegeben, wo sie mit immunologischen Methoden nachweisbar sind.

Für Marcumar liegt der therapeutische Bereich zwischen 1–5 mg/l Plasma, bei langfristig eingestellten Patienen meist um 2,5 mg/l (Petersen u. Mitarb. 1992).

Das in den angelsächsischen Ländern meist verwendete Warfarin (Halbwertszeit 44 Std.) wird hier kaum gebraucht.

Im sog. therapeutischen Bereich, der stabilen Phase der oralen Antikoagulanzientherapie, liegen die 4 Faktoren des Prothrombinkomplexes in etwa derselben Größenordnung vor. Der therapeutische Bereich hängt allerdings ab vom verwendeten Thromboplastin und wird z.B. für *Thrombotest* mit 7–12%, für *Thromborel* mit 10–20% und für die meisten Thromboplastine mit 15–25% der Norm angegeben. Hieran zeigt sich, daß die Angabe eines Quick-Wertes in % nicht absolut genommen werden darf. Die Einführung der INR (S. 199) erlaubt jetzt eine Vergleichbarkeit der Thromboplastine und damit der Antikoagulation, wobei der therapeutische Bereich von 2,0–5,0 reicht.

In den letzten Jahren wurde der therapeutische Bereich je nach Grunderkrankung variiert (Tab. 4.5). Darüber hinaus sind low-dose Antikoagulationen in Erprobung (Übersicht Hirsh 1991 b), s. a. Abb. 5.10, S. 201.

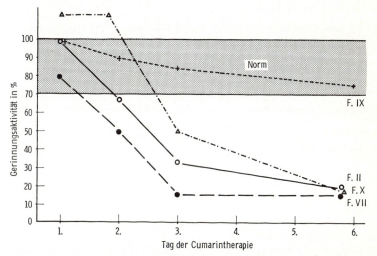

Abb. 4.23 Unterschiedlich rasche Abnahme der Faktoren des Prothrombinkomplexes (Vit.-K-abhängige Faktoren II, VII, IX, X) zu Beginn einer Cumarintherapie.

Tabelle 4.5 Empfohlener therapeutischer Bereich bei verschiedenen Erkrankungen (aus Hirsh 1991 b)

Grundleiden	Empfohlene INR
Rezidivverhütung tiefer Venenthrombosen	2,0 – 3,0
Akuter Herzinfarkt	3,0 – 4,5
Vorhofflimmern	2,0 – 3,0
Klappenersatz – biologische Klappen – mechanische Klappen	 2,0 – 3,0 3,0 – 4,5

Einleitung der Cumarintherapie
(Induktionsperiode, Dauer 10–14 Tage)

Bei der üblichen Dosierung: 1. Tag 4 Tabletten Marcumar, 2. Tag 3 Tabletten, 3. Tag Kontrolle des Quick-Werts, danach weitere Einstellung entsprechend dem individuellen Bedarf (s. unten; Jaenecke 1991) nimmt die Aktivität der 4 Faktoren des Prothrombinkomplexes entsprechend ihrer individuellen Halbwertszeit unterschiedlich rasch ab (Abb. 4.**23**).

Zunächst kommt es zu einem Abfall des Faktors VII (Halbwertszeit 6 Std.), der den therapeutischen Bereich u. U. schon am 2. Tag erreicht. Die Faktoren II, IX und X benötigen dazu 3–5 Tage. Bei Verwendung eines Faktor-VII-empfindlichen Thromboplastins wird daher der Quick-Wert bereits am 2.–3. Tag im therapeutischen Bereich sein, bei Einsatz eines Reagenzes, das mehr Faktor-X- und -II-empfindlich ist, oder das die Summe der drei Faktorenaktivitäten/3 wiedergibt, ist mit dem therapeutischen Bereich erst ab 3.–5. Tag zu rechnen (Abb. 5.**8**). Protein C hat wie der Faktor VII eine Halbwertszeit von 7 Std. Die bei einigen Patienten mit kongenitalem Protein-C-Mangel in den ersten Tagen der Therapie aufgetretenen Gewebsnekrosen werden auf den initial raschen Abfall des Protein C zurückgeführt (Übersicht Mammen 1984; Abb. 4.**24**).

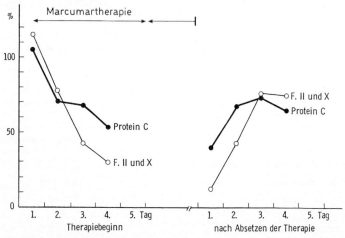

Abb. 4.**24** Verhalten von Protein C, Faktor II und X unter Marcumartherapie.

Erhaltungstherapie (stabile Phase)

Die Erhaltungstherapie strebt einen möglichst nur gering schwankenden Quick-Wert innerhalb des therapeutischen Bereiches an. Da die Halbwertszeit des in Deutschland meistverwendeten Cumarins *Marcumar* (Phenprocoumon) etwa 7 Tage beträgt, kann in der Phase der Erhaltungstherapie die Dosis pro Tag und Woche festgelegt werden (Ausnahme: problematische Fälle). Bei einem „gut einstellbaren" Patienten bleibt der wöchentliche Cumarinbedarf oft über Monate konstant.

Für jeden Patienten muß der individuelle Cumarinbedarf erst ermittelt werden, der sehr unterschiedlich sein kann. Tab. 4.6 zeigt hierfür drei Beispiele.

Tabelle 4.6 Beispiele für den individuell unterschiedlichen Bedarf an Marcumar/Woche (Angabe der Tablettenzahl). Erhaltungstherapie

Patient	Mo	Di	Mi	Do	Fr	Sa	So
42jähriger Mann, arterielle Verschlußkrankheit	1	$1\frac{1}{2}$	1	$1\frac{1}{2}$	1	$1\frac{1}{2}$	1
55jährige Frau, kombiniertes Mitralvitium	0	$\frac{1}{2}$	0	$\frac{1}{2}$	0	$\frac{1}{2}$	0
28jährige Frau, Zustand nach Beinvenenthrombose und Lungenembolie	2	2	2	3	2	2	2

Auch während der Therapie kann sich der Cumarinbedarf abrupt infolge bestimmter Einflußgrößen ändern.

Einflußgrößen auf den Cumarinbedarf sind:

- Arzneimittelinteraktionen,
- Einschränkung der Synthese des Prothrombinkomplexes
  - infolge Lebererkrankungen,
  - infolge kardialer Dekompensation,
- zusätzlicher Vitamin-K-Mangel,
- interkurrente Krankheiten,
- geringgradig das Körpergewicht,

- Alter (im höheren Alter geringerer Bedarf!),
- individuelle Erbanlage.
- Ein erhöhter Cholesterinspiegel geht mit einem erhöhten Cumarinbedarf einher.
- Bestimmte Nahrungsmittel (Grünkohl, Spinat) mit hohem Vitamin-K-Gehalt.

Ursache für *akute Veränderungen des Quick-Wertes* während der Erhaltungstherapie sind in der Mehrzahl der Fälle *Arzneimittelinteraktionen*. Tab. 4.**7** zeigt bekannte potenzierende oder hemmende Medikamente auf die Cumarinwirkung.

Von den Obst- und Gemüsesorten sind es nur Spinat und vor allem Grünkohl, die einen so hohen Vitamin-K-Gehalt haben, daß ihr Genuß zu einem relevanten Anstieg des Quick-Wertes führt. Bezüglich des Vitamin-K-Gehalts einiger Lebensmittel s. Tab. 4.**8**.

Beachte

Die in der Antikoagulanzensprechstunde weitaus häufigste Ursache für einen überraschend abrupten Abfall des Quick-Werts in blutungsgefährdende Bereiche ist die zusätzliche Einnahme bestimmter Pharmaka, insbesondere Pyrazolonderivate, Allopurinol und Clofibrat sowie Antibiotika.

Ein *geringer Cumarinbedarf* besteht bei eingeschränkter Syntheseleistung der Leber, d.h. bei Patienten mit Leberkrankheiten oder kardialer Dekompensation mit dadurch eingeschränkter Leberfunktion. Patienten mit Mitralvitien haben insbesondere einen sehr geringen Cumarinbedarf. Mit einem *Abfall des Quick-Werts* ist zu rechnen bei zusätzlichem Vitamin-K-Mangel (Antibiotikatherapie, Cholestase, Resorptionsstörungen; S. 83) sowie bei verschiedenen Erkrankungen, wie Leberleiden, Enteritiden, Niereninsuffizienz, Thyreotoxikose.

Ein *unerwarteter Abfall des Quick-Werts* im Rahmen einer postoperativen, mehrmonatigen Antikoagulantientherapie auf u.U. Werte von 10% und weniger kann sein:

- Ausdruck einer Cumarinintoxikation, sei es versehentlich, sei es infolge Thrombophobie oder in suizidaler Absicht (S. 84),
- das erste Symptom einer posttransfusionellen Hepatitis (2 eigene Fälle),

Tabelle 4.7. Einfluß von häufig benutzten Pharmaka auf die Wirkung oraler Antikoagulanzien (nach Hansten 1975)

Potenzierende Einflüsse

Überwiegend:

Pyrazolonderivate, insbesondere Phenylbutazon, Oxyphenbutazon	D-Thyroyxin
	Etacrynsäure
Allopurinol	Glifanan
Amiodaron	Glucagon
Antibiotika	Isoniazid,
Bezafibrat	Langzeitsulfonamide
Clofibrat	Penicilline
Danazol	Sulfinpyrazon

Seltener:

Acetylsalicylsäure in hoher Dosierung	Paracetamol, langfristig u. hohe Dosis
Anabolika	Reserpin
Chloralhydrat	Sulfisoxasol
Chloramphenicol	Sulfonylharnstoffe
Disulfiram	Suramin
6-Mercaptopurin	

Hemmende Einflüsse

Barbiturate	Laxanzien
Cholestyramin	Ovulationshemmer
Corticosteroide	Rifampicin
Diuretika	Tegretal

Tabelle 4.8 Vitamin-K-Gehalt einiger Lebensmittel (aus Olson 1987)

Lebensmittel	Vitamin K µg/100 g
Grünkohl	729
Spinat	415
Brokkoli	175
Salat	129
Kohl	125
Grüne Bohnen	40
Grüne Erbsen	29
Tomaten	10
Bananen	2

- verbunden mit einem abnehmenden Cumarinbedarf der erste Hinweis auf eine kardiale Dekompensation,
- Folge eines Alkoholabusus.

Sehr selten scheint eine *passagere, erworbene Cumarinresistenz* vorzukommen (Wolff u. Ten Cate 1979). Eine *hereditäre Cumarinresistenz* wurde von O'Reilly 1969 beschrieben.

Abbruch der Cumarintherapie

Nach Absetzen der Cumarintherapie steigt der Quick-Wert wieder an. Der Normbereich wird unterschiedlich rasch erreicht:

- spontan: in 3–6 Tagen, gelegentlich länger,
- nach oraler Gabe von Vitamin K: in 1–3 Tagen, gelegentlich länger,
- nach i. v. Gabe von Prothrombinkomplexkonzentraten: *sofort!*

Der spontane oder durch Vitamin K bedingte Wiederanstieg kann von sehr unterschiedlicher Dauer sein (Abb. 4.**25**). Er hängt ab vom Ausgangswert des Quick-Testes, Marcumarspiegel und den jeweiligen Einflußgrößen.

Ein *verzögerter Wiederanstieg des Quick-Werts* wird vor allem beobachtet bei

- Arzneimittelinteraktionen (vor allem Pyrazolonderivate),
- Leberparenchymschäden,
- Vitamin-K-Mangel (Antibiotika, Resorptionsstörungen),
- Cumarinintoxikation (S. 84).

Beim Absetzen der Cumarintherapie ist zu beachten:

- Die Inhibitoren Protein C und Protein S steigen langsamer an als die Gerinnungsfaktoren (Schofield u. Mitarb. 1987). Dies könnte u. a. erklären, warum in Einzelfällen in dieser Phase erneute Thrombosierungen beobachtet werden.
- Wir selber bevorzugen deshalb eine langsame Reduzierung der Cumarindosis.
- Bei der langen Halbwertzeit von Marcumar sollten Untersuchungen auf kongenitalen Protein-C- oder Protein-S-Mangel frühestens 6–8 Wochen nach Beendigung der Cumarintherapie erfolgen.

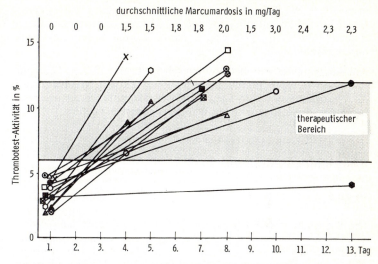

Abb. 4.25 Wiederanstieg der Gerinnungsaktivität (Thrombotest) nach vorübergehender Unterbrechung der Therapie mit Cumarinderivaten infolge bedrohlich niedriger Gerinnungsaktivität bei einigen Patienten unserer Antikoagulanzienambulanz. Die unterste Kurve zeigt einen verzögerten Wiederanstieg infolge gleichzeitiger Antibiotika- und Pyrazolontherapie.

Überwachung der fibrinolytischen Therapien

(Übersichten zur Thrombolyse des akuten Myokardinfarkts aus klinischer Sicht finden sich in Heft 2/92 Hämostaseologie; zur Therapie tiefer venöser Thrombosen s. Seifried 1992, lokale arterielle Lyse s. Hess 1990)

Die fibrinolytische Therapie ist in den 80er Jahren durch die Entwicklung neuer Thrombolytika und Erarbeitung neuer Therapieschemata vielfältiger geworden und wird weitverbreitet eingesetzt. Immer wieder jedoch stellt sich der Kliniker dieselben Fragen nach Indikation und Zeitpunkt der Therapie bezogen auf das thrombotische Geschehen, Wahl des Thrombolytikums, Ausmaß der systemischen Lyse, Therapieerfolg in Relation zum Blutungsrisiko.

Im folgenden wird zunächst ausführlich auf den Verlauf der klassischen systemischen Streptokinasetherapie eingegangen, da an ihr beispielhaft Anstieg, Maximum und Abschwächung der systemischen Lyse (Plasminämie) anhand ihrer Komponenten und Reaktionsprodukten dargestellt werden kann. Tab. 6.5, S. 368, zeigt Therapievarianten.

Am Anfang einer vor allem systemischen fibrinolytischen Therapie, insbesondere einer Streptokinasetherapie, steht der *Ausschluß von Kontraindikationen* (Tab. 6.6), da Blutungskomplikationen in erster Linie durch die Lyse frischer Wundverschlüsse entstehen.

Streptokinasetherapie

Verlauf

Die i.v. Gabe von Streptokinase bewirkt eine meist ausgeprägte „systemische" Lyse mit raschem Verbrauch von α_2-Antiplasmin und anschließender *Plasminämie*, d.h. freiem Plasmin im Blut. Infolgedessen fallen Fibrinogen und Plasminogen rasch ab, während die Fibrin(ogen)spaltprodukte (FSP) ansteigen. Da diese lytische Aktivität auch noch in vitro *nach* der Blutentnahme anhält, ist eine rasche Probenverarbeitung bzw. der Zusatz eines Fibrinolysehemmers für die exakte Messung wünschenswert.

Die Standarddosierung für Erwachsene besteht in einer *Initialdosis* von 250000 E Streptokinase in 30 min und in einer *Erhaltungsdosis* von 100000 E/Std. Kontinuierlich i.v. für 3–5 Tage (Tab. 6.5).

Der Verlauf der Streptokinasetherapie läßt sich in 3 Phasen einteilen:

Phase I: zunehmende Verlängerung der Thrombinzeit

(Plasminämie; Dauer ca. 12–20 Stunden bei Erhaltungsdosis von 100000 E Streptokinase/Stunden).

In den ersten Stunden der fibrinolytischen Therapie steigt die Thrombinzeit entsprechend dem Anfall der Fibrinogenspaltprodukte (FSP) an. Die Verlängerung der Thrombinzeit schwankt trotz gleicher Streptokinasedosierung von Patient zu Patient erheblich. Ursachen: individuelle Höhe des Antistreptokinase-Titers, unterschiedliche Mengen an Plasminogen und Antiplasmin im Plasma.

Häufige Kontrollen der Thrombinzeit in der Phase I sind nicht notwendig.

> **Beachte**
>
> Die Thrombinzeit kann zwar auf nicht mehr meßbare Werte ansteigen, doch ist dies nur ein bedingter Hinweis auf eine drohende Blutung. Erfahrungsgemäß korreliert die Blutungsgefahr weniger mit der Verlängerung der Thrombinzeit als mit der Dauer der Therapie. So werden Blutungskomplikationen am 3. Tag häufiger beobachtet als am 1. Tag.

Eine Fibrinogenverminderung findet nur in der Phase I statt. Das Fibrinogen kann in dieser Zeit weit unter 1 g/l absinken. Therapeutische Konsequenzen ergeben sich daraus nur, wenn bereits in dieser Phase der Therapie eine Blutungskomplikation auftreten sollte.

Die Schnellbestimmung des Fibrinogens nach Clauss ergibt zwar niedrigere Werte als die mit einer aufwendigeren Methode gemessenen, und zwar dank der Hemmwirkung der FSP, zur Beurteilung der Therapie sind sie jedoch ausreichend (Abb. 4.3).

Phase II: Rückkehr der Thrombinzeit zur Norm

(Ausklingen der Plasminämie; Zeitraum 15 – 40 Stunden nach Therapiebeginn).

Besondere Aufmerksamkeit erfordert die Phase II der fibrinolytischen Therapie. In dieser Zeit nähert sich die Thrombinzeit wieder der Norm, da als Folge der Erschöpfung des Plasminogenpools kaum noch FSP gebildet werden. Die Erschöpfung des Plasminogenpools bedeutet aber jetzt auch Reokklusionsgefahr.

> **Beachte**
>
> Bei Wiederabsinken der Thrombinzeit unter 30 s (normal 18 – 22 s) ist der Patient gegen Rethrombosierungen nicht mehr geschützt.

Konsequenz: Beginn der intermittierenden Heparintherapie (800 bis 1000 E/Std.) bis zum Wirksamwerden der Cumarintherapie.

Die Bestimmung des Quick-Werts während der Phase II (auch I) kann infolge der konzentrationsabhängigen Hemmeffekte der FSP und des Heparins zu Fehlinterpretationen führen.

Als Faustregel gilt: Nur bei einer normalen Thrombinzeit zeigt der Quick-Wert die echte, cumarinbedingte Verminderung des Prothrombinkomplexes an.

Sollte in Phase II eine Bestimmung des Prothrombinkomplexes erforderlich sein und zu diesem Zeitpunkt die Thrombinzeit noch verlängert sein, so muß auf die Faktoreneinzelbestimmung (z. B. Faktor II) ausgewichen werden.

Das Fibrinogen befindet sich in der Phase II bereits wieder im Anstieg.

Phase III: Thrombinzeit im Normbereich

(Trotz weiterlaufender Streptokinaseinfusion keine Zeichen einer Plasminämie; Zeitraum: 2.–3. Tag.)

In dieser Phase der Therapie werden trotz fehlender Plasminämie nicht selten noch Gefäßeröffnungen beobachtet durch das am Fibrin des Thrombus haftende Plasminogen (endogener Lysemechanismus).

Die Gerinnungsanalyse hat in dieser Phase nur noch die Aufgabe, die Antikoagulantientherapie zu überwachen (Quick-Test, PTT).

Fehlinterpretationen des Quick-Tests und der Fibrinogenbestimmung sind in dieser Phase nicht mehr zu erwarten.

Interpretation der Gerinnungsteste während der Streptokinasetherapie

Thrombinzeit

Der wichtigste Test zur Steuerung der fibrinolytischen Therapie ist die Thrombinzeit. Die zunehmende Verlängerung der Thrombinzeit und ihre anschließende Rückkehr zur Norm verlaufen parallel zu Anstieg und Abfall der FSP während der fibrinolytischen Therapie (Abb. 4.26). Damit erübrigt sich in der Mehrzahl der Fälle die zusätzliche FSP-Bestimmung. Abb. 4.27 zeigt, daß den gleichen Thrombinzeiten zu den Zeitpunkten „1 Stunde" und „24 Stunden" eine sehr unterschiedliche Aussagekraft zukommt: Der 1-Stunden-Wert kennzeichnet die zunehmende Fibrinolyse, die Phase der Plasminämie und des zunehmenden Anfalls von FSP, der 24-Stunden-Wert die abnehmende Fibrinolyse, die Phase der Erschöpfung des Plasminogen-Pools und damit der zunehmenden Thrombosegefährdung des Patienten.

Überwachung der fibrinolytischen Therapien

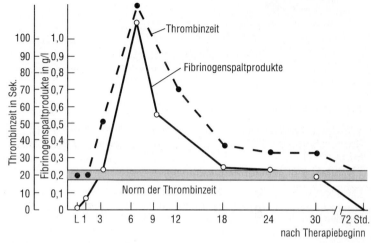

Abb. 4.**26** Typischer Verlauf von Thrombinzeit und FSP. Immunpräzipitationstest mit Antifibrinogenserum bei einer Streptokinasetherapie. L = Leerwert.

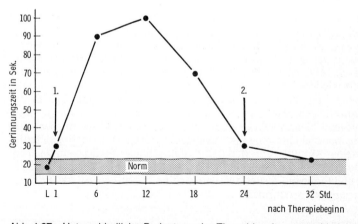

Abb. 4.**27** Unterschiedliche Bedeutung der Thrombinzeit zu verschiedenen Zeitpunkten der Streptokinasetherapie. Bei gleichem Testausfall zeigt der 1. Wert die beginnende Plasminämie an, der 2. Wert den Plasminogenmangel. L = Leerwert

> **Beachte**
>
> Sinkt der Fibrinogenspiegel während der fibrinolytischen Therapie unter 0,6 g/l, so beeinflußt er seinerseits zusätzlich den Ausfall der Thrombinzeit.

Teste mit thrombinähnlichen Enzymen

Prinzipiell korrelieren diese Teste analog zur Thrombinzeit mit der Konzentration der FSP im Serum. Ihr Vorteil gegenüber der Thrombinzeit liegt darin, daß der Testausfall nicht vom Heparingehalt des Plasmas beeinflußt wird (S. 235).

Die gleichzeitige Bestimmung von Thrombinzeit und einem dieser Teste während einer Streptokinasetherapie ergibt je nach dem Stadium der Lyse leichte Abweichungen: Am Beginn der Therapie korrelieren diese Teste mit der Konzentration der FSP gut. Nach 24stündiger Therapie sind diese Teste im allgemeinen stärker verlängert als die Thrombinzeit (Abb. 4.28). Für die routinemäßige Überwachung der Streptokinasetherapie liefert die zusätzliche Durchführung dieser Teste jedoch keine wesentliche Zusatzinformation.

Fibrinogenspaltprodukte (FSP)

Die Menge der FSP im Serum bzw. im Plasma mit neueren Methoden gemessen zeigt das Ausmaß der jeweiligen Plasminämie an. Bei der Streptokinasetherapie können die FSP im Serum auf dem Höhepunkt der Lyse auf Konzentrationen von über 2 g/l ansteigen. Näheres S. 337f. Abb. 4.29 zeigt das Verhalten der FSP, gemessen mit 2 verschiedenen Methoden, während einer Streptokinasetherapie. Beachte die unterschiedlichen Meßwerte in der 6. Stunde. Dies dürfte daran liegen, daß zum Zeitpunkt der stärksten Plasminämie überwiegend kleinmolekulare Spaltprodukte anfallen, die mit dem Staphylococcal clumping test nicht erfaßt werden. Mit abklingender lytischer Aktivität und dadurch Anfall größerer Spaltprodukte stimmen die Ergebnisse beider Methoden dann wieder überein. Auf der Abbildung sind ferner der gleichzeitige Plasminogen- und Fibrinogenabfall zu erkennen.

Fibrinogenbestimmung

Wie Abb. 4.30 zu entnehmen ist, sind die Routinemethoden der Fibrinogenbestimmung mit *großen Fehlerquellen* behaftet.

Überwachung der fibrinolytischen Therapien 173

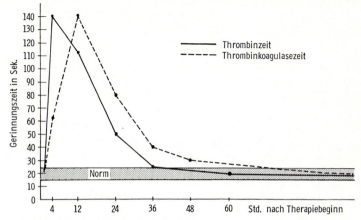

Abb. 4.**28** Typischer Verlauf von Thrombinzeit und Thrombinkoagulasezeit unter einer Streptokinasetherapie.

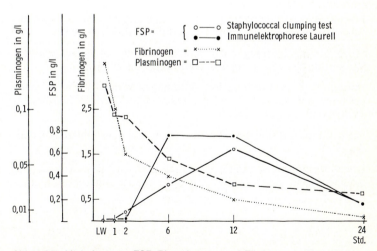

Abb. 4.**29** Verhalten von FSP, Plasminogen und Fibrinogen während einer Streptokinasetherapie. L = Leerwert.

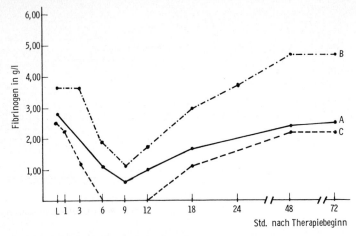

Abb. 4.**30** Typisches Verhalten des Fibrinogens während der Streptokinasetherapie (Vergleich verschiedener Methoden).
A = Fibrinogenbestimmung nach Ratnoff-Menzie,
B = Fibrinogenbestimmung nach Schulz (Hitzefibrin),
C = Fibrinogenbestimmung nach Clauss,
L = Leerwert.

Fibrinogenbestimmung nach Clauss: eindeutig zu *niedrige Werte* infolge Polymerisationshemmung des Fibrins durch die FSP.

Hitzefibrinbestimmung nach Schulz: Neigung zu *leicht erhöhten* Werten, da die FSP beim Erhitzen mitgefällt werden.

Immunologische Fibrinogenbestimmungen können nicht zwischen gerinnbarem Fibrinogen und den reichlich anfallenden Fibrinogenspaltprodukten unterscheiden.

Methode nach Ratnoff-Menzie: exakte Werte, aber sehr zeitaufwendig.

Erste Fibrinogenbestimmungen mittels Derived Fibrinogen (S. 245) ergaben Werte, die zwischen denjenigen mit herkömmlichen Methoden liegen (Schmitt u. Mitarb. 1993).

Ultrahohe Streptokinasetherapie

(Martin u. Fiebach 1988, Seifried 1992)

Das Prinzip dieser Therapie besteht darin, daß durch eine kurzfristige Anflutung sehr hoher Streptokinasemengen das Plasminogen des Bluts überwiegend in Plasminogenaktivator umgewandelt wird, damit der Plasminbildung weniger zur Verfügung steht und die systemische Fibrinogenolyse nur 6 von 24 Stunden anhält. Durch diese Therapie scheinen die Gerinnsel um ca. 1 Tag eher aufgelöst zu werden. Die Handhabung ist für alle Beteiligten einfacher als bei der klassischen Streptokinasetherapie, Erfolgsquote, Nebenwirkungen, Blutungen scheinen in etwa gleich hoch zu sein. Vor dem Einsatz bei Beckenvenenthrombosen wurde gewarnt. Dosierung s. S. 368.

Abb. 4.**31** zeigt, daß bei der ultrahohen Streptokinasetherapie das Fibrinogen weniger abfällt als bei der klassischen Streptokinasetherapie, die Fibrinogenspaltprodukte gleichermaßen, aber nur während der 6 Stunden erhöht sind, Plasminogen und α_2-Antiplasmin sofort abfallen und sich nach Absetzen der Therapie in den ersten 24 Stunden leicht erholen.

Urokinasetherapie

Verlauf

Bei der Therapie mit dem körpereigenen Fibrinolyseaktivator Urokinase kommt es bei den z. Z. üblichen Dosierungen von initial 250 000 E/30 min, Erhaltungsdosis 100 000 E/Std., zu einer nur mäßigen Plasminämie und damit nur geringgradigen Änderungen der Gerinnungsparameter (Abb. 4.**32**). Die fibrinolytische Aktivität steigt langsam an und erreicht erst am 2.–4. Tag der Therapie ihr Maximum. Da der Plasminogen-Pool sich nicht erschöpft, bleibt die fibrinolytische Aktivität im Blut über Tage in fast unverändertem Ausmaß erhalten. Wie bei der Streptokinasetherapie läßt auch hier der Ausfall der Gerinnungsteste keinen Rückschluß auf die Effektivität der Therapie zu (Niessner u. Mitarb. 1978). Dieselben Autoren fanden eine ausgeprägte fibrinolytische Aktivität während der Urokinasetherapie bei angeborenem Antithrombin-III-Mangel.

Da die Urokinasetherapie mit einer schwachen Fibrinogenolyse einhergeht, ist wegen der Rethrombosierungsgefahr eine zusätzliche Heparingabe mit ca. 800–1000 IE/Std. i. v. erforderlich (Abb. 4.**32** u. 4.**33**).

176 4 Steuerung der Therapie von Gerinnungsstörungen

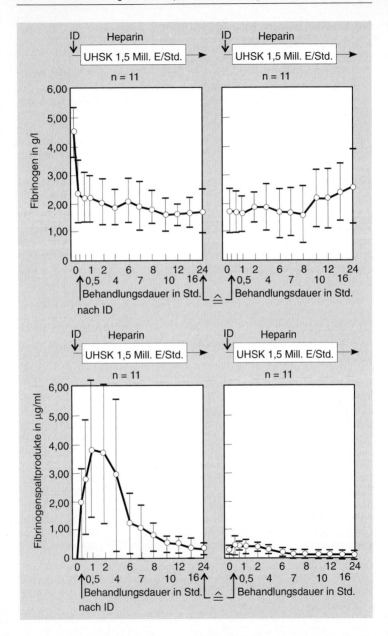

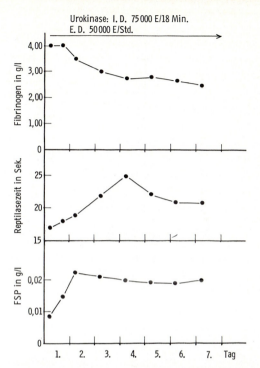

Abb. 4.**32** Reptilasezeit, Fibrinogen und FSP. Mittelwerte von 10 Urokinasebehandlungen (ID = Initialdosis, ED = Erhaltungsdosis) (aus Niessner, H., H. Czembirek, K. Lechner, Ch. Nowotny, E. Thaler: Grundlagen der Dosierung von Urokinase und Therapieüberwachung. In Tilsner, V.: Urokinase Workshop 1977. Papillon, Freiburg 1978).

Abb. 4.**31** Ultrahohe Streptokinasetherapie. Verhalten von Fibrinogen und Fibrinogenspaltprodukten (aus Martin u. Fiebach 1988).

178   4 Steuerung der Therapie von Gerinnungsstörungen

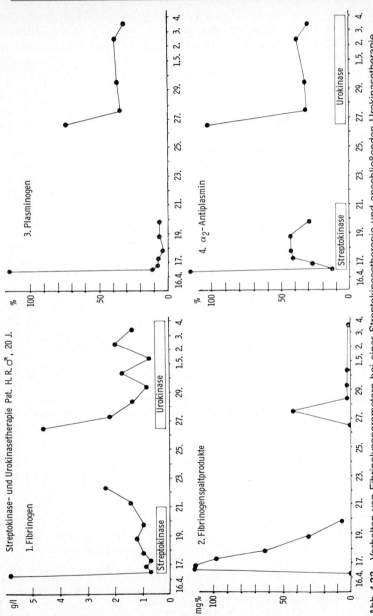

Abb. 4.33 Verhalten von Fibrinolyseparametern bei einer Streptokinasetherapie und anschließenden Urokinasetherapie.

Interpretation der Teste

Da Thrombinzeit und Reptilasezeit prinzipiell mit der Konzentration der FSP korrelieren, weisen sie – entsprechend dem geringen Anfall von FSP während der Urokinasetherapie – fast immer eine nur leichte Verlängerung gegenüber dem Ausgangswert auf. Wird allerdings während der Urokinasetherapie zusätzlich Heparin gegeben, so wird die Thrombinzeit heparinbedingt stärker verlängert als die Reptilasezeit.

Fibrinolytische Therapie mit Gewebeaktivator (rt-PA)

Der Plasminogen-Gewebeaktivator (t-PA) als Thrombolytikum wird gentechnisch hergestellt (*recombinant t-PA* = rt-PA, Details S. 321 f.). Er bindet sich an Fibrin und kann dann erst seine eigentlich fibrinolytische Wirkung entfalten. rt-PA ist frei von allergischen Nebenwirkungen. Die Blutungsgefährdung steigt mit der rt-PA Dosis. Die derzeit verwendeten Dosierungen liegen um ein Vielfaches über der physiologischen Konzentration.

Zur Zeit wird rt-PA zumeist bei der kurzfristigen Lyse des akuten Myokardinfarkts eingesetzt. Die Erfolgsquoten hinsichtlich Wiedereröffnung entsprechen denjenigen bei der i. v. Streptokinasetherapie. Die Behandlung tiefer venöser Thrombosen ist noch nicht genügend etabliert. Erste Ergebnisse liegen vor, die Rekanalisation scheint derjenigen von Streptokinase und Urokinase zu entsprechen, die Blutungsgefährdung gleich hoch zu sein.

Insgesamt verläuft bei der rt-PA-Therapie die systemische Lyse wesentlich schwächer als diejenige bei Streptokinasetherapie. Die TIMI-Phase I-Studie (Rao 1988) ergab einen maximalen Abfall des Fibrinogens um nur 26% (versus 57% bei der Streptokinasetherapie), des Plasminogens um 63% (83%) und einen maximalen Anstieg der FSP auf 111 µg/ml (257 µg/ml, Norm unter 0,5 µg/ml) (Abb. 4.**34**). Vermutlich ist die systemische Lyse bei rt-PA jedoch wesentlich schwächer, da eine In-vitro-Fortsetzung der t-PA-Aktivität bei den damals verwendeten Fibrinolyse-Inhibitoren anzunehmen ist (S. 320; Übersicht Görge u. Meyer 1992).

180 4 Steuerung der Therapie von Gerinnungsstörungen

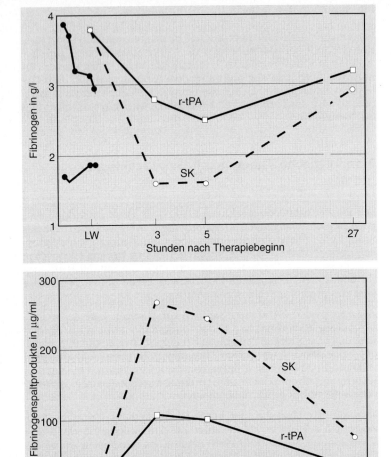

Abb. 4.**34** Verhalten von **a** Fibrinogen und **b** Fibrinogenspaltprodukten bei r-tPA-Therapie und Streptokinasetherapie (Mittelwerte, n ≅ 124; aus Rao u. Mitarb. 1988).

Fibrinolytische Therapie bei Prourokinase (rscu-PA)

Auch Prourokinase (single chain urokinase Plasminogenaktivator = scu-PA) wird gentechnisch hergestellt. Prourokinase (PUK, Saruplase) ist ein einkettiger Fibrinolyseaktivator, der durch Plasmin zur zweikettigen Urokinase gespalten wird. Auch Prourokinase entwickelt ihre hauptsächliche Wirkung in Gegenwart von Fibrin. Die systemische Lyse verläuft schwächer als diejenige infolge Streptokinasetherapie, wenngleich es auch hier zu einem meßbaren Abfall von Fibrinogen und Anstieg der Fibrinogenspaltprodukte kommt (PRIMI Studie Meyer 1989; Abb. 4.**35**). Die Wiedereröffnungsrate scheint gleich gut zu sein wie mit den anderen Fibrinolytika (Übersicht Görge u. Meyer 1992).

Fibrinolytische Therapie mit APSAC

APSAC (acylierter Plasminogen-Streptokinase-Aktivator-Komplex) ist ein Plasminogenaktivator, bei dem aus Spenderplasma gewonnenes Plasminogen mit Streptokinase bereits im Komplex gebunden und dessen aktives Zentrum zunächst durch eine Acylgruppe blockiert ist. Nach Bolusinjektion wird APSAC im Blut langsam deacyliert, so daß die fibrinolytische Wirkung über Stunden anhält. Abgesehen von der Kurzzeitinfusion (prinzipiell dadurch „präklinisch" möglich), entsprechen Wirkung und Nebenwirkungen denjenigen bei Streptokinasetherapie, dieses gilt auch für die Hämostaseparameter (Kasper u. Mitarb. 1986).

Fibrinolytische Therapie mit Schlangengiften

Die Überschrift ist insofern nicht korrekt, da die aus Schlangengift gewonnenen Fraktionen *Ancrod* (Arwin) und *Batroxobin* (Defibrase) prokoagulatorisch wirken, indem sie nur das Fibrinopeptid A von Fibrinogen abspalten. Dadurch entstehen leicht lösliche Fibrinmonomere, die vom körpereigenen fibrinolytischen Potential rascher eliminiert werden. Ziel der Therapie ist die langsame Senkung des Fibrinogenspiegels durch s.c. Injektionen auf 0,8–1,0 g/l und damit Senkung der Blutviskosität (Plasmaviskosität) mit entsprechender Verbesserung der Fließeigenschaften des Bluts. Diese Therapie wird vor allem bei der Behandlung der peripheren arteriellen Verschlußkrankheit eingesetzt. Abb. 4.**36** zeigt das Verhalten des

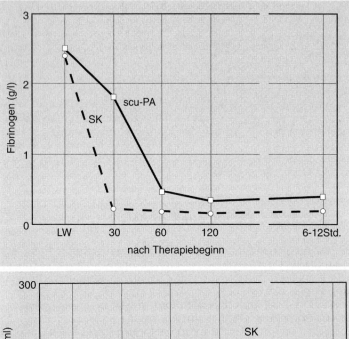

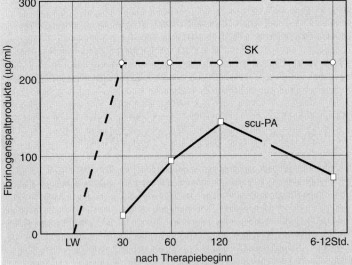

Abb. 4.**35** Verhalten von **a** Fibrinogen und **b** Fibrinogenspaltprodukten bei Prourokinasetherapie und Streptokinasetherapie (Medianwerte, n ≅ 200; aus Meyer u. Mitarb. 1983).

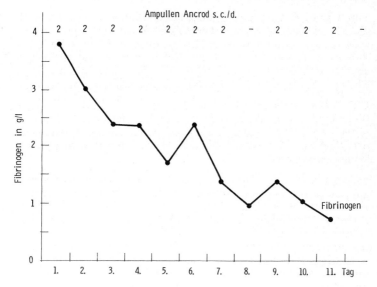

Abb. 4.**36** Verhalten des Fibrinogens (Clauss-Methode) während einer s.c. Ancrodtherapie.

Fibrinogens bei 2mal täglicher s.c. Injektion von Ancrod. Zur Verlaufskontrolle genügt die Fibrinogenbestimmung nach Clauss (Einzelheiten Ehrly 1984).

Hirudintherapie

(Übersichten Markwardt 1991, Walenga u. Mitarb. 1991)

Hirudin ist ein hochwirksamer, spezifischer Thrombininhibitor, der früher aus dem medizinischen Blutegel (Hirudo medicinalis) gewonnen wurde und z.Z. als rekombinantes Hirudin von verschiedenen Firmen gentechnisch hergestellt wird. Hirudin wurde von Markwardt als erstem isoliert und charakterisiert. Es ist ein saures Protein mit einem Molekulargewicht von 7000, das mit Thrombin eine 1:1-Bindung eingeht. Hirudin unterscheidet sich von Heparin dahingehend, daß es kein Antithrombin III benötigt und durch Protaminchlorid nicht neutralisiert werden kann. Hirudin blockiert die

Thrombinwirkungen auf Fibrinogen, die Faktoren V, VIII und XIII, die Plättchenaggregation und das Fibroblastenwachstum. Im Gegensatz zu Heparin inaktiviert Hirudin auch an Fibrin gebundenes Thrombin. Hirudin wird z. Z. in verschiedenen klinischen Studien geprüft, wobei die Verhütung der Reokklusion nach fibrinolytischer Therapie des Myokardinfarkts von besonderem Interesse ist.

Die *Halbwertszeit* des Hirudins beträgt 1−2 Stunden. Wirksame Blutspiegel sind voraussichtlich <2,5 µg/ml Blut für die Thromboseprophylaxe und 5−10 µg/ml für die therapeutische Antikoagulation (Übersicht Walenga u. Mitarb. 1991). Hirudin wird über die Nieren ausgeschieden.

Walenga u. Mitarb. untersuchten die Eignung verschiedener Gerinnungsteste zur *Überwachung der Hirudintherapie* und verglichen Hirudin mit der gleichen Menge Heparin. Konzentrationen von 1−10 µg Hirudin dürften dabei 0,13−1,3 E Heparin entsprechen (sofern 1 E Heparin = 1/130 mg). Es zeigte sich, daß die Thrombinzeit am empfindlichsten auf Hirudin reagierte (Empfindlichkeit <2.5 µg/ml), wobei die Art des verwendeten Thrombins eine Rolle spielt, da Hirudin vorzugsweise α-Thrombin inaktiviert. Die PTT sprach ab 5 µg Hirudin/ml an, der Quick-Wert war für Hirudinkonzentrationen zwischen 1−10 µg/ml unempfindlich. Besonders geeignet scheinen die chromogenen Teste zu sein.

Hirudin ist *standardisiert*: 1 Antithrombineinheit Hirudin inaktiviert 1 NIH-Einheit Thrombin. 1 µg Hirudin (HBW 023) enthält ca. 10 Antithrombineinheiten.

5 Detaillierte Testinterpretation

Allgemeine Voraussetzungen

Die richtige Interpretation von gerinnungsanalytischen Testen erfordert in besonderem Maße die Kenntnis der Einflußgrößen und Störfaktoren auf den jeweiligen Test. Hinzu kommt, daß z. Z. zwar noch überwiegend die sog. Gerinnungsteste eingesetzt werden, daß aber zunehmend häufiger andere Methoden Verwendung finden, wie z. B. die Methoden mit synthetischen Oligopeptidsubstraten oder die Vielfalt immunologischer Teste. Im folgenden wird daher ein Überblick über die derzeitigen Teste und ihre Prinzipien gegeben.

Testprinzipien

Aktivitätsteste

Diese Teste messen die Aktivität eines oder mehrerer Gerinnungsfaktoren, wobei die gemessene Aktivität häufig Rückschlüsse auf die Konzentration erlaubt, allerdings auch von Inhibitoreffekten beeinflußt wird. Zur berücksichtigen ist ferner, daß Aktivitätsmessungen auch unspezifische Aktivitäten miterfassen, wie z. B. den Heparin-Cofaktor II bei der Bestimmung des Antithrombin III mittels Thrombin (S. 302).

Klassische Gerinnungstests. Bei diesen überwiegenden Testen wird die Aktivität eines einzelnen oder gleichzeitig mehrerer Gerinnungsfaktoren durch Messung der Fibrinbildungsgeschwindigkeit erfaßt (Abb. 5.1). Von der Aktivität (Gerinnungszeit) wird auf die Konzentration (z. B. g/l bei der Fibrinogenbestimmung nach Clauss 1957) geschlossen.

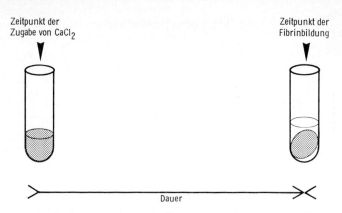

Abb. 5.1 Messung der Gerinnungsaktivität anhand der Fibrinbildungsgeschwindigkeit in Sekunden (Dauer der Fibrinbildung vom Augenblick der Zugabe von Calciumionen bis zum faßbaren Fibrin).

Synthetische Oligopeptidsubstrate. Hierbei handelt es sich um synthetische Peptide von 3–4 Aminosäuren, die mit einem Indikator versehen sind und deren Sequenz so angeordnet ist, daß sie für das jeweilige Enzym eine hohe Spezifität haben. Die Abspaltung des Indikators (p-Nitroanilin) von chromogenen Substraten ist optisch meßbar, sei es kinetisch oder durch Endpunktmessung (Abb. 5.2). Zur Zeit sind Parameter des Gerinnungs- und Fibrinolysesystems (z. B. Plasminogen) meßbar, vorzugsweise die Inhibitoren, wie Antithrombin III, oder die Anti-Xa- oder Antithrombinaktivität des Heparins. Neuerdings scheinen auch die globalen Teste wie der Quick-Test mit synthetischen Oligopeptidsubstraten durchführbar zu sein. Zu beachten ist bei allen Testen, daß inaktivierte Enzyme, die mit natürlichen Substraten nicht mehr reagieren, durchaus noch kleinmolekulare Substrate spalten können (z. B. der Thrombin-α_2-Makroglobulin-Komplex).

Messung der fibrinolytischen Aktivität. Sie erfolgt meist mit visuellen Methoden anhand der Fibrinlöslichkeit (Euglobulinlysezeit, Fibrinplattenmethode, Thrombelastogramm). Indirekt wird die fibrinolytische Aktivität erfaßt bzw. beurteilt durch die Bestimmung der einzelnen Meßgrößen wie z. B. Fibrinogenspaltprodukte oder den Plasminogenaktivator-Inhibitor (PAI 1).

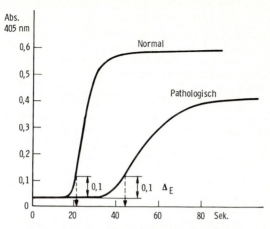

Abb. 5.2 Messung der enzymatischen Aktivität anhand der Absorption infolge Spaltung chromogener Peptidsubstrate. Hier Quick-Test.

Die Aktivitätsteste lassen sich ferner in folgende zwei Gruppen einteilen:

Sog. **globale Teste.** Diese werden mit Nativ- oder Citratblut durchgeführt (z. B. Clot observation time, Activated clotting time, Thrombelastogramm) oder mit unverdünntem Plasma (Quick-Test, PTT, Rekalzifizierungszeit u. a. m.) und entsprechen daher noch am ehesten dem In-vivo-Milieu. Sie erfassen:

− gleichzeitig mehrere enzymatische Reaktionen − ausgenommen die Thrombinzeit und ähnliche Teste,
− die Anwesenheit von Inhibitoren und Milieuänderungen.

Einzelfaktorenbestimmungen. Diese erfolgen in einem Testsystem, in dem der zu untersuchende Faktor die Geschwindigkeit des Reaktionsablaufes bestimmt. Diese Teste sind meist Variationen des Quick-Testes oder der PTT und werden in verdünntem Plasma durchgeführt. Damit werden mögliche Störfaktoren des ursprünglichen Milieus ausgeschaltet bzw. reduziert (= Absicht des Gerinnungsphysiologen) und im Test nicht mehr oder unvollständig erfaßt (= erforderliche Kenntnis des Klinikers) (Abb. 5.12 u. S. 253).

Die Teste zur Messung der Gerinnungsaktivität beruhen auf enzymatischen Reaktionen entsprechend denjenigen während der Blutgerinnung und werden je nach Testansatz beeinflußt von

- den direkten Reaktionspartnern:
  - Gerinnungsenzyme und ihre Substrate (z. B. Thrombin und Fibrinogen),
  - Akzeleratoren (z. B. Faktoren V und VIII),
  - gerinnungsaktive Phospholipide,
  - Calciumionen,
  - Inhibitoren (z. B. Antikörper oder Heparin),
- vom Milieu des Gerinnungsablaufs, d. h. z. B. von physikochemischen Einflüssen, wie Ionenstärke, Temperatur, pH u. a. m.

Von daher ist es verständlich, daß

- jeder Test die *In-vivo*-Stituation nur bedingt ausschnittsweise wiedergibt (der Ausfall der Rekalzifizierungszeit wird z. B. von der Thrombozytenzahl im Plasma mitbeeinflußt und diese wiederum von der Zentrifugationsgeschwindigkeit) (Abb. 5.**45**), oder daß bei Verwendung von Aqua dest. im Testansatz kürzere Gerinnungszeiten gemessen werden als bei Verwendung von 0,9%iger NaCl-Lösung, die naturgemäß eine höhere Ionenstärke hat,
- die Verminderung eines einzelnen Proenzyms zum – wenn auch unterschiedlich empfindlichen – pathologischen Ausfall all derjenigen Teste führt, die dieses Proenzym erfassen (z. B. ein Prothrombin- bzw. Faktor-II-Mangel bedingt eine Verlängerung von Quick-Test *und* PTT; Abb. 2.1),
- die Anwesenheit von Inhibitoren zum – wenn auch unterschiedlich – empfindlichen Ausfall all derjenigen Teste führt, auf die sich der betreffende Inhibitor auswirkt; z. B. hemmt Heparin via Antithrombin III die Thrombinwirkung, verzögert damit die Fibrinbildung und kann daher all diejenigen Teste beeinflussen, mit denen die Fibrinbildungsgeschwindigkeit gemessen wird, wie z. B. Thrombinzeit, partielle Thromboplastinzeit (PTT), Quick-Test (Abb. 4.**12**),
- schon geringfügige Änderungen des Testansatzes zu einem anderen Testergebnis führen, wie Verschiebung der Citrat-Plasma-Relation (s. u.), Änderung der Ionenstärke u. a. m.

Immunologische Methoden

Alle immunologischen Methoden sind, wie bereits ausgeführt, *Konzentrationsmessungen,* die nichts über die Aktivität bzw. Aktivierbarkeit eines Parameters aussagen. Sie dienen

- der Identifizierung eines Moleküls,
- der Konzentrationsmessung mit bedingter Rückschlußmöglichkeit auf die Aktivität,
- bei gleichzeitiger Aktivitätsmessung dem Nachweis teilinaktivierter Moleküle (z. B. niedrige Antithrombin-III-Aktivität bei normaler immunologischer Konzentration) (Verdacht auf Vorliegen von Thrombin-Antithrombin-III-Komplexbildung oder angeborene Fehlstrukturierung des Antithrombin-III-Moleküls).

Methoden mit folgenden Testprinzipien werden verwandt:

ELISA (enzyme linked immunosorbent assay) sind die heute meistgebräuchlichen immunologischen Teste. Bei der „Sandwich"-Technik werden sowohl monoklonale als auch polyklonale Antikörper verwendet, wobei der Antikörper im flüssigen Milieu peroxidasehaltig ist (Abb. 5.3). Mit ihnen sind Bestimmungen möglich von Einzel-

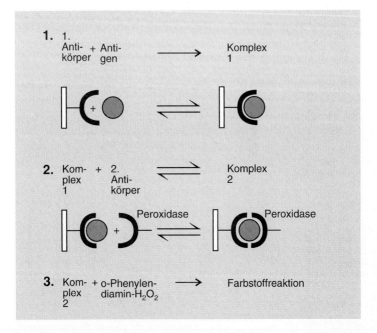

Abb. 5.3 Prinzip eines immunologischen ELISA-Tests (enzyme linked immunosorbent assay; Sandwichtechnik).

komponenten der Gerinnung und Fibrinolyse (z. B. Protein C und S) und auch von Reaktionsprodukten (Prothrombinfragmente 1 +2, Thrombin-Antithrombin-III-Komplex, Fibrinmonomere, Fibrinopeptid A, Plättchenfaktor 4, D-Dimere, Fibrinogenspaltprodukte), ferner t-PA und PAI.

Laser-Nephelometrie besonders geeignet zur Bestimmung von Fibronectin, aber auch Fibrinogen und Antithrombin III. Nicht geeignet für die Bestimmung von Faktoren XIII und Willebrand-Faktor. Wird nicht beeinflußt von veränderten Wanderungsgeschwindigkeiten der Moleküle, erfordert aber Arbeiten in besonders gereinigtem Milieu.

Immunelektrophoresen:

- *Laurell-Elektrophorese* besonders geeignet zur Bestimmung von Willebrand-Faktor, Faktor XIII, FSP u. a. m.; allerdings hierbei am ehesten Gefahr fälschlicher Meßergebnisse, da in vivo oder in vitro alterierte Moleküle ihre Wanderungsgeschwindigkeit und damit die Länge ihrer Präzipitate verändern können (z. B. Willebrand-Faktor durch Plasminwirkung) (Abb. 5.4; Laurell 1966).
- *Überwanderungselektrophorese:* gegebenenfalls grob informativ zur Bestimmung des Willebrand-Faktors geeignet.

Diffusionsmethoden wie z. B. die *Mancini-* oder *Ouchterlony*-Technik (z. B. Bestimmung von Antithrombin III oder α_2-Makroglobulin).

RIA (Radioimmunassay) unter Verwendung radioaktiv markierter Antigene, erfordert daher entsprechende Arbeitsbedingungen. Diese Teste sind wissenschaftlichen Labors vorbehalten.

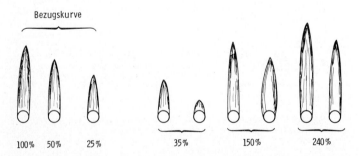

Abb. 5.4 Prinzip der Immunelektrophorese nach Laurell (Rocket-Technik). Die Länge der Präzipitate in der antikörperhaltigen Agarose korreliert direkt mit dem Antigengehalt der aufgetragenen Flüssigkeit.

Häufigere Ursachen von Fehlinterpretationen

In der Klinik häufiger vorkommende Ursachen für *zunächst schwer interpretierbare Befunde* bzw. Fehlinterpretationen sind:

Blutentnahmetechnik. Der *Ausfall der Gerinnungsteste* und damit ihre Zuverlässigkeit wird – im Gegensatz zu den Untersuchungen im Serum im klinisch-chemischen Labor – *wesentlich von der Technik der Blutentnahme mitbestimmt:* Bei zu langem venösen Stau werden Aktivatoren der Fibrinolyse aus der Venenwand freigesetzt und damit die fibrinolytische Aktivität des Bluts erhöht.

Eine verzögerte Blutentnahme, kleinlumige Kanülen oder zu scharfes Ausspritzen des Bluts führen zu unerwünschter Bildung von Thrombinspuren und damit zu einer Aktivierung der Gerinnungsfaktoren, insbesondere Faktoren V und VIII (S. 14) und zu einer zunächst nicht sichtbaren Bildung von Fibrin. So sind z. B. 2% der täglich bei uns eingehenden Citratblutproben geronnen (Lessels u. Mitarb. 1977). Bei ausgeprägter Fibrinbildung kommt es dann bekanntermaßen zu einem In-vitro-Verbrauch von Fibrinogen, Gerinnungsfaktoren und Thrombozyten, der damit eine Verbrauchskoagulopathie vortäuschen kann. (S. 54f. u. Abb. 3.1 und 5.5).

Beispiel: Die Gerinnungszeit der PTT betrug bei ein- und demselben Patienten in der Blutprobe direkt nach Venenpunktion 40 s, in der letzten Blutprobe nach mehreren vorausgegangenen Entnahmen 32 s. Hier war also zwischenzeitlich eine Aktivierung des Gerinnungssystems erfolgt.

Hämatokrit. Bei Hämatokritwerten über 60% erreicht der Citratanteil im Plasma eine kritische Grenze, von der ab die Gerinnungszeiten in den globalen Testen verlängert und damit pathologische Verhältnisse vorgetäuscht werden. Es empfiehlt sich daher, bei Patienten mit deutlich erhöhtem Hämatokrit folgende Formel nach Komp und Sparrow (1970) anzuwenden, um den optimalen Citratanteil zu ermitteln:

$$S = \frac{V(100-HK)}{(640-HK)}$$

V = Gesamtvolumen der Blutprobe (Blut+Menge der Citratlösung)
HK = Hämatokrit
S = Volumen der Citratlösung

Nach Müller-Berghaus kann bei nicht korrigiertem Citratanteil der tatsächliche Faktorengehalt des Plasmas nachträglich berechnet werden:

$$\text{gemessener Faktor } (\%) \times \frac{\text{Plasmahämatokrit}}{\text{Plasmahämatokrit} - 10}$$

Unterfüllung der Probe. Einer der häufigsten methodischen Fehler ist jedoch die Unterfüllung der Probe mit Blut bei vorgegebener Citratmenge. Hieraus können fälschliche Verlängerungen der Gerinnungszeiten resultieren (Peterson u. Gottfried 1982).

Heparineffekt. Vor allem kann die Anwesenheit von Heparin zu einer Diskrepanz zwischen dem Ergebnis eines globalen Tests und einer Einzelfaktorenbestimmung führen, da Heparin die Gerinnungszeit im globalen Test verlängert, nicht aber mehr in der Einzelfaktorenbestimmung, es sei denn, es handelt sich um sehr hohe Heparinkonzentrationen (Abb. 5.12 und 5.31).

Pseudothrombozytopenie. Sie muß gelegentlich mit in Erwägung gezogen werden. Payne u. Pierre wiesen 1984 auf die Gefahr der artifiziellen Pseudothrombozytopenie hin, sofern sich therapeutische Konsequenzen ergeben. Diese Pseudothrombozytopenien kommen vor allem im EDTA-Blut vor. Ursachen sind besonders sensibilisierte Plättchen, z.B. infolge von Kälteagglutininen, Antikörpern, Medikamenten (z.B. bei Dacarbazin lt. Schürmann, pers. Mitteilung), aber auch Riesenplättchen bei myeloproliferativen Erkrankungen. Die Pseudothrombozytopenie ist aufdeckbar durch gleichzeitige Betrachtung des Blutausstrichs, das Thrombelastogramm oder das Histogramm im Coulter-Counter-Model S Plus IV.

Qualitätskontrolle. Die routinemäßige interne und externe Kontrolle ist Voraussetzung, jedoch nicht Garantie für die Richtigkeit von Meßergebnissen und ihren Interpretationen (Tab. 6.7). Mögliche Fehlerquellen sind:

– *Nichtberücksichtigung des jeweiligen Normalbereichs,* z.B. des altersentsprechenden Normalbereichs. So finden sich grundsätzlich andere Verhältnisse beim Neugeborenen, beim älteren Menschen z.B. höhere Fibrinogenspiegel, beim jüngeren höhere α_2-Makroglobulinspiegel. Aber auch die einzelnen Gerinnungsfaktoren weisen unterschiedliche Normalbereiche auf. Z.B. beträgt der untere Normalbereich für die Faktoren VIII, XII 50%, für die Faktoren II, VII, IX und X jedoch 70%.

- *Kalibrierungsfehler,* z. B. durch Verwendung eines zu kleinen Spender-Pools für das *Kalibrierplasma.* Die sog. 100%-Aktivität (1 E/ml) der Normalplasmen ist bei der großen Spannbreite des Normalbereichs nur dann gegeben, wenn ein Pool aus einer großen Anzahl von Spendern verwendet wird. Aber auch beim Auflösen von lyophilisierten Kontrollplasmen gibt es Fehlerquellen (methodische Fehler, Aktivitätsverlust, pH-Veränderung u. a. m.; Trobisch u. Gebhardt 1981).

Verhalten der Faktoren bei der In-vitro-Gerinnung

Im Sprachgebrauch des Gerinnungslabors wird zwischen *Plasma* und *Serum* unterschieden. Unter Plasma versteht man die Blutflüssigkeit *vor* Ablauf der Gerinnung, unter Serum die Blutflüssigkeit *nach* Ablauf der In-vitro-Gerinnung. Abb. 5.5 zeigt, wie bei der In-vitro-Gerinnung Fibrinogen verbraucht wird. Die Faktoren werden vor allem durch Thrombin in unterschiedlichem Ausmaß aktiviert und anschließend in unterschiedlicher Geschwindigkeit inaktiviert (z. B. Faktoren II, V und VIII), so daß sie dann im Serum nicht mehr nachweisbar sind. Andere Faktoren sind im Serum nachweisbar, wie z. B. Faktoren IX, X, XI und XII, z. T. in höherer Aktivität als im Plasma (z. B. Faktor VII).

Beachte

Der Gehalt des Serums an aktivierten und in Inaktivierung befindlichen Faktoren ist höchst unterschiedlich und hängt ab vom Stadium der Serumbildung. Und: Spuren von Thrombin im Plasma infolge erschwerter Blutgewinnung bedeuten bereits beginnende Serumbildung. Die dann gemessenen Konzentrationen (Aktivitäten) von Gerinnungsfaktoren entsprechen nicht mehr der In-vivo-Situation.

In vivo läuft ein ähnlicher Mechanismus bei der Verbrauchskoagulopathie ab (s. Abb. 3.1).

5 Detaillierte Testinterpretation

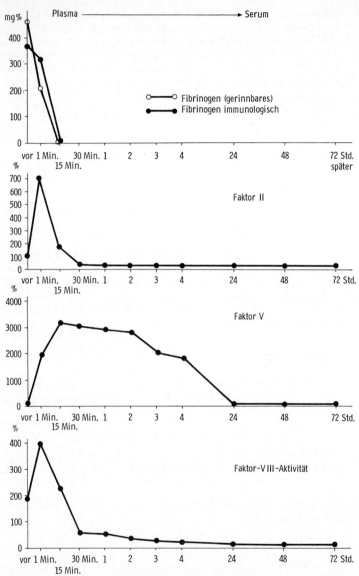

Abb. 5.5 Verhalten von Fibrinogen und Gerinnungsfaktoren nach Zugabe von CaCl$_2$ zu Plasma (+22 °C).

Quick-Test
(Quick 1935)

Prinzip der Methode

Nach Zugabe von Gewebethromboplastin und Calcium entsteht im Plasma über das Extrinsic-System (S. 10) aus Prothrombin Thrombin (Abb. 5.6). Wenn Thrombin auf Fibrinogen trifft, bildet sich Fibrin.

Mit Quick-Test (Synonyme: TPZ = Thromboplastinzeit, Prothrombinzeit, Prothrombin time) wird der Test des Extrinsic-Sysstems bezeichnet, der in erster Linie die Aktivität von drei der vier Faktoren des Prothrombinkomplexes mißt, nämlich Faktor II = Prothrombin, Faktor VII und Faktor X. In zweiter Linie, weniger empfindlich, erfaßt der Test Faktor V und Fibrinogen.

> **Beachte**
>
> Mit dem Quick-Test werden weder der 4. Faktor des Prothrombinkomplexes, der Faktor IX noch die anderen Faktoren des Intrinsic-Systems erfaßt.
> Mit dem Quick-Test kann man daher keine Hämophilie A und B diagnostizieren.

Im Quick-Test und seinen Varianten (Thrombotest, Normotest, „Hepatoquick") wird die Zeit vom Augenblick der Zugabe von Thromboplastin und Calcium zum Plasma bis zur faßbaren Fibrinbildung

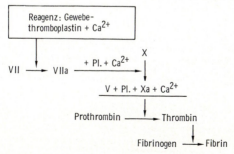

Abb. 5.6 Prinzip des Quick-Tests (Pl. = Phospholipide).

in *Sekunden gemessen* und in *Prozent Gerinnungsaktivität angegeben* = sog. *Quick-Wert,* bzw. als *Prothrombin Ratio,* d. h. Quotient aus Gerinnungszeit des Patientenplasmas: Gerinnungszeit Normalplasma. Bei der Durchführung des Quick-Tests mit chromogenem Substrat wird die Zeit gemessen, bis eine Absorption von $\Delta E = 0{,}1$ nm erreicht ist.

Ein Quick-Wert von 100% bezieht sich auf die Gerinnungszeit in einem Plasmapool von mindestens 40 sog. Normalspendern nach Zugabe von entsprechenden Mengen von Gewebethromboplastin und Calcium. Mit zunehmender Verdünnung des Normalplasmas mit physiologischer Kochsalzlösung verlängert sich die Gerinnungszeit des Quick-Tests. Die Bezugskurve erhält man durch Zuordnung der jeweils gemessenen Gerinnungszeit zu der entsprechenden Plasmaverdünnung. Die sich daraus ergebende Kurve ist in Abb. 5.7a (lineares System) und in Abb. 5.7b (doppelt logarithmisches System) dargestellt. Mit Hilfe dieser Kurven wird der Prozentwert des Quick-Tests aus der gemessenen Gerinnungszeit ermittelt.

In Abb. 5.7b ist ein Beispiel für die Ermittlung eines Quick-Werts von 20% aus der gemessenen Gerinnungszeit von 30 s (Thromboplastin aus menschlicher Plazenta) gegeben.

Die Bezugskurve zeigt in ihrem Verlauf eine sehr unterschiedliche Steilheit und damit auch Empfindlichkeit (Abb. 5.7a). Während z. B. der normale Bereich des Quick-Tests zwischen 100% und 60% nur 3 s Zeitdifferenz entspricht, beträgt im therapeutischen Bereich zwischen 15% und 25% die Zeitdifferenz 9 s. Dies bedeutet, daß z. B. zwischen den Quick-Werten 70% und 75% die zeitliche Differenz unter 1 s liegt und dadurch in den Bereich der methodischen Schwankungsbreite gerät. Hingegen beträgt die Zeitdifferenz bei Quick-Werten zwischen 15% und 20%, 5,5 s und zeigt damit einen eindeutig gesicherten Unterschied auf.

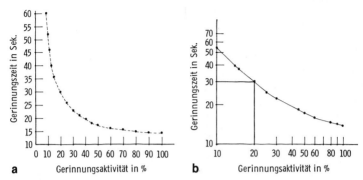

Abb. 5.7 Bezugskurve des Quick-Tests, **a** im linearen System, **b** im doppelt logarithmischen System.

Einfluß unterschiedlicher Thromboplastine

Thromboplastine sind Gewebeextrakte, die aus einem Protein- und einem Lipidanteil bestehen. Sie werden aus unterschiedlichen Organen (z. B. Hirn, Plazenta, Lunge) verschiedener Spezies (z. B. Kaninchen, Mensch, Rind) gewonnen. Neuerdings gibt es auch rekombinante Thromboplastine. Die Thromboplastine sind daher von unterschiedlicher Empfindlichkeit bezüglich der Aktivität der Faktoren II, VII und X. Einige Reagenzien enthalten zusätzlich Fibrinogen und Faktor V, um die Spezifität zu erhöhen. Die mit verschiedenen Thromboplastinen ermittelten Meßergebnisse sind daher trotz gleicher Größenordnung nicht vergleichbar, insbesondere was die Antikoagulation betrifft.

Abb. 5.8 zeigt die Korrelation der Quick-Werte bei Verwendung von zwei verschiedenen Gewebethromboplastinen zu den jeweiligen Aktivitäten der Faktoren II und VII. Damit wird gezeigt, daß die Aktivität der Faktoren II bzw. VII von den zwei Gewebethromboplastinen unterschiedlich empfindlich erfaßt wird. Bei Verwendung eines weniger Faktor-VII-empfindlichen Thromboplastins kann daher ein leichter Faktor-VII-Mangel übersehen werden!

Die individuelle Empfindlichkeit der von verschiedenen Herstellern angebotenen Thromboplastine führt dazu, daß Quick-Werte bzw. eine Prothrombin-Ratio (PR) derselben Größenordnung, ermittelt mit zwei verschiedenen Thromboplastinreagenzien, hinsichtlich ihres antikoagulatorischen Effektes nicht vergleichbar sind (Details bei

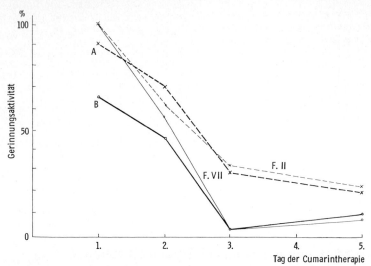

Abb. 5.8 Korrelation des Quick-Tests mit den einzelnen Faktoren des Prothrombinkomplexes in Abhängigkeit vom verwendeten Gewebethromboplastin. Das Beispiel zeigt den Beginn einer Cumarintherapie.

Hirsh 1991 a). So kann ein Quick-Wert von 35%, ermittelt mit einem bestimmten Reagenz, mit einem anderen Reagenz 25% betragen bzw. eine Prothrombin-Ratio von 1,5 einer Prothrombin-Ratio von 2,5 entsprechen. Durch die Einführung der *INR* (s. u.) wurde jetzt eine weitgehende Vergleichbarkeit der Meßwerte erreicht.

Standardisierung des Quick-Tests

Das Problem des trügerisch einfachen Quick-Tests liegt z. T. in der bislang unzureichenden Standardisierung und der Nichtvergleichbarkeit der Meßergebnisse zwischen den einzelnen Laboratorien, insbesondere bei der Überwachung der oralen Antikoagulanzientherapie. Dieses hat mehrere Gründe:

— Verwendung von Thromboplastinen mit unterschiedlicher Empfindlichkeit auf die einzelnen Faktoren des Prothrombinkomplexes (s. o.).

- Kalibrierung der Thromboplastine und ihrer Bezugskurven an unterschiedlichen Kalibrierplasmen.
- Einfluß der verschiedenen Meßgeräte (auch auf die INR, s. u.).
- Nichtberücksichtigung der verschiedenen Indikationen zur Quick-Wertbestimmung. Bei Quick-Werten in der Einstellphase der oralen Antikoagulanzientherapie weisen die Faktoren des Prothrombinkomplexes unterschiedlichere Aktivitäten auf als in der stabilen Phase der Therapie. Ferner sind Quick-Werte unter der Antikoagulanzientherapie nicht denjenigen bei Leberparenchymschäden vergleichbar (S. 91, Tab. 3.3).
- Methodische Fehler, S. 191 f.

Um die Zuverlässigkeit der oralen Antikoagulanzienüberwachung zu verbessern und insbesondere eine Vergleichbarkeit der mit verschiedenen Thromboplastinen ermittelten Meßwerte zu ermöglichen, wurde von der WHO 1983 die sog. *INR (International normalized ratio)* eingeführt. Sie ist ausschließlich in der stabilen Phase der oralen Antikoagulanzientherapie verwendbar und nicht in der Einstellphase oder bei der Routineüberwachung eines allgemeinen Krankenguts.

Die Bezugsgröße INR ist die

$$\text{Prothrombin-Ratio:} \frac{\text{Thromboplastinzeit des Patientenplasmas}}{\text{Thromboplastinzeit eines Normalplasmapools}},$$

wie sie mit dem WHO-Referenzthromboplastin gefunden würde (Abb. 5.9).

Jedes Thromboplastin ist jetzt durch die Steigung seiner Kalibrierungsgraden definierbar. Diese wird als „ISI = international sensitivity index" bezeichnet. Man erhält ISI, indem man die Prothrombin-Ratio von Normalplasmen und Plasmen von Patienten unter Cumarintherapie mit dem jeweiligen Thromboplastin und dem WHO-Thromboplastin mißt und sie in einem doppeltlogarithmischen System einander zuordnet. PR^{ISI} = INR. Der ISI des 1. WHO-Standards beträgt 1,0. An ihm sind alle weiteren WHO-Standards sowie die verschiedenen kommerziellen Thromboplastine kalibriert. Trotzdem gibt es auch bei der INR noch biologische Varianten, ferner Varianten, die von den Meßgeräten abhängen. Je näher der ISI eines Thromboplastins an 1,0 liegt, desto geringer der Variationskoeffizient (Übersichten hierzu van den Besselaer 1991, Hirsh 1991a, Loeliger 1985b).

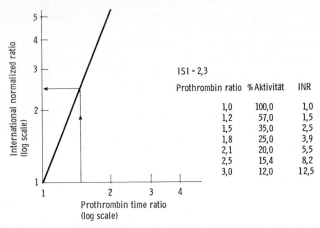

Abb. 5.9 Beispiel für Umrechnung der Prothrombin-Ratio in INR (nach van den Besselaar u. Mitarb. 1984).

Die Bedeutung der INR zeigt sich an folgendem Beispiel: Die in den USA seit Anfang der 70er Jahre verwendeten Thromboplastine haben zumeist einen ISI von 2,0–2,6 im Gegensatz zu den europäischen mit einem ISI näher 1,0. Eine Prothrombin-Ratio von 1,5 bei einem ISI von 2,3 entspricht einer INR von 2,5, ist also in Wirklichkeit keine Low-dose-Antikoagulation, sondern liegt bereits im therapeutischen Bereich (zwischen 2,0 und 5,0, je nach Grundleiden; Abb. 5.9). Seitens des internationalen Committees for Standardization in Haematology and on Thrombosis and Haemostasis wurde daher die Einführung der INR generell empfohlen (Loeliger 1985 a u. b), nicht zuletzt, weil sie einen Vergleich der klinischen Studien zur Effektivität der Antikoagulation erlaubt (Abb. 5.10).

Indikationen zur zusätzlichen Einzelfaktorenbestimmung

- Bei *Quick-Werten im Bereich der Norm* erübrigen sich die zusätzlichen Bestimmungen der Faktoren, es sei denn, daß der Verlauf einer Gerinnungsstörung (z. B. Verbrauchskoagulopathie; Abb. 3.1 oder Krankheit (z. B. Leberzirrhose) registriert werden soll.
- Bei *Quick-Werten unterhalb der Norm* klärt die zusätzliche Einzelfaktorenbestimmung (Faktoren II, VII oder X), ob ein echter

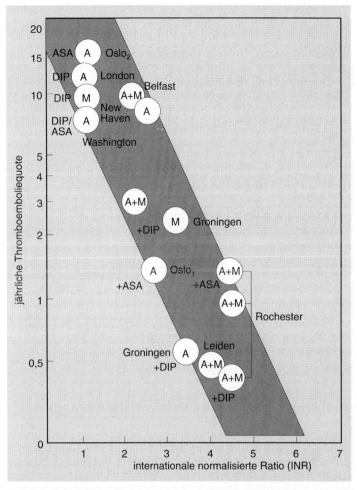

Abb. 5.**10** Zusammenhang zwischen thrombotischen Ereignissen und Intensität der oralen Antikoagulanzientherapie (aus Loeliger 1985c).
Patienten mit Herzklappenersatz.
A = Aortenklappen, M = Mitralklappen, ASA = Acetylsalicylsäure,
DIP = Dipyridamol.
Das Ausmaß der Antikoagulation ist an der INR zu erkennen.

Faktorenmangel vorliegt oder ob Hemmkörper (z. B. Heparin) den pathologisch niedrigen Quick-Wert bei normalem Faktorengehalt vortäuschen(!) (S. 206).
- Erkrankungen, bei denen die wiederholte Einzelfaktorenbestimmung wertvolle Informationen über den Trend der Gerinnungsstörungen bzw. Veränderungen des vorliegenden Grundleidens gibt (z. B. Verbrauchskoagulopathien, beginnendes Leberkoma usw.). Geringe Schwankungen der Einzelfaktoren innerhalb des Normbereichs wirken sich in der Regel auf den Quick-Test nicht aus.

Ursachen eines pathologischen Quick-Werts

- Verminderung des Prothrombinkomplexes,
- ausgeprägte Verminderung von Fibrinogen, Dysfibrinogenämien (seltener),
- Verminderung von Faktor V,
- Einfluß von gerinnungshemmenden Substanzen (Heparin >1 E/ml Plasma, Fibrinogenspaltprodukte [FSP] $>0,05$ g/l, Carbenicillin),
- Inhibitoren einzelner, im Quick-Test erfaßter Gerinnungsfaktoren (z. B. gegen Faktor V) oder sog. Lupusinhibitoren,
- physiologischer Befund beim Neugeborenen,
- unklare Genese bei normalem Faktorengehalt

Verminderung der Faktoren II (Prothrombin), VII, IX und X

Die gleichzeitige Verminderung aller vier Faktoren des Prothrombinkomplexes ist die häufigste Gerinnungsstörung. Von den Ursachen ist es vor allem das *Ausbleiben der Vitamin-K-Wirkung* (S. 83), und hier die Cumarintherapie (S. 160 ff.). Häufig sind aber auch die eigentlichen Vitamin-K-Mangelzustände und die *Proteinsynthesestörungen* bei den verschiedenen Lebererkrankungen. Oft, insbesondere in der Initialphase eines Leberleidens, ist nur der Faktor VII vermindert, der von allen Gerinnungsfaktoren die kürzeste Halbwertszeit hat. Der Quick-Test ist daher immer noch einer der empfindlichsten Teste der Leberfunktion.

Bei erheblicher Verminderung des Quick-Wertes ist stets an eine *Cumarinintoxikation* zu denken (S. 84).

Bezüglich der Verminderung einzelner Faktoren des Prothrombinkomplexes S. 256 f.

Ausgeprägte Verminderung von Fibrinogen, Dysfibrinogenämien

Selten ist eine – dann ausgeprägte – Verminderung des Fibrinogens Ursache für einen erniedrigten Quick-Wert bei einem normalen Gehalt an Faktoren des Prothrombinkomplexes (Abb. 5.33). Häufiger ist die mäßige Verminderung all dieser Faktoren bei komplexen Gerinnungsstörungen. Bei angeborenen, wahrscheinlich auch erworbenen Dysfibrinogenämien findet man gelegentlich die Kombination: pathologischer Quick-Test – pathologische Thrombinzeit – normale PTT (S. 44 u. 230 f.). Erfahrungsgemäß reagiert der Quick-Test empfindlicher auf eine Dysfibrinogenämie als die PTT.

> **Beachte**
>
> Ein normaler Quick-Wert schließt eine drohende Blutungskomplikation infolge Fibrinogenverminderung nicht aus.

Synthesestörung

– Angeborener Fibrinogenmangel, angeborene Dysfibrinogenämie.
– Erworbener Mangel, erworbene Dysfibrinogenämie.

Erhöhter Umsatz

– Verbrauchskoagulopathien,
– Hyperfibrinolysen,
– Verlustkoagulopathien.

Bei diesen komplexen Gerinnungsstörungen fällt der Quick-Wert durch die Verminderung von Faktor V und die extreme Verminderung von Fibrinogen pathologisch aus und ist daher nicht so aufschlußreich wie die Analyse des Einzelfaktors.

Beispiel:

Abb. 5.11 zeigt, daß ein extremer Fibrinogenmangel zu keiner faßbaren Gerinnung führt, so daß der Quick-Wert zunächst einen schweren Prothrombinkomplexmangel vortäuscht! Erst durch die Zusatzuntersuchungen wird die eigentliche Ursache aufgedeckt. Die Einzelfaktorenbestimmung fällt hierbei durch den Fibrinogenzusatz in dem Testreagenz normal aus.

Faktor-V-Mangel

Isolierte Faktor-V-Mangelzustände sind selten und werden dann zunächst nicht erkannt, da der Leitbefund, der pathologische Quick-Test, als Prothrombinkomplex- bzw. Vitamin-K-Mangel fehlinterpretiert wird. Details S. 262f.

Synthesestörung

– angeborener Mangel,
– erworbener Mangel.

Erhöhter Umsatz

– Verbrauchskoagulopathie,
– Hyperfibrinolyse,
– Verlustkoagulopathie,
– unzureichende Substitution.

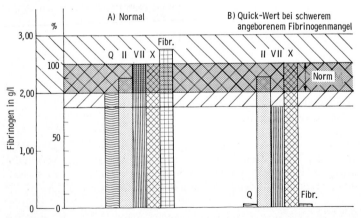

Abb. 5.11 Quick-Wert bei schwerem angeborenem Fibrinogenmangel. Quick-Wert unter 4%, Fibrinogen 0,003 g/l, Faktor II 70%, Faktor VII 70%, Faktor X 100%.

Einfluß von gerinnungshemmenden Substanzen auf den Quick-Test

Die Gerinnungszeit des Quick-Tests wird durch die Anwesenheit gerinnungshemmender Substanzen verlängert und täuscht damit einen scheinbaren Mangel der oben diskutierten Faktoren vor. Hirudin in Konzentrationen zwischen 1 – 10 µg/ml Plasma beeinflußt hingegen den Quick-Wert nicht.

- Heparin (>1 E/ml Plasma),
- Fibrinogenspaltprodukte,
- Carbenicillin (>300 µg/ml Serum),
- Gallensäuren.

Entscheidungshilfen

Bei Verdacht auf Anwesenheit von gerinnungshemmenden Substanzen:

- In Anwesenheit der genannten Substanzen ist nicht nur der Quick-Wert vermindert, sondern vor allem die PTT und die Thrombinzeit verlängert (Befundkombinationen I und III, S. 26 u. 31).
- Die Faktoreneinzelbestimmungen sowie die Varianten des Quick-Werts, Hepato-Quick und Normotest, ergeben fast immer normale, zumindest aber über dem Quick-Wert liegende Werte.

Erklärung. Die drei Teste Quick-Test, PTT und Thrombinzeit werden mit wenig verdünntem Plasma durchgeführt, so daß der gerinnungshemmende Effekt kaum abgeschwächt wird. Hingegen wird bei der Faktoreneinzelbestimmung und den genannten Quick-Testvarianten das zu untersuchende Plasma verdünnt und damit die Hemmwirkung aufgehoben bzw. abgeschwächt.

Beachte

Ein sehr hoher Heparingehalt des Plasma kann sich auch noch bei der für die Einzelfaktorenbestimmung üblichen 1:20-Verdünnung des Plasmas auswirken und erfordert weitere Verdünnungen (Abb. 5.12).

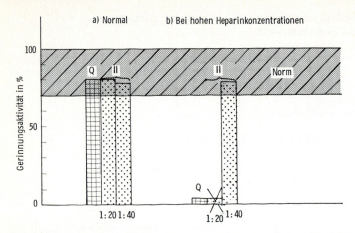

Abb. 5.12 Einwirkung hoher Heparinkonzentrationen auf den Quick-Wert und die übliche Faktor-II-Einphasenbestimmung. Die eigentliche Faktor-II-Aktivität wird erst im 1:40 verdünnten Plasma erfaßt. Quick-Wert unter 4%, Faktor II „4%" (1:20 verdünntes Plasma), Faktor II 80% (1:40 verdünntes Plasma), PTT länger als 2 min, Thrombinzeit länger als 2 min.

Heparin

Mit steigenden Heparinkonzentrationen im Plasma verlängert sich die Gerinnungszeit im Quick-Test, d.h. der Quick-Wert nimmt ab. Der Quick-Test spricht jedoch erst auf relativ hohe Heparinkonzentrationen im Plasma an. Er ist daher zur Überwachung der Heparintherapie *nicht geeignet* (Abb. 4.11). Viele Thromboplastinreagenzien enthalten heparinneutralisierende Substanzen, so daß der Einfluß von Heparin auf das Testergebnis ganz oder teilweise entfällt.

Fibrinogenspaltprodukte (FSP)

Steigende Mengen von FSP im Plasma verzögern zunehmend die Reaktionsgeschwindigkeit im Quick-Test. Der Quick-Test sollte jedoch nicht zur Bestimmung der FSP herangezogen werden (z. B. bei einer Streptokinasetherapie), da die Korrelation zwischen Quick-Wert und FSP ungenügend und im Einzelfall der Anteil des Einflusses der FSP bzw. der Faktoren des Prothrombinkomplexes auf den Quick-Wert nicht abzuschätzen ist (Abb. 5.13).

Andererseits kann die Überwachung einer gleichzeitig mit der Streptokinasetherapie eingeleiteten Cumarinbehandlung erschwert sein, da bei hohem Anfall von FSP ein niedriger Quick-Wert bestimmt

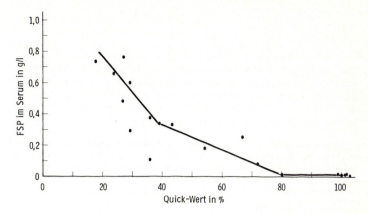

Abb. 5.13 Einfluß der Fibrinogenspaltprodukte (immunologische Methode) auf den Quick-Wert.

wird, als es der tatsächlichen Verminderung des Prothrombinkomplexes entspricht. Sollte in besonderen Fällen die Ermittlung der Prothrombinkomplexkonzentration erforderlich sein, so muß die Faktoreneinzelbestimmung herangezogen werden (S. 256).

Penicilline in hoher Konzentration

Bei niereninsuffizienten Patienten beobachteten Andrassy u. Mitarb. (1976) bei Carbenicillinspiegeln im Serum von >300 µg/ml einen pathologischen Quick-Test infolge von Fibrinpolymerisationsstörungen.

Gallensäuren

Ströder u. Mitarb. beschrieben 1964, daß Gallensäuren in vitro die Gerinnung hemmen, und zwar ab 2 mg%.

Inhibitoren

Ein trotz normaler Faktorenkonzentration pathologischer Quick-Test kann in sehr seltenen Fällen durch Inhibitoren bedingt sein. Übersicht S. 92 ff. In Frage kommen:
- Lupusantikoagulans (S. 92 f.),
- unspezifische Inhibitoren,
- Inhibitor gegen Faktor V (S. 99),
- Inhibitor gegen Thrombin (S. 102).

Physiologischer Befund beim Neugeborenen

In den ersten Lebenswochen, vor allem am 2. und 3. Lebenstag, kann auch bei reifen, gesunden Neugeborenen der Quick-Wert in unterschiedlichem Ausmaß vermindert sein, und zwar bis zu 30% der Norm (Göbel und Riech 1972). Die Ursachen hierfür sind komplexer Natur. In erster Linie kommt es infolge des physiologischen Vitamin-K-Mangels bzw. einer Unreife der Leberzellen zu einer Verminderung des Prothrombinkomplexes (Faktoren II, VII, IX und X).

Durch den immunologischen Nachweis von Präprothrombin (S. 80) im Plasma von Neugeborenen (Muntean u. Petek 1977) dürfte kein Zweifel mehr am Vitamin-K-Mangel als eine der Ursachen eines pathologischen Quick-Werts beim Neugeborenen bestehen. Darüber hinaus wurde das Vorkommen eines heparinähnlichen Inhibitors im Neugeborenenplasma beschrieben (Muller u. Mitarb. 1977).

Aber auch die Fibrinogen- und Faktor-V-Konzentrationen können beim Neugeborenen in einem beim Erwachsenen subnormalen Bereich liegen (Tab. 6.3).

Schließlich wird beim Neugeborenen eine Verzögerung der eigentlichen Fibrinbildung beobachtet, die wahrscheinlich durch eine Dysfibrinogenämie („fetales Fibrinogen") bedingt ist, und die zu einer Verlängerung der Gerinnungszeiten von Thrombin, Reptilase und insbesondere Thrombinkoagulase führt und wahrscheinlich auch den Ausfall des Quick-Tests mit beeinflußt.

Indikationen zur Bestimmung des Quick-Tests

Aus dem oben Gesagten lassen sich folgende Indikationen zur Bestimmung des Quick-Tests ableiten:

- Überwachung der oralen Antikoagulanzientherapie,
- Suchtest bei hämorrhagischen Diathesen,
- Verlaufskontrolle bei Vitamin-K-Mangelzuständen und Lebererkrankungen,
- Zusatzuntersuchung zur Verlaufskontrolle von komplexen Gerinnungsstörungen (z. B. Verbrauchskoagulopathie; Einzelfaktorenbestimmung ist jedoch vorzuziehen).

Interpretation des Quick-Tests

Quick-Test > 120%. Er wird nicht selten bei Krankheitsbildern mit erhöhter Gerinnungsaktivität gefunden, insbesondere aber artifiziell durch erschwerte Blutentnahme oder Lagerung einer Probe mit erhöhter Gerinnbarkeit bei +4°C (kälteaktivierter Faktor VII! [Gjonnaes 1972]).

Normaler Quick-Test: 70–120%. Dahinter können sich leichte Verminderungen der Faktoren verbergen, vor allem bei Werten im unteren Normbereich. Der Fibrinogenspiegel kann bereits bis zu 0.6 g/l vermindert sein.

Bei normaler PTT und normaler Thrombinzeit:

– keine erhöhte Blutungsneigung,
– Schwankungen innerhalb der Norm können erste Zeichen einer eingeschränkten Syntheseleistung der Leber sein.

Bei leicht verlängerter PTT und/oder Thrombinzeit:

Vorliegen einer hämorrhagischen Diathese, die der weiteren Klärung bedarf.

Quick-Werte zwischen 50 und 70%. Bei normaler PTT und normaler Thrombinzeit darf ein noch weitgehend normales Hämostasepotential angenommen werden. Ist einer der beiden Teste zusätzlich pathologisch, dann besteht zweifellos eine hämorrhagische Diathese.

Bei Leberparenchymerkrankungen zeigen Quick-Werte in diesem Bereich bereits eine Einschränkung der Syntheseleistung der Leber an (Leberbiopsien oder Laparoskopien möglich; Thaler 1984).

Bei Faktor-VII-unempfindlichen Thromboplastinen kann der Faktor VII allerdings wesentlich niedriger liegen (z.B. zwischen 40–50%).

Quick-Werte zwischen 30 und 50%. Quick-Werte in diesem Bereich zeigen zwar eine hämorrhagische Diathese an, doch besteht in der Regel nicht die Gefahr von Spontanblutungen, wenn die Störung nur das Extrinsic-System betrifft, d.h. die PTT normal ist. Für Operationen kann jedoch eine relative Kontraindikation bestehen. Daher ist präoperativ eine Abklärung der hämorrhagischen Diathese unbedingt notwendig und eventuell eine Korrektur des Gerinnungsdefektes vorzunehmen. Kleine operative Eingriffe sind bei diesen

Werten durchführbar (z. B. Zahnextraktionen), jedoch nicht Operationen an parenchymatösen Organen oder Knochen. Blindpunktionen (z. B. Leber, Niere, Lunge) sind bei diesen Quick-Werten kontraindiziert.

Bei der Cumarintherapie gelten Quick-Werte zwischen 40 und 50% als unzureichende Senkung der Faktoren des Prothrombinkomplexes hinsichtlich des angestrebten Thromboseschutzes.

Bei Patienten mit Leberkrankheiten sind Quick-Werte im oben angegebenen Bereich Ausdruck einer sehr ausgeprägten Minderung der Syntheseleistung der Leber (Weiteres S. 87 ff.).

Beim gesunden Neugeborenen können Quick-Werte in diesem Bereich noch physiologisch sein.

Quick-Werte im „therapeutischen Bereich" der Cumarintherapie. Dieser beträgt für die meisten Thromboplastine 15–25%, für den *Thrombotest* 7–12%, für *Thromborel* 15–27%. Nach Loeliger u. Mitarb. (1985) liegt der therapeutische Bereich der INR zwischen 2,5 und 5,0. Nach Hirsh (1991 b) ist aufgrund jüngerer Studien im venösen Bereich eine effektive orale Antikoagulation auch mit einer INR von 2,0–3.0 zu erzielen. Im arteriellen Bereich (AVK, Myokardinfarkt, mechanischer Klappenersatz) wird eine INR von 2,5–4,5 empfohlen (Tab. 4.5).

Bei Patienten, die nicht unter Cumarintherapie stehen, zeigen diese Quick-Werte eine ausgeprägte hämorrhagische Diathese an, so daß bei allen operativen Eingriffen bzw. Verletzungen mit einer starken Blutungsneigung gerechnet werden muß.

Quick-Werte unter 10%. Diese Quick-Werte sind immer Ausdruck einer ausgeprägten hämorrhagischen Diathese mit Neigung zu spontanen Blutungen.

Quick-Werte unter 4%. Bei Quick-Werten in diesem Bereich drohen lebensgefährliche Blutungen! Gegenmaßnahmen sind unbedingt erforderlich. Je nach Bedrohlichkeit der Situation: Gabe von Prothrombinkomplex-Konzentrat zum *sofortigen*, oder Gabe von Vitamin K zum *mehrstündigen* Anstieg des Prothrombinkomplexes (stets an Cumarinintoxikationen denken, S. 84).

> **Beachte**
>
> Häufig sind Quick-Werte dieser Größenordnung nicht durch einen Prothrombinkomplexmangel bedingt, sondern durch eine Ungerinnbarkeit
> - infolge Hemmwirkung hoher Heparindosen,
> - infolge Hyperfibrinolysen,
> - infolge Verwendung von Serum statt Plasma.

Partielle Thromboplastinzeit

PTT = partial thromboplastin time, aPTT = activated PTT
Proctor u. Rapaport 1961

Prinzip der Methode

Durch Zugabe von partiellen Thromboplastinen, oberflächenaktiven Substanzen und Calciumionen zum Plasma kommt es über die Enzymkaskade des Intrinsic-Systems und die Kallikreinschleife zur Thrombinbildung (Abb. 5.14, S. 274 ff.). Diese wird dann anhand der Fibrinbildung mittels Koagulometern oder optisch gemessen. Nach Hemker u. Mitarb. (Übersicht 1991) wird die Dauer der PTT-Gerinnungszeit primär von der Faktor-V- und -VIII-Aktivierung durch Thrombin bestimmt. Dieses würde auch erklären, warum die PTT besonders empfindlich auf den Hemmeffekt unfraktionierter Heparine anspricht (Abb. 4.12) und den fast ausschließlichen Anti-Xa-Effekt der niedermolekularen Heparine nicht erfaßt.

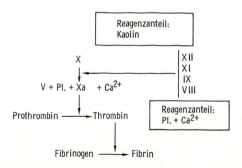

Abb. 5.14 Prinzip der PTT (Pl. = Phospholipide).

Die PTT ist in erster Linie abhängig von den Vorphasenfaktoren Faktor VIII (früher antihämophiles Globulin A), Faktor IX (Vitamin-K-abhängig, antihämophiles Globulin B), Faktor XI und XII sowie Präkallikrein (Fletcher-Faktor) und High molecular weight kininogen (HMW-Kininogen). Ferner erfaßt die PTT – gemeinsam mit dem Quick-Test – die Faktoren V und X sowie weniger empfindlich Schwankungen der Faktor-II-(Prothrombin-) und Fibrinogenkonzentrationen.

Beachte

Die Aktivität des Faktors VII wird von der PTT nicht erfaßt (Abb. 2.1).

Die *partiellen Thromboplastine* sind gerinnungsaktive Phospholipide (S. 14), die in Thrombozyten, Gewebezellen und Erythrozyten enthalten sind, aber auch aus Pflanzen gewonnen werden können (z. B. Sojabohnen). An ihrer negativ geladenen Oberfläche werden die Gerinnungsfaktoren angereichert.

Die *oberflächenaktiven Substanzen* binden die Kontaktfaktoren sowie Präkallikrein und HMW-Kininogen an ihre negativ geladene Oberfläche, wobei die Proenzyme in die aktive Form umgewandelt werden. Oberflächenaktiv sind Kollagen, die Basalmembran, cerebrosidähnliche Sulfatide (Tans u. Griffin 1982) sowie in vitro Glas, Kaolin, Celit, Ellagsäure, Dextransulfat (van der Graaf u. Mitarb. 1982) u.a.m. Korrekterweise müßte die PTT daher „*a*ctivated" PTT (aPTT) heißen, wie im anglikanischen Sprachraum üblich. Die *PTT ohne Oberflächenaktivierung* wird noch vereinzelt eingesetzt, insbesondere zum Nachweis aktivierter Gerinnungsfaktoren in Plasmaderivaten (Kingdon u. Mitarb. 1975).

Die Gerinnungszeit der PTT wird – im Gegensatz zu der früher gebräuchlichen Rekalzifizierungszeit – von der *Thrombozytenzahl* primär nicht beeinflußt. Die PTT als Parameter der Heparintherapie zeigt jedoch die Auswirkungen zu hoher oder zu niedriger Thrombozytenzahlen bzw. des Antiheparinfaktors (Plättchenfaktor 4) auf die Heparinaktivität an (S. 150 u. Abb. 4.**15**).

Die verschiedenen kommerziellen PTT-Reagenzien bzw. Test-Kits sind von unterschiedlicher Empfindlichkeit, und zwar gegenüber:

– Heparin (Abb. 5.**19**),
– Gerinnungsfaktoren, insbesondere Faktor VIII; der Fletcher-Faktor wird von Kaolin z. B. gut erfaßt, kaum hingegen von der Ellagsäure (Endes u. Mitarb. 1981),
– Lupusantikoagulanzien.

Der in der PTT ablaufende Gerinnungsvorgang ist hinsichtlich seiner Geschwindigkeit (in Sekunden) in erster Linie abhängig von der Konzentration der Vorphasenfaktoren. So drückt sich z. B. der Schweregrad einer Hämophilie in einer entsprechenden Verlängerung der PTT aus. Die Korrelation zwischen der Faktor-VIII-Aktivität des Plasmas und der PTT ist jedoch in den subnormalen Bereichen zwischen 25–50% nicht so eindeutig, daß auf die Einzelfaktorenbestimmung verzichtet werden könnte (Abb. 5.15). Bei milden Hämophilieformen kann die PTT sogar im oberen Bereich der Norm sein.

Beachte

Bei klinischem Verdacht auf Hämophilie schließt eine normale PTT eine milde Hämophilie nicht aus!

Einzelfaktorenbestimmung notwendig!

Schwankungen der Faktoren VIII, IX, XI und XII innerhalb der Norm wirken sich in der Regel auf die PTT nicht aus.

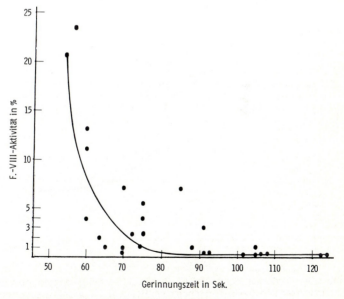

Abb. 5.15 Einfluß der Faktor-VIII-Aktivität auf die PTT.

Obgleich die PTT relativ unempfindlich auf Aktivitätsschwankungen des Faktors II reagiert und den Faktor VII nicht erfaßt, besteht doch zwischen dem im Quick-Test erfaßten Faktoren des Prothrombinkomplexes und der PTT eine verwertbare Korrelation, so daß prinzipiell gilt: je niedriger der Quick-Wert, je höher die INR, desto länger die Gerinnungszeit der PTT (Abb. 5.16). Gelegentlich ist diese Korrelation nicht gegeben; die bestehende Diskrepanz gilt dann als Hinweis für eine komplexe Störung des Gerinnungsablaufs (Abb. 5.17 u. 5.18).

Abb. 5.17 zeigt bei einem scheinbar optimalen Quick-Wert von 22% bei Cumarintherapie eine eher verkürzte PTT als Hinweis auf das Weiterbestehen einer Hyperkoagulabilität. In sehr seltenen Fällen kann es sich bei dieser Befundkombination auch um einen angeborenen Faktor-VII-Mangel handeln.

Die in Abb. 5.18 im Gegensatz zum Quick-Test unverhältnismäßig stark verlängerte PTT war bei diesem Patienten, der mehrfach Bluttransfusionen erhalten hatte, ein Hinweis darauf, daß eine bis dahin nicht entdeckte Hämophilie vorliegen könnte. Dies bestätigte sich durch die Faktoreneinzelbestimmung und die gezielt erhobene

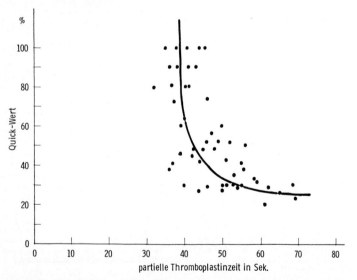

Abb. 5.16 Korrelation zwischen PTT und Quick-Test (PTT-Reagenz: humane Thrombozyten und Kaolin; Thromboplastin-Reagenz: hergestellt aus menschlicher Plazenta).

Partielle Thromboplastinzeit 215

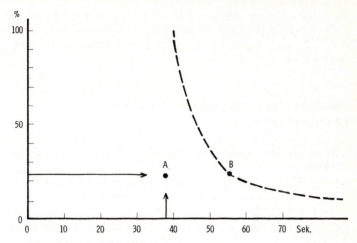

Abb. 5.**17** Normaler Ausfall der PTT trotz niedrigen Quick-Werts. A = gemessene PTT, B = erwartete PTT.

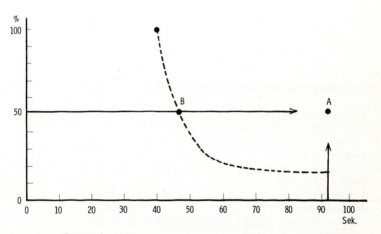

Abb. 5.**18** Übermäßig stark verlängerte PTT (A) bei leicht vermindertem Quick-Wert (B) = erwartete PTT. Hier könnte z. B. ein Lupusantikoagulans interferieren (S. 92 ff.).

Anamnese. Differentialdiagnostisch ist bei dieser Konstellation am häufigsten die gleichzeitige Anwesenheit von Heparin in der Probe. Selten kann auch einmal ein Inhibitor (Lupusantikoagulans) vorliegen (S. 92 ff.).

Ursachen einer verlängerten partiellen Thromboplastinzeit

- Bei normalem Quick-Wert: Verminderung eines der Vorphasenfaktoren;
- bei pathologischem Quick-Wert: Verminderung der Faktoren II und X, des Faktors V und/oder des Fibrinogens;
- hemmende Einflüsse: Heparin, Hirudin, Fibrinogenspaltprodukte, andere Fibrinpolymerisationsstörungen, Medikamente, Hämatokritwerte über 60%, Veränderung der Ionenstärke;
- Inhibitoren (S. 92 ff.):
  • Inhibitoren gegen einen der Vorphasenfaktoren,
  • Lupusantikoagulans,
  • weitere Inhibitoren.
- Unterfüllung der Blutprobe,
- physiologischer Befund beim Neugeborenen.

Verminderung der Vorphasenfaktoren

Faktor VIII S. 267.
- Hämophilie A S. 112
- Willebrand-Syndrom S. 114.
Faktor IX S. 254.
- Hämophilie B S. 113.
Faktor XI S. 272.
Faktor XII S. 274.
Präkallikrein S. 277.
Heigh molecular weight Kininogen (HMWK) S. 279.

Befundkombination bei schwerer Hämophilie A:

PTT: zwischen 80 und 100 s*
F. VIII: unter 1%
F. IX: 70%
Quick-Wert: 100%

Befundkombination bei mittelschwerer Hämophilie A:

PTT: 52 s*
F. VIII: 10%
F. IX: 100%
Quick-Wert: 100%

Befundkombination bei schwerem Faktor-XII-Mangel (Hageman-Faktor)

PTT: 248 s*
F. XII: unter 1%
F. VIII: 80%
F. IX: 60%
Quick-Wert: 100%

Die oben angeführten Beispiele zeigen, daß der sehr seltene angeborene Faktor-XII-Mangel die PTT stärker verlängert als eine Hämophilie A vergleichbaren Schweregrads. Trotzdem besteht bei Patienten mit Faktor-XII-Mangel keine Blutungsneigung! Die Blutstillung ist auch bei Operationen meist nicht gestört.

Verminderung der Faktoren II, X, V, Fibrinogen

Faktor II (Prothrombin) S. 254
Faktor X S. 254
Faktor V S. 262. Konzentrationsschwankungen werden von der PTT ähnlich empfindlich erfaßt wie diejenigen der Vorphasenfaktoren.

Fibrinogenmangelzustände oder Dysfibrinogenämien werden von der PTT relativ unempfindlich erfaßt (PTT z. B. noch normal bei einer kongenitalen Hypofibrinogenämie von 0,2 g/l – eig. Beob.) Bei den sehr seltenen angeborenen Dysfibrinogenämien wird in Abhängigkeit von der Fibrinbildungsstörung verständlicherweise auch die PTT verlängert (z. B. Fibrinogen Gießen III).

Einfluß von gerinnungshemmenden Substanzen auf die PTT

Die PTT wird durch die Anwesenheit gerinnungshemmender Substanzen verlängert und täuscht damit einen scheinbaren Mangel der oben diskutierten Faktoren vor.

---

* Bei einem Normbereich von 33–40 s.

Am häufigsten sind dies:

- *Heparin* (>0,1 E/ml Plasma),
- Aprotinin (>200 KIE/ml),
- die bei erhöhter Fibrinolyse vermehrt anfallenden *FSP* (>0,05 g/l),
- fibrinpolymerisationshemmende Substanzen wie z. B. *Protaminchlorid* (S. 150),
- Verschiebung der Citrat-Plasma-Relation (S. 192),
- Medikamente (z. B. wurde bei Verwendung von Ellagsäure eine Hemmwirkung von Gentamycin beschrieben).

Heparin

Die PTT erfaßt in erster Linie die Antithrombinaktivität des Heparins jedoch kaum seine Anti-Xa-Aktivität. Sie ist der z. Z. meistgebräuchliche Test zur Verlaufskontrolle der Therapie mit unfraktionierten Heparinen, da die Korrelation zwischen Heparinkonzentration im Plasma und Gerinnungszeit der PTT nahezu linear ist (Abb. 4.12 u. 5.19). Trotzdem ergeben sich für den Kliniker immer wieder unerwartete Befunde und Schwierigkeiten in der Interpretation, die jedoch in den meisten Fällen geklärt werden können. Die Einflußgrößen und Störfaktoren auf den Heparineffekt wurden im Heparin-Kapitel detailliert beschrieben (S. 141 ff.). Die wichtigsten Fakten – jetzt auf die PTT bezogen – sind zusammengefaßt folgende:

- Unter standardisierten Bedingungen, d. h. bei Verwendung von Plasmen einer homogenen Gruppe jüngerer, sog. normaler Spender, korreliert die PTT mit dem Heparingehalt des Plasmas relativ eng (Abb. 4.13).
- Die lineare Korrelation ist allerdings nur für den Bereich von ca. 0,2–1,0 IE Heparin/ml gegeben. Niedrigere Konzentrationen werden von der PTT nicht immer erfaßt (s. u.), höhere Konzentrationen gehen oft mit einer sprunghaften Verlängerung der Gerinnungszeiten einher, wie z. B. von 80 s auf nicht mehr meßbare Werte. Dieses bedeutet jedoch nicht, daß die Heparinkonzentrationen gleichermaßen sprunghaft erhöht sind, sondern lediglich, daß die verzögerte Fibrinbildung technisch nicht entsprechend erfaßt werden kann. Ausnahme: Antithrombin-III-Substitution, Abb. 4.7.
- Die Konzentration des Heparins bei der sog. Low-dose-Therapie liegt in der Mehrzahl der Fälle unter 0,2 IE/ml und wirkt sich daher auf die PTT kaum aus (s. u.).

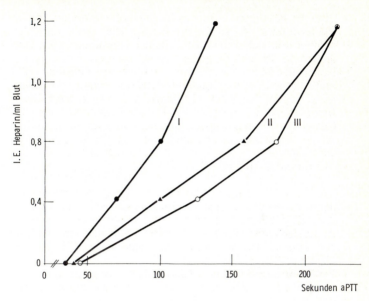

Abb. 5.**19** Unterschiedliche Heparinempfindlichkeit verschiedener aPTT-Reagenzien.

- Die Heparinempfindlichkeit der verschiedenen PTT-Reagenzien ist sehr unterschiedlich (Abb. 5.**19**).
- In der Klinik korreliert die PTT nicht mehr unbedingt mit dem erwarteten Heparinspiegel. Dieses hat verschiedene Gründe:

a) Längere Gerinnungszeiten als von der Heparindosis her zu erwarten:

- Zusätzlicher Mangel an Gerinnungsfaktoren (z. B. gleichzeitige Heparin- und Cumarintherapie).
- gleichzeitige Aprotinintherapie in Konzentrationen von >200 KIE/ml Plasma (Abb. 5.**20**).
- Mangel an Plättchenfaktor 4 infolge Thrombozytopenie.
- Präanalytische Fehler durch Blutentnahme im Heparininfusionsbereich, Heparinüberdosierung oder infolge ungenügender Blutentnahme im Verhältnis zur vorgegebenen Citratmenge, ein Hämatokrit von 60% und mehr. S. 191 ff.

b) Kürzere Gerinnungszeiten als von der Heparindosis her zu erwarten:

- Eine der häufigsten Ursachen ist eine hohe Konzentration an Plättchenfaktor 4 (Antiheparinfaktor). Dies kann zum einen bedingt sein durch die nicht seltenen Thrombozytosen, zum anderen artifiziell infolge zu langen Transports oder Stehenlassens der Blutprobe bei Zimmertemperatur (Talstadt 1982) und wohl auch schon durch die Entnahmetechnik. Von daher ist es verständlich, daß PTT-Reagenzien bei standardisierten In-vitro-Versuchen zwar noch Heparinkonzentrationen von 0,05 IE/ml Plasma erfassen können, daß aber im klinischen Alltag Heparinkonzentrationen unter 0,2 IE/ml sich selten auswirken.
- Antithrombin-III-Mangel.
- Das nicht selten feststellbare Nichtansprechen der PTT auf relativ hohe Heparingaben bei akuten venösen Thromboembolien wird auf die gesteigerte Gerinnungsaktivität des Blutes in diesen Situationen zurückgeführt (S. 149). Einige Autoren empfehlen die Verwendung einer *PTT-Ratio*, d.h. Quotient aus der während der Heparintherapie gemessenen PTT und der PTT vor Therapiebeginn.
- Bei Verwendung von niedermolekularem Heparin, das überwiegend eine Anti-Xa-Aktivität aufweist und weniger eine Antithrombinaktivität, wird die PTT im Verhältnis zur Dosis nur geringfügig verlängert.

Beachte

Die PTT ist zur Verlaufskontrolle von niedermolekularen Heparinen nicht geeignet. Hier ist die Bestimmung des Anti-Xa-Effekts erforderlich (S. 156).

Die Faktoreneinzelbestimmung ist – im Gegensatz zur PTT – weitgehend unabhängig von dem Heparingehalt des Plasmas. Sehr hohe Heparinkonzentrationen können aber auch noch in der Faktoreneinzelbestimmung wirksam sein und somit z.B. einen Faktor-VIII-Mangel vortäuschen (Abb. 5.31).

Hirudin

Hirudin, ein spezifischer Thrombininhibitor, verlängert die PTT zunehmend mit steigenden Konzentrationen (S. 183).

Aprotinin

Aprotinin ist ein Kallikeininhibitor und hemmt damit den Intrinsic-Ablauf der Gerinnung. Sofern die Konzentrationen über 200 KIE/ml Plasma liegen, z. B. bei Dosierungen, wie sie in der Thoraxchirurgie verwendet werden, wird die Gerinnungszeit der PTT verlängert, nicht jedoch die Thrombinzeit. Die PTT-Verlängerung korreliert mit der Aprotininkonzentration (Abb. 5.20). Bei gleichzeitiger Heparintherapie kann ein stärkerer Hemmeffekt des Heparins vorgetäuscht werden als von der Heparindosis her zu erwarten ist.

Fibrinogenspaltprodukte (FSP)

Steigende Mengen von FSP im Plasma verlängern die PTT zunehmend (Abb. 5.21). Die PTT reagiert auf die Anwesenheit von FSP empfindlicher als der Quick-Test. Sie ist jedoch wegen ihrer Empfindlichkeit auf die Gerinnungsfaktoren V, VIII und Fibrinogen, die bei einer fibrinolytischen Therapie vermindert werden, zur Überwachung einer fibrinolytischen Therapie weniger geeignet als die Thrombinzeit (S. 171).

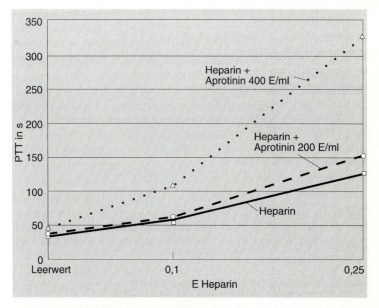

Abb. 5.20 PTT-Verlängerung in Abhängigkeit von Heparinkonzentrationen und gleichzeitigem Aprotininzusatz

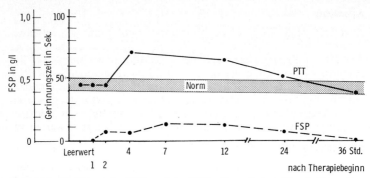

Abb. 5.21 Verhalten der PTT und der FSP während einer Streptokinasetherapie.

Entscheidungshilfen, ob die Verlängerung der PTT durch Heparin oder durch FSP bedingt ist:

- Einholen verläßlicher Informationen, ob das Patientenblut heparinhaltig sein kann.
- Die Objektivierung ist mittels Testen mit thrombinähnlichen Enzymen möglich, die in *Anwesenheit von Heparin* normal, jedoch in Anwesenheit von Fibrinogenspaltprodukten ($>0,03-0,05$ g/l) verlängert sind (S. 235).
- Bestimmung der FSP.
- Spezifische Neutralisation von Heparin mit Protaminchlorid oder Heparinnachweis mit chromogenen Substrattesten.

Inhibitoren der Gerinnung
(Übersichten Lechner 1974, 1987, Feinstein 1987)

In den letzten Jahren waren erworbene Inhibitoren der Gerinnung von besonderem wissenschaftlichen Interesse. Es handelt sich überwiegend um Autoantikörper (*Immunkoagulopathien*), deren Leitbefund die verlängerte PTT ist. Sie lassen sich zwei unterschiedlichen Gruppen zuordnen. Es sind dieses:

- Die große Gruppe der *Lupusantikoagulanzien* als eine der häufigsten Gerinnungsstörungen (Details S. 92 ff.),
- die sehr seltenen *gegen einzelne Gerinnungsfaktoren,* insbesondere Faktor VIII, gerichteten Inhibitoren (Details S. 98).

- Prinzipiell wirken sich die gegen die Fibrinformierung gerichteten Inhibitoren sowie die Thrombininhibitoren auch auf die PTT aus (S. 102).

Physiologischer Befund beim Neugeborenen

Beim Neugeborenen kann es vor allem am 1. Lebenstag zu einer erheblichen Veränderung der PTT (bis zu 80 s nach Göbel u. Riech 1972) kommen. Der Normalwert wird erst gegen Ende der 2. Lebenswoche erreicht. Die bereits auf S. 208 genannten Ursachen sind: Verminderung des Prothrombinkomplexes, verzögerte Fibrinbildung infolge Dysfibrinogenämie und Faktor-V- und Fibrinogenspiegel im subnormalen Bereich.

> **Beachte**
>
> Beim Neugeborenen ist eine verlängerte PTT daher nicht primär hämophilieverdächtig.

Ursachen einer verkürzten PTT

Eine verkürzte PTT ist durch eine gesteigerte Gerinnungsaktivität im Intrinsic-System bedingt. Sie wird zu den Hyperkoagulabilitätsphänomenen gerechnet (S. 110). Sie kommt vor bei erhöhten Konzentrationen von Gerinnungsfaktoren, insbesondere Faktoren VIII und V, bei bereits aktivierten Faktoren und aus ungeklärten Ursachen. Man findet eine verkürzte PTT (Übersicht Brinkhous u. Dombrose 1980):

- infolge technisch nicht einwandfreier Blutentnahme (S. 191),
- postoperativ,
- im akuten Stadium von venösen Thromboembolien, wahrscheinlich auch bei thrombosegefährdeten Personen,
- infolge von Entzündungen,
- ab 3. Schwangerschaftstrimester bis post partum,
- bei der Einnahme von Ovulationshemmern,
- nach einem Herzinfarkt,
- in der Initialphase einer schwachen fibrinolytischen Therapie (mehrfache eigene Beobachtungen).

Indikationen zur Bestimmung der partiellen Thromboplastinzeit

Die PTT dient in der Klinik

- als Suchtest bei hämorrhagischen Diathesen, vornehmlich bei Verdacht auf Hämophilie A und B;
- zur Überwachung der Heparintherapie (alternativ: Thrombinzeit);
- als Suchtest bei Verdacht auf gerinnungshemmende Substanzen, insbesondere Heparin und Lupusinhibitoren;
- als unspezifische Methode zum Nachweis einer erhöhten Gerinnungstendenz in vitro (Hyperkoagulabilität); zu erwarten ist dann eine verkürzte PTT.

Interpretation der partiellen Thromboplastinzeit

Eine PTT im Bereich der Norm (35–40 s) schließt bei klinischem Verdacht eine milde Hämophilie A oder B bzw. ein mildes Willebrand-Syndrom nicht aus.

Eine leicht verlängerte PTT (42–49 s) kann Ausdruck folgender Störungen im Gerinnungssystem sein:

- Bei normalem Quick-Wert: milde Hämophilie oder Willebrand-Syndrom mit geringer Neigung zu spontanen Blutungen, aber Gefahr lebensbedrohlicher Blutungen bei Operationen. Am häufigsten infolge unspezifischer Inhibitoren bzw. Lupusinhibitoren. Nicht selten infolge leichten Mangels an Vorphasenfaktoren.
- Bei pathologischem Quick-Wert: Ausdruck einer Gerinnungsstörung, die die Faktoren betrifft, die sowohl vom Intrinsic- als auch vom Extrinsic-System erfaßt werden. Diese Kombination findet man bei gut eingestellter Cumarintherapie, bei Verbrauchskoagulopathien, bei ausgeprägtem Leberparenchymschaden, als physiologischen Befund beim Neugeborenen, aber auch bei Lupusinhibitoren.
- Bei normalem Quick-Wert, aber leicht verlängerter Thrombinzeit: Diese Kombination ergibt sich bei einer Heparintherapie, wobei ein Heparingehalt von <1 E Heparin/ml Blut anzunehmen ist.

Eine stark verlängerte PTT (mehr als 50 s [Normalwert 35 – 40 s]) ist zunächst verdächtig auf eine schwere Störung im Gerinnungssystem:

- Bei normalem Quick-Wert: schwere Hämophilien bzw. Willebrand-Syndrom mit Neigung zu Spontanblutungen und Gefahr lebensbedrohlicher Blutungen bei kleinen operativen Eingriffen, selten: Faktor-XI-Mangel, Hemmkörperhämophilien.
Ausnahme: Der seltene, fast immer zufällig entdeckte, angeborene Mangel an Faktor XII oder Präkallikrein oder HMW-Kininogen, bei denen trotz extrem verlängerter PTT meist mit einer normalen Blutstillung gerechnet werden kann.

- Bei pathologischem Quick-Wert: Ausdruck einer schweren Störung sowohl des Intrinsic- als auch des Extrinsic-Systems, die man bei Synthesestörungen mit Quick-Werten unter 28% und bei schweren Verbrauchskoagulopathien findet. Jede Art von operativen Eingriffen oder Blindpunktionen ist streng kontraindiziert. In Einzelfällen kommt eine PTT Verlängerung dieser Größenordnung bei gesunden Neugeborenen sowie bei Lupusinhibitoren vor.

- Bei gleichzeitig pathologischer Thrombinzeit und pathologischem Quick-Test ist die häufigste Ursache eine Heparinkonzentration von >1 E/ml Plasma. Außerdem findet sich diese Befundkombination bei folgenden Koagulopathien: schwere Verbrauchskoagulopathie mit und ohne sekundäre Hyperfibrinolyse, primäre Hyperfibrinolyse, ausgeprägter Fibrinogenmangel und Protaminchloridüberdosierung. Bei Gefäßdefekten (Operationen, i.m. Injektionen, Blindpunktionen, erhöhte Kapillarfragilität) besteht die Gefahr der lebensbedrohlichen Blutung.

Eine PTT dieser Größenordnung geht mit *keiner* Blutungsneigung einher bei:

- Faktor-XII-Mangel, Präkallikrein- oder HMWK Mangel;
- Lupusantikoagulanzien (Ausnahme: gleichzeitiger Faktor-II-Mangel und/oder Thrombozytopenie, S. 93);
- Inhibitoren, die mit bestimmten PTT-Reagenzien zumeist bei Kindern beobachtet werden.

Thrombinzeit
(Jürgens 1952)

Prinzip der Methode

Durch Zugabe des Enzyms Thrombin zum Plasma bildet sich aus Fibrinogen Fibrin. Damit entfällt die plasmaeigene Thrombinbildung (Abb. 5.22) und damit der Einfluß aller zur Thrombinbildung erforderlichen Faktoren. Auch Calciumionen werden für die Thrombin-Fibrinogen-Reaktion nicht mehr benötigt, wenngleich sie die Fibrinpolymerisation beschleunigen.

Die Fibrinbildung erfolgt in drei Stufen:

- Abspaltung der Fibrinopeptide A und B durch Thrombin,
- Fibrinpolymerisation,

} werden mit der Thrombinzeit erfaßt,

- Quervernetzung des Fibrins durch den Faktor XIIIa

wird mit der Thrombinzeit nicht erfaßt.

Die Thrombinzeit reagiert in erster Linie und konzentrationsabhängig auf die Anwesenheit gerinnungshemmender Substanzen. Hierbei handelt es sich vor allem um *Heparin* (Hemmung der Thrombinwirkung durch Steigerung der Antithrombin-III-Aktivität) und die Fibrinogenspaltprodukte (Hemmung der Fibrinpolymerisation).

Beachte

Ist die Thrombinzeit verlängert, so ist auch meist die PTT verlängert; bei stark verlängerter Thrombinzeit fällt auch der Quick-Test pathologisch aus (Abb. 4.11).

Erklärung: Bei allen drei Methoden wird letztlich die Geschwindigkeit der Fibrinbildung gemessen.

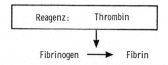

Abb. 5.22 Schema der Thrombinzeitbestimmung.

Schwankungen der Substrat-(Fibrinogen-)Konzentration werden hingegen von der Thrombinzeit nicht erfaßt, es sei denn, das Fibrinogen sinkt auf Bereiche unter 0,6 g/l ab (Abb. 5.**27**).

Auch *Schwankungen der Antithrombin-III-Konzentration* beeinflussen die Thrombinzeit nicht (Roka u. Bleyl 1977).

Der Normalbereich der Thrombinzeit sowie ihre Empfindlichkeit auf Heparin oder die FSP hängt vom gewählten Testansatz ab, nämlich von:

- Plasmakonzentration (unverdünnt – verdünnt),
- Thrombinkonzentration,
- Ionenstärke des Verdünnungsmittels (Pufferlösung – Aqua dest.).

Durch Veränderung dieser Variablen – ggf. durch Zusatz von Calciumionen – kann der „Erfahrene" die Thrombinzeit einer speziellen diagnostischen Fragestellung anpassen.

Ursachen einer verlängerten Thrombinzeit

- Hemmung der Fibrinbildung
  - Heparin (S. 141)   (Thrombin-Fibrino-   häufig
                              gen-Reaktion)
  - Hirudin (S. 183)   (Thrombin-Fibrino-
                              gen-Reaktion)
  - FSP (S. 171)   (Fibrinpolymerisation)   häufig
  - Protaminchlorid (S. 150) (Fibrinpolymerisation)   häufig
  - Penicilline   (Fibrinpolymerisation)   selten
  - Abnorme Inhibitoren
    (S. 101)   (Fibrinpolymerisation   selten
                              +Thrombin-Fibrino-
                              gen-Reaktion)
  - Hypalbuminämie   häufiger
- Dysfibrinogenämien
  - angeborene   (Fibrinpolymerisation   selten!
                              und/oder Thrombin-
                              Fibrinogen-Reaktion)
  - erworbene   (Fibrinpolymerisation)   häufiger
- Schwere Hypo- bzw.   angeboren: selten!
  Afibrinogenämien   erworben: häufig
- Physiologischer Befund   häufig
  beim Neugeborenen

Hemmung der Fibrinbildung

Heparin

Steigende Heparinkonzentrationen im Plasma verlängern die Thrombinzeit (Abb. 4.12). Die Empfindlichkeit der Thrombinzeit ist dabei vom gewählten Testansatz abhängig.

Faustregel: Je weniger verdünnt das Plasma im Testansatz ist, desto größer ist die Heparinempfindlichkeit.

Bei der Überwachung der Heparintherapie hat die Thrombinzeit gegenüber der PTT den Vorteil, von anderen Einflüssen auf das Testergebnis praktisch frei zu sein. Sie scheint lediglich bei vermehrtem Vorkommen des Antiheparinfaktors (Plättchenfaktor 4) im Plasma mit kürzeren Gerinnungszeiten zu reagieren.

Hirudin

Hirudin ist ein spezifischer Thrombininhibitor. Die Thrombinzeit ist der derzeit empfindlichste Test zum Nachweis des Hirudineffekts (S. 184).

Fibrinogenspaltprodukte (FSP)

Die bei primären Hyperfibrinolysen, Verbrauchskoagulopathien mit sekundären Hyperfibrinolysen und fibrinolytischer Therapie vermehrt anfallenden FSP verlängern ab 0,05 g/l konzentrationsabhängig die Thrombinzeit (Abb. 5.23). Eine normale Thrombinzeit schließt jedoch die Anwesenheit von FSP in geringeren Konzentrationen. Bei klinischem Verdacht auf eine latent erhöhte Fibrinolyse (z. B. hämolytisch-urämisches Syndrom) müssen daher die FSP im Blut direkt bestimmt werden. Da die heutigen Methoden zur Bestimmung von Fibrinogen- und Fibrinspaltprodukten um eine Zehnerpotenz empfindlicher sind als frühere Methoden (S. 339), werden mit ihnen Hyperfibrinolysen erfaßt, ohne daß die Thrombinzeit verlängert ist. Spaltproduktkonzentrationen, die die Thrombinzeit verlängern, werden praktisch nur noch bei der Streptokinasetherapie und in seltenen Extremfällen gesehen. Im allgemeinen gilt, daß eine verlängerte Thrombinzeit eher auf Heparin als auf erhöhte FSP-Konzentrationen zurückzuführen ist.

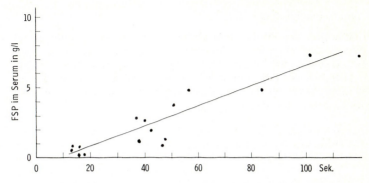

Abb. 5.23 Einfluß der FSP (immunologische Methode) auf die Thrombinzeit.

Die gleichzeitige Anwesenheit von Heparin und FSP im Plasma verlängert additiv die Thrombinzeit.

Protaminchlorid

Eine Überdosierung von Protaminchlorid (z. B. bei der Neutralisation von Heparin nach extrakorporalem Kreislauf) bewirkt eine Verlängerung der Thrombinzeit und ähnlicher Teste in Abhängigkeit von der Dosis.

> **Beachte**
>
> Bei Berechnung der zur Heparinneutralisation erforderlichen Dosis Protaminchlorid ist die Pharmakokinetik des Heparins mit einer Halbwertszeit von ca. 60 min mitzuberücksichtigen.

Penicilline

Andrassy u. Mitarb. (1976) beschrieben bei niereninsuffizienten Patienten eine dosisabhängige Hemmwirkung von Carbenicillin (>300 µg/ml) auf die Fibrinbildung, erkennbar an einer Verlängerung von Thrombinzeit oder ähnlichen Testen, sowie durch den Quick-Test. In vitro konnte ein gleicher Effekt für Penicillin G (19000 E/ml Serum), Ampicillin (2000 µg/ml) und Methicillin (2000 µg/ml) nachgewiesen werden.

Abnorme Inhibitoren

Inhibitoren der Fibrinpolymerisation. Gelegentlich kommt es zur Bildung von abnormen Inhibitoren der IgG-, aber auch der IgM-Gruppe mit dadurch bedingter Blutungsneigung. Derartige Inhibitoren hemmen die Fibrinpolymerisation und verlängern daher die Gerinnungszeiten der Thrombinzeit *und* Reptilasezeit und ähnlicher Teste (Details S. 101).

Thrombininhibitoren. Bei diesen sehr seltenen Inhibitoren fällt nur die Thrombinzeit pathologisch aus, nicht jedoch die Reptilasezeit oder ähnliche Teste (Details S. 102).

Angeborener Thrombininhibitor. Bislang wurde nur einmal eine genetisch bedingte Variante des α_1-Antitrypsins beschrieben (Antithrombin Pittsburgh, Lewis u. Mitarb. 1978, Owen 1983), die mit starker Antithrombinwirkung, entsprechender Verlängerung der Thrombinzeit und schwerer Blutungsneigung einherging und schließlich zum Tod des Patienten führte.

Hypalbuminämie

Wie auf S. 188 erwähnt, hängt der Reaktionsablauf in den Gerinnungstests wesentlich vom Testmilieu ab. Wilf u. Mitarb. beschrieben 1985 eine Beschleunigung der Thrombin-Fibrinogen-Reaktion in vitro nach Zusatz von Albumin oder anderen, nicht gerinnungsspezifischen Proteinen. Wir selber konnten im Plasma von Patienten mit ausgeprägter Hypalbuminämie infolge nephrotischen Syndroms die pathologisch verlängerte Thrombinzeit in vitro durch Zusatz von Humanalbumin normalisieren.

Angeborene und erworbene Dysfibrinogenämien

Ein pathologischer Ausfall der Thrombinzeit und ähnlicher Tests (PPT und Quick-Test sind meist weniger betroffen) kann extrem selten durch eine *angeborene Dysfibrinogenämie* bedingt sein. Dabei handelt es sich um ein abnorm strukturiertes Fibrinogenmolekül, das zwar in ausreichender Menge vorhanden ist, dem jedoch die spezifische Fähigkeit zur Fibrinbildung fehlt. Die Fibrinogene werden nach dem Ort ihrer Entdeckung benannt (z. B. Fibrinogen Gießen, Cleveland; Übersicht Mammen 1983).

Bei Lebererkrankungen (Hepatom, schwerer Virushepatitis, Leberzirrhose, schweren Intoxikationen) ist häufiger eine *erworbene Dys-*

fibrinogenämie nachweisbar, erkennbar an einer meist mäßigen Verlängerung von Thrombinzeit und ähnlichen Tests. Ursache ist eine Polymerisationsstörung der Fibrinmonomere (Lane u. Mitarb. 1977).

Eine erworbene Dysfibrinogenämie wurde ferner beim Nierenzellkarzinom beobachtet (Dawson u. Mitarb. 1985). Wahrscheinlich gehört hierher auch die Befundkombination: pathologische Thrombinzeit + pathologischer Quick-Test, die bei hypernephroidem Karzinom, Riesenzellarteriitis und Polymyalgien beschrieben wurde (Winckelmann u. Wollenweber 1973).

Entscheidungshilfen bei Verdacht auf Dysfibrinogenämien:

- Bei Bestimmung des gerinnbaren Fibrinogens werden abnorm niedrige oder gar keine Fibrinogenkonzentrationen gemessen. Die Bestimmungen des Fibrinogens durch Hitzefällung oder mit immunologischen Methoden ergeben in demselben Plasma normale bis erhöhte Fibrinogenkonzentrationen.
- Bei Dysfibrinogenämien sind außer der Thrombinzeit auch die Teste mit thrombinähnlichen Enzymen verlängert, bei schweren Formen auch Quick-Test und PTT.

Befundkombination bei angeborener Dysfibrinogenämie (Hannover):

- Quick-Test: 76%,
- PTT: 44 s,
- Thrombinzeit: 34 s,
- Thrombinkoagulasezeit: 118 s,
- gerinnbares Fibrinogen (Clauss): 0,57 g/l,
- Fibrinogen immunologisch: 2,4 g/l,
- Thrombinzeit in Gegenwart von Calciumionen: 24,8 s.

Fibrinogenmangel

Wesentlich seltener als durch die bisher genannten Ursachen ist eine Verlängerung der Thrombinzeit durch einen Fibrinogenmangel bedingt. Dies liegt daran, daß Schwankungen des Fibrinogenspiegels im Plasma zwischen 0,6 und 10,0 g/l von der Thrombinzeit nicht erfaßt werden. Eine hämostatisch nicht mehr ausreichende Fibrinogenkonzentration kann sich demnach hinter einer normalen Thrombinzeit verbergen (Abb. 5.27). Erst schwere Mangelzustände mit

Konzentrationen unter 0,6 g/l führen zu einer Verlängerung der Thrombinzeit.

Physiologischer Befund beim Neugeborenen

In den beiden ersten Lebenswochen wird eine meist nur leichte Verlängerung der Thrombinzeit gefunden. Als Ursache wird ein sog. „fetales Fibrinogen" vermutet. Eine Verlängerung der Thrombinzeit um mehr als das Doppelte des Normwertes fanden Göbel u. Riech (1972) nur bei Neugeborenen mit manifesten Blutungen bzw. mit dazu prädisponierenden Erkrankungen.

Fehlender Einfluß anderer Gerinnungsfaktoren auf die Thrombinzeit

Für den Ausfall der Thrombinzeit spielt es keine Rolle, ob – außer Fibrinogen – alle anderen Gerinnungsfaktoren in ausreichender Menge vorhanden sind. Der Test fällt z. B. bei Cumarintherapie oder bei der Hämophilie A gleichermaßen normal aus.

Indikationen zur Bestimmung der Thrombinzeit

Die Thrombinzeit dient in der Klinik als

- Standardtest zur Überwachung der Heparin- und Fibrinolysetherapie,
- Suchtest bei Verdacht auf Fibrinbildungsstörungen,
- Suchtest bei Verdacht auf schwere Fibrinogenmangelzustände,
- Suchtest zum Nachweis von erworbenen Thrombininhibitoren oder Inhibitoren der Fibrinpolymerisation.

Interpretation der Thrombinzeit

- **Eine normale Thrombinzeit** (18–22 s) schließt eine behandlungsbedürftige Hypofibrinogenämie sowie die Anwesenheit von Heparin oder einen leicht erhöhten FSP-Gehalt des Plasmas *nicht* aus.

- **Eine Verlängerung der Thrombinzeit auf 24–30 s ist**
  - bei Verbrauchskoagulopathien und/oder pathologischen Hyperfibrinolysen Ausdruck einer schweren Gerinnungsstörung;
  - bei fibrinolytischer Therapie Zeichen einer relativ geringen fibrinolytischen Aktivität
    (bei wenige Stunden vorher stärker verlängerter Thrombinzeit zeigen Thrombinzeitverlängerungen dieser Größenordnung die Plasminogenerschöpfung und damit die beginnende Gefahr einer Rethrombosierung an);
  - bei Heparintherapie Zeichen der ausreichenden Hemmwirkung des Heparins, insbesondere bei prophylaktischer Heparingabe;
  - Hinweis auf – meist erworbene – Dysfibrinogenämien oder Fibrinpolymerisationsstörungen (S. 101),
  - eines Thrombininhibitors (S. 102);

> **Beachte**
>
> Die für die prophylaktische Behandlung meist verwendeten Heparinmengen sind im allgemeinen so gering, daß ihre Hemmwirkung sich noch nicht in vitro nachweisen läßt.

  - physiologischer Befund des Neugeborenen.
- **Eine Verlängerung der Thrombinzeit auf über 30 s (40–60 s) gilt**
  - bei Hyperfibrinolysen und/oder Verbrauchskoagulopathien als bedrohliches Zeichen;
  - bei der Streptokinasetherapie als anzustrebender Bereich, der eine kräftige Plasminämie anzeigt (Abb. 5.24);
  - bei der Heparintherapie als relativ sicherer Schutzbereich gegenüber venösen Thrombosen;
  - ausgeprägtere Fibrinpolymerisationsstörungen oder Dysfibrinogenämien;
- eines Thrombininhibitors (S. 102).
- **Eine Verlängerung der Thrombinzeit auf nicht mehr meßbare Werte ist Zeichen**
  - einer extremen Hyperfibrinolyse bzw. eines schweren Defibrinierungssyndroms (S. 75 u. 171),
  - einer Heparinkonzentration von $>1,5$ E/ml Plasma;
  - Anwesenheit eines Rinderthrombininhibitors (S. 102).

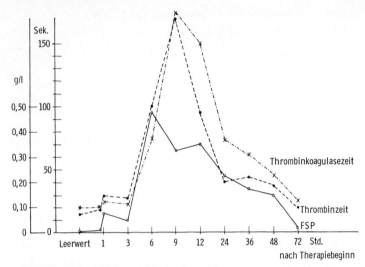

Abb. 5.24 Verhalten von FSP, Thrombinzeit und Thrombinkoagulasezeit während einer Streptokinasetherapie. Immunologische Bestimmung der FSP mit Antifibrinogenserum.

> **Beachte**
>
> Bei Thrombinzeiten über 60 s verlängert sich die Gerinnungszeit oft sprunghaft auf nicht mehr meßbare Zeiten. Dies ist durch die abnorme Gerinnselbeschaffenheit bedingt (krümelig und nicht fadig), die von den modernen Koagulometern schlecht erfaßt wird. Die Verlängerung einer Thrombinzeit von etwa 60 s auf nicht mehr meßbare Werte muß nicht mit einer entsprechenden Verschlechterung der Hämostase korrelieren.

— Gelegentlich finden sich **Verkürzungen der Thrombinzeit,** insbesondere bei Patienten mit einer erhöhten Gerinnungstendenz des Blutes. Über die Bedeutung dieses Befundes ist wenig bekannt; wahrscheinlich darf man die Verkürzung als Ausdruck einer Hyperkoagulabilität in vitro werten.

Teste mit thrombinähnlichen Enzymen
(Soria 1969, Soulier u. Mitarb. 1970)

Prinzip

Nach Zugabe von thrombinähnlichen Enzymen zum Plasma bildet sich aus Fibrinogen Fibrin.

Als *Reptilase* bzw. *Batroxobin* wird das proteolytische Enzym eines Schlangengifts (Bothrops atrox) bezeichnet, das Fibrinogen zu Fibrin umwandelt, wobei nur das Fibrinopeptid A abgespalten wird. Die aus Staphylokokken gewonnene Staphylokoagulase (nicht zu verwechseln mit dem gleichfalls aus Staphylokokken gewonnenen Verklumpungsfaktor zur Durchführung des Staphylococcal clumping test) bildet mit Prothrombin einen Komplex, die sog. *Thrombinkoagulase*. Diese führt zur Fibrinbildung, wobei die Fibrinopeptide A und B abgespalten werden, entsprechend der Thrombinwirkung.

Im Gegensatz zu Thrombin werden die thrombinähnlichen Enzyme von Heparin *nicht* beeinflußt. Die Gerinnungszeiten werden aber – wie die Thrombinzeit – durch fibrinpolymerisationshemmende Substanzen (FSP, Paraproteine), extrem niedrige oder hohe Fibrinogenspiegel und atypische Fibrinogene verlängert (Wenzel u. Mitarb. 1974).

Ursachen verlängerter Gerinnungszeiten mit thrombinähnlichen Enzymen

Die Gerinnungszeiten mit thrombinähnlichen Enzymen sind verlängert bei

- Hyperfibrinolysen mit einem Anfall von FSP von mehr als 0,05 g/l,
- angeborenen und erworbenen Dysfibrinogenämien,
- anderen Fibrinpolymerisationsstörungen (S. 101 f.),
- Hypofibrinogenämien,
- als physiologischer Befund beim Neugeborenen (bis zu 24 s für die Reptilasezeit, bis zu 40 s für die Thrombinkoagulasezeit; Kirsch u. Mitarb. 1977).

Hinsichtlich der Ursachen einer verlängerten Reptilase- oder Batroxobinzeit gilt dasselbe wie für die Thrombinkoagulasezeit. Sie scheint sich von der Thrombinkoagulasezeit dahingehend zu unterscheiden, daß sie etwas weniger empfindlich auf einen vermehrten Anfall der FSP reagiert, hingegen bei angeborenen Dysfibrinogenämien eine besondere Empfindlichkeit aufweisen soll.

Indikationen zum Einsatz von thrombinähnlichen Enzymen

Sie eignen sich besonders für die Notfalldiagnostik, insbesondere in Kombination mit der Thrombinzeit. Sie werden eingesetzt:

- zur Unterscheidung zwischen Heparineffekt und Fibrinpolymerisationsstörungen verschiedenster Genese,
- zum Nachweis eines erhöhten Anfalls von FSP infolge erhöhter Fibrinolyse,
- zur Beurteilung der Gerinnbarkeit des Fibrinogens trotz Anwesenheit von Heparin.

Interpretation der Teste mit thrombinähnlichen Enzymen

Normbereich: 18–22 s.

- **Normale Gerinnungszeiten** bei normaler Thrombinzeit schließen nicht eine Hyperfibrinolyse mit FSP-Konzentrationen unter 0,05 g/l aus.
  Normale Gerinnungszeiten bei verlängerter Thrombinzeit verweisen auf Heparin oder einen Thrombininhibitor im Plasma.
- **Eine leicht verlängerte Gerinnungszeit** bei normaler bis leicht verlängerter Thrombinzeit kann sein:
  - Ausdruck einer Störung der Fibrinpolymerisation durch FSP im Verlauf einer primären oder sekundären Hyperfibrinolyse,
  - Ausdruck einer mäßigen, unspezifischen Fibrinopolymerisationsstörung.

  Bei gleichzeitig pathologischer Thrombinzeit:
  - bis zu 24 s für die Reptilasezeit, bis zu 40 s für die Thrombinkoagulasezeit: noch physiologischer Befund des Neugeborenen (Kirsch u. Mitarb. 1977);
  - Ausdruck einer leichten Dysfibrinogenämie.

- **Eine stark verlängerte Reptilasezeit** bei gleichzeitig deutlich verlängerter Thrombinzeit und Thrombinkoagulasezeit kann Zeichen sein:
  - einer extremen Hyperfibrinolyse mit entsprechender Blutungsgefahr,
  - eines schweren Fibrinogenmangels,
  - einer Dysfibrinogenämie,
  - einer unspezifischen Fibrinopolymerisationsstörung.

Fibrinogen

(Übersichten Kienast u. Mitarb. 1991, Müller-Berghaus 1986, Dang u. Mitarb. 1989)

Das wasserlösliche Fibrinogen des Bluts hat verschiedene Aufgaben und Eigenschaften:

- Es bildet das Potential für den netzförmigen Wundverschluß Fibrin. Fibrinogen, bzw. Fibrin interagieren mit Plättchen (der Fibrinogenrezeptor der Plättchenmembran ist das Glykoprotein GP IIb–IIIa), Endothelzellen und Fibroblasten. Bei unzureichender Fibrinbildung oder -stabilisierung oder bei vorzeitiger Wiederauflösung kommt es zu Blutungen und Wundheilungsstörungen. In den chirurgischen Fächern wird häufig die *Fibrinklebung* von Wundflächen durchgeführt.
- Fibrin ist das Zentrum des fibrinolytischen Systems, analog der Plättchenoberfläche im Gerinnungssystem. Es reichert die Reaktionspartner der Fibrinolyse an, wobei es einerseits vor vorzeitiger Auflösung geschützt wird, z. B. durch Bindung von α_2-Antiplasmin. Andererseits bereitet es seine Auflösung durch Bindung von Plasminogen vor und beschleunigt sie in seiner Akzeleratorfunktion für t-PA.
- Die Fibrinogenkonzentration bestimmt die Plasmaviskosität, die mit steigenden Fibrinogenkonzentrationen zunimmt (Abb. **5.25**; Übersicht Harkness 1971).
- Fibrinogen ist ein akutes Phasenprotein, das insbesondere bei Entzündungen ansteigt.
- Ein erhöhter Fibrinogenspiegel gilt als *Risikoindikator* arterieller, insbesondere koronarer und zerebraler Verschlußkrankheiten (s. u.).

Fibrinogen ist ein Glykoprotein, das als Dimer aus 2 Aα-Ketten, 2 Bβ-Ketten und 2 γ-Ketten besteht. Nach Abspaltung der Fibrino-

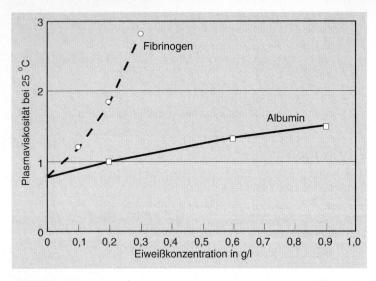

Abb. 5.25 Korrelation zwischen Fibrinogenkonzentrationen und Plasmaviskosität (nach Harkness 1971)

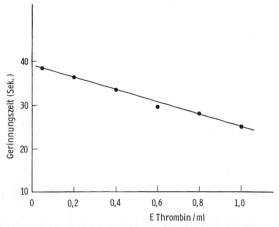

Abb. 5.26 Einfluß unterschiedlicher Thrombinkonzentrationen auf die Fibrinbildungsgeschwindigkeit bei konstanter Fibrinogenkonzentration (2,3 g/l).

peptide A und B durch Thrombin und anschließender Polymerisation entsteht Fibrin. Durch die Transglutaminase Faktor XIII wird Fibrin quervernetzt und vor vorzeitiger Wiederauflösung geschützt. Die Geschwindigkeit der Fibrinbildung wird bereits von geringen Änderungen der Thrombinkonzentration beeinflußt (Abb. 5.26). Hingegen ist die Fibrinbildungsgeschwindigkeit weitestgehend unabhängig von Schwankungen der Fibrinogenkonzentration (Abb. 5.27). Die Anwesenheit von Calciumionen ist für die Fibrinbildung durch Thrombin nicht obligat, beschleunigt sie jedoch. Durch Zusatz von Calciumionen zum Testansatz können einige Fibrinbildungsstörungen, wie bestimmte kongenitale Dysfibrinogenämien, daher zumindest in vitro kompensiert werden. Darüber hinaus ist Fibrin, das in vitro in einem calciumfreien Milieu gebildet wurde, da nicht quervernetzt, leichter lysierbar als sog. stabiles Fibrin. Durch das fibrinolytische Enzym *Plasmin* werden Fibrin und Fibrinogen in wasserlösliche Spaltprodukte abgebaut (S. 337). Auch andere Proteasen können Fibrinogen abbauen (z. B. die neutrophile Leukozytenelastase; Schmidt u. Mitarb. 1974).

Der *Normalbereich* wird mit 2−3 g/l für das gerinnbare Fibrinogen angegeben. Die Konzentrationsmessungen ergeben leicht höhere Werte. Jenseits des 40. Lebensjahres sowie während der Schwanger-

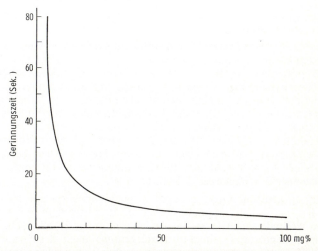

Abb. 5.27 Einfluß unterschiedlicher Fibrinogenkonzentrationen auf die Fibrinbildungsgeschwindigkeit bei konstanter Thrombinkonzentration (aus Clauss, A.: Acta haemat. [Basel] 1957, 237).

schaft steigt der Fibrinogenspiegel an. Thompson u. Mitarb. bestimmten die Fibrinogenspiegel bei Normalpersonen über drei Jahre in zweimonatigen Abständen. Dabei lagen die Spannbreiten der intraindividuellen Schwankungen zwischen ca. 0,4 – 3,5 g/l.

Niedrige Fibrinogenspiegel kommen selten vor, überwiegend bei stationären Patienten und dann zumeist in Notfallsituationen (z. B. Verbrauchskoagulopathien, Hyperfibrinolysen, nach schwerem Blutverlust oder ausgeprägtem Leberschaden) und insbesondere bei den systemischen fibrinolytischen Therapien mit Streptokinase oder Urokinase. Die *kongenitalen Hypo-* oder *Afibrinogenämien* sind extrem selten. Etwas öfter kommen *kongenitale Dysfibrinogenämien* vor, erkennbar an einem niedrigen Anteil gerinnbaren Fibrinogens bei höherer oder normaler Fibrinogenkonzentration. Thrombinzeit, Batroxobinzeit u. ä. Teste sind dabei meist verlängert. Bei den kongenitalen Dysfibrinogenämien genügt oft der Austausch einer Aminosäure in Schlüsselposition, z. B. Arginin durch Cystein, um das Verhalten des Fibrinogens zu verändern. Klinisch ist die Mehrzahl der kongenitalen Dysfibrinogenämien asymptomatisch (46 von 96 der von McDonagh u. Carrell 1987 zusammengestellten Fälle), einige gehen mit einer leicht erhöhten Blutungsbereitschaft einher (34 der 96 Fälle), andere mit einer erhöhten Thromboseneigung (12 von 96). *Erworbene Dysfibrinogenämien* sind hingegen häufiger nachweisbar, vor allem bei schweren Lebererkrankungen (Hepatom, schwere Virushepatitis, Leberzirrhose, Intoxikationen). Ursache ist eine Polymerisationsstörung der Fibrinmonomere (Lane u. Mitarb. 1977).

Erhöhte Fibrinogenspiegel kommen bei zahlreichen und unterschiedlichsten Krankheitsbildern vor, und zwar sowohl kurzfristig über Tage (z. B. postoperativ), als auch langjährig konstant nachweisbar (z. B. bei chronischen Entzündungen). Die höchsten Konzentrationen beobachtet man zumeist bei akut entzündlichen Prozessen (z. B. bei Pneumonien mehr als 10 g/l). Prospektive, epidemiologische Studien der letzten Jahre an über 10000 Personen, überwiegend Männer, ergaben, daß langfristig erhöhte Fibrinogenspiegel über 3 g/l einen *Risikoindikator* für das Auftreten einer koronaren Herzkrankheit bedeuten (Übersicht Kienast u. Mitarb. 1991), vermutlich auch für einen zerebralen Insult (Wilhelmsen u. Mitarb. 1984).

Fibrinogenbestimmungen gehören – nach Quick-Test und PTT – zu den häufigsten Gerinnungstesten, nicht zuletzt dank der einfachen Methode nach Clauss. Sie werden primär zur Einschätzung des Hämostasepotentials eingesetzt, gelegentlich auch des Grundleidens. Therapeutische Konsequenzen ergeben sich daraus allerdings selten. Zum einen kann der Fibrinogenspiegel in Akutsituationen rasch ansteigen. Zum anderen muß der Fibrinogenspiegel bereits erheblich abgesunken sein, bevor eine Blutung auftritt. So gehen Fibrinogenspiegel um 0,2 g/l, sei es bei einer Therapie mit thrombinähnlichen Enzymen, sei es bei einer kongenitalen Hypofibrinogenämie, im Alltag kaum mit abnormen Blutungen einher. Für *operative Eingriffe* wird allgemein ein Fibrinogenspiegel oberhalb von 1,5 g/l für ausreichend erachtet. Ist der niedrige Fibrinogenspiegel durch eine systemische Fibrinolyse bedingt, so ist es weniger die Hypofibrinogenämie, die die Blutung verursacht, als vielmehr die Auflösung des Fibrins an frischen Wundflächen und die Hemmung der Fibrinbildung durch die vermehrt anfallenden Fibrinogenspaltprodukte.

Die Methoden zur Fibrinogenbestimmung lassen sich prinzipiell in zwei Gruppen und damit in zwei hauptsächliche Quellen der Fehlinterpretation einteilen:

In der 1. Gruppe wird das *gerinnbare Fibrinogen* gemessen. Hierbei können die Einflußgrößen und Störfaktoren der Thrombin-Fibrinogen-Reaktion bzw. der Batroxobin-Fibrinogen-Reaktion (S. 228 u. 235) eine unvollständige Fibrinbildung bewirken und damit einen scheinbaren Mangel an Fibrinogen vortäuschen.

Die 2. Gruppe erfaßt das *Fibrinogenmolekül an sich* (immunologisch, gravimetrisch, durch Hitzepräzipitation oder Aussalzen), gibt aber keinen Aufschluß darüber, ob das gemessene Fibrinogen auch gerinnbar ist und damit eine ausreichende Hämostase gewährleistet. In bestimmten Situationen können die Ergebnisse beider Gruppen erheblich voneinander abweichen, wobei aber wiederum die Diskrepanz an sich diagnostische Bedeutung erlangen kann (S. 231 u. Abb. 5.28).

Da eine Fehlinterpretation u. U. weitreichende Konsequenzen haben kann (z. B. scheinbarer Fibrinogenmangel → Fibrinogensubstitution → B-Hepatitis oder: scheinbar normaler Fibrinogenspiegel → anhaltende hyperfibrinolytische Blutung), soll auf die gebräuchlichen Teste der Fibrinogenbestimmung ausführlicher eingegangen werden.

Eigenschaften	wasserlösliches Glykoprotein, das durch Thrombin in das feste Fibrin umgewandelt und durch Plasmin abgebaut wird
Molekulargewicht	340 000 D
Halbwertszeit	3 Tage
Plasmakonzentration	2–3 g/l gerinnbares Fibrinogen
	2,5–5 g/l Fibrinogenkonzentration
Syntheseort	Leberzelle

Methoden zur Bestimmung

Methode nach Clauss (Schnellmethode)
(Clauss 1957)

Prinzip

Bei Fibrinogenkonzentrationen zwischen 0,1 – 0,4 g/l ist nach Zugabe einer standardisierten Menge Thrombin die gemessene Gerinnungszeit proportional der Fibrinogenmenge (Abb. 5.**27**).

Der Test ist eine Variation der Thrombinzeit, wobei das zu untersuchende Plasma in den optimalen Meßbereich (0,1 – 0,4 g/l) verdünnt wird. Bei richtig gewählter Plasmaverdünnung ergibt die Clauss-Methode ausreichend zuverlässige Werte.

Dauer der Bestimmung: nach Zentrifugation des Citratblutes: 2 min.

Möglichkeiten der Fehlinterpretation

Vorweggenommen sind die hier genannten Fehlermöglichkeiten in den heutigen Testkits weitestgehend reduziert.

- Durch die gerinnungshemmende Wirkung von Heparin und/oder FSP können falsch niedrige Fibrinogenspiegel gemessen werden (Donati u. Mitarb. 1971). Abb. 5.**28** zeigt, wie bei einer Streptokinasetherapie das Fibrinogen mittels der Clauss-Methode auf scheinbar nicht mehr meßbare Werte verringert ist, während die von den FSP nicht beeinflußbare Methode nach Ratnoff-Menzie den wahren Fibrinogengehalt erfaßt.
- Bei sehr hohen Fibrinogenkonzentrationen werden mit der Clauss-Methode im Vergleich zu anderen Methoden häufig zu niedrige Werte gemessen, und zwar dann, wenn eine falsche Plasmaverdünnung gewählt wurde.
- Die **Dysfibrinogenämie** ist durch niedrige Konzentrationen gerinnbaren Fibrinogens bei normaler Konzentration des Moleküls Fibrinogen charakterisiert. Die alleinige Bestimmung des gerinnbaren Fibrinogens täuscht hier dann einen Fibrinogenmangel vor. Für die Diagnose einer Dysfibrinogenämie ist die Methode nach Clauss besser geeignet als die Methode nach Ratnoff-Menzie, da bei letzterer durch Zusatz von Calciumionen die Fibrinpolymerisation verbessert wird. Letztere spiegelt dadurch aber auch die Gerinnbarkeit in vivo wieder und damit die geringe Blutungsgefährdung.

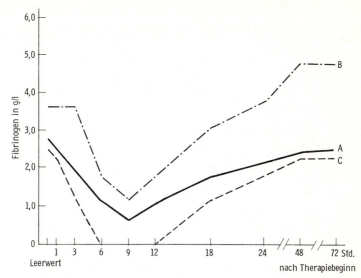

Abb. 5.**28** Fibrinogenbestimmung während einer Streptokinasetherapie nach Ratnoff-Menzie (A), Schulz Hitzefibrin (B) und Clauss (C) (L = Leerwert).

– In Plasmen mit Zeichen der „Hyperkoagulabilität" kann die Fibrinogenbestimmung nach Clauss scheinbar höhere Konzentrationen liefern als die anderen Methoden. Dies beruht wahrscheinlich auf einer erhöhten Fibrinbildungsgeschwindigkeit im Rahmen der allgemein erhöhten Gerinnungstendenz. Die eigentliche Ursache dafür ist noch unbekannt (Abb. 5.**29**).

Photometrische Methode nach Ratnoff-Menzie

Prinzip

Fibrinogen wird durch Zusatz von Thrombin und Calciumionen zum Gerinnen gebracht, das gewonnene Fibringerinnsel gewaschen, hydrolysiert und im Hydrolysat der Proteinanteil photometrisch bestimmt.

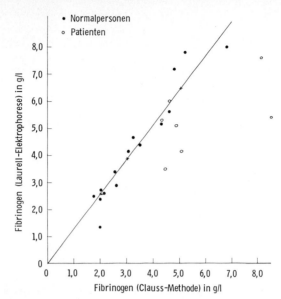

Abb. 5.29 Graphische Darstellung der mangelhaften Korrelation zwischen den Fibrinogenbestimmungen mit der immunologischen Methode nach Laurell und der Methode nach Clauss bei Normalpersonen und Patienten der chirurgischen Intensivstationen.

Bewährt hat sich die Methode nach Ratnoff-Menzie (nach Bang u. Mitarb. 1971). Die Genauigkeit dieser Methode ist bedingt durch

- optimale Fibrinbildung durch geeignete Plasmaverdünnung (Fortfall von eventuellen Hemmeffekten),
- Hemmung einer in vitro eventuell weiterlaufenden Fibrinolyse durch Zusatz von Antifibrinolytika,
- Auswaschen von FSP und anderen Proteinen aus dem Gerinnsel,
- quantitative Messung des gerinnbaren Fibrinogens (Abb. 5.**28**).
- Der Zusatz von Calciumionen verbessert die Fibrinpolymerisation und stabilisiert das Gerinnsel durch Aktivierung des Faktors XIII. Dies ist bei der langen Inkubationszeit obligat.

Nachteil: Die Zeitdauer bis zum Vorliegen der Ergebnisse beträgt 8 Stunden unabhängig von der Menge der Bestimmungen (bis 20 Bestimmungen pro Tag).

Möglichkeiten der Fehlinterpretation

Durch Überalterung der Reagenzien werden zu niedrige Konzentrationen gemessen.

Kinetische Fibrinogenbestimmung mittels Photometrie

Fibrinogen wird mit Batroxobin zum Gerinnen gebracht und die Fibrinbildung turbidometrisch im Photometer bei 334 nm gemessen. Die Adsorption korreliert linear mit der Fibrinogenkonzentration. Es handelt sich um eine Schnellmethode, die unter der fibrinolytischen Therapie etwas unempfindlicher zu sein scheint als die Clauss-Methode (Becker u. Mitarb. 1984). Heparin beeinflußt auch gering das Testergebnis.

Derived-Fibrinogen-Bestimmung

Heutzutage kann man mit bestimmten Geräten im Rahmen photometrischer oder nephelometrischer Quick-Test-Bestimmungen anhand der dabei ablaufenden Fibrinbildung das Fibrinogen mitbestimmen. Bisherige vergleichende Untersuchungen ergaben eine gute Übereinstimmung mit den herkömmlichen Methoden. Bei der systemischen fibrinolytischen Therapie lagen die gemessenen Werte zwischen denjenigen der Clauss-Methode und einer immunologischen Methode (Schmitt u. Mitarb. 1993).

Hitzefibrinbestimmung nach Schulz (Schnellmethode)
(Schulz 1955)

Prinzip

Fibrinogen fällt beim Erhitzen des Plasmas auf 56 °C aus. Nach Zentrifugation des erhitzten Plasmas entspricht die Höhe des Präzipitats im Nissl-Röhrchen dem Fibrinogengehalt.

Dauer der Bestimmung nach Zentrifugation des Citratbluts: 25 min.

Möglichkeiten der Fehlinterpretation

Die durch Hitzefällung bestimmte Fibrinogenmenge korreliert nicht immer mit dem tatsächlich vorhandenen gerinnbaren Fibrinogen. Im allgemeinen werden mit dieser Methode höhere Konzentrationen gemessen als mit den Methoden, mit denen das gerinnbare Fibrinogen gemesen wird, da außer Fibrinogen noch andere Proteine mitgefällt werden können (insbesondere großmolekulare FSP bei Hyperfibrinolysen, Paraproteine bei Myelomen usw.; Abb. 5.**28**).

Aufgrund von Vergleichsmessungen kann man aber annehmen, daß selbst bei relativ ausgeprägten Hyperfibrinolysen, bei denen über 2,0 g/l Hitzefibrin gemessen werden, davon noch mindestens 1,0 g/l gerinnbares Fibrinogen sind. Im Gegensatz dazu liefert die Clauss-Methode bei dieser Situation aber häufig Werte von „0" g/l und könnte Anlaß zu einer unnötigen Fibrinogensubstitution geben.

Immunologische Methoden

Prinzip

Fibrinogen (Antigen) präzipitiert mit Fibrinogenantikörpern. Bei richtig gewählter Plasmaverdünnung korreliert das Ausmaß der Präzipitate mit der Menge des vorhandenen Fibrinogens. Eine Auskunft über den Anteil des gerinnbaren Fibrinogens liefern diese Methoden nicht.

Methoden: Elektroimmunassay Laurell, Ouchterlony-Test, Laser-Nephelometrie.

Dauer des Elektroimmunassays Laurell: etwa 8 Stunden, Laser-Methode: 30 min.

Möglichkeiten der Fehlinterpretation

Auch die mit den immunologischen Methoden gemessenen Fibrinogenkonzentrationen sind allgemein höher als das gerinnbare Fibrinogen (Abb. 5.**29**). Erhebliche Diskrepanzen mit sehr hohen Fibrinogenkonzentrationen bei den immunologischen Testen und abnorm niedrigen Anteil an gerinnbarem Fibrinogen findet man bei ausgeprägten Hyperfibrinolysen (Abb. 5.**30**) und bei angeborenen Dysfibrinogenämien (S. 231). In beiden Situationen führt die alleinige immunologische Bestimmung zur Fehleinschätzung des Hämostasepotentials. Wird jedoch die immunologische Methode mit einer Methode kombiniert, mit der das gerinnbare Fibrinogen gemessen wird, so kommt der Diskrepanz zwischen beiden Methoden eine diagnostische Bedeutung zu. Bei einigen Methoden, insbesondere der Laurell-Elektrophorese, wird das Meßergebnis von der Wanderungsgeschwindigkeit der Proteine im elektrischen Feld beeinflußt. In Gegenwart von heterogenen Abbauprodukten des Fibrinogens mit höherer Wanderungsgeschwindigkeit als das Muttermolekül können

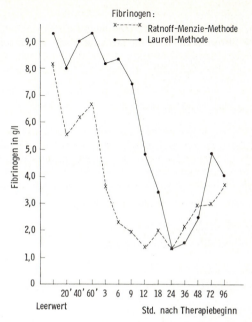

Abb. 5.**30** Ergebnisse der Fibrinogenbestimmungen während einer Streptokinasetherapie mit dem Elektroimmunassay Laurell und der Fibrinogenbestimmung nach Ratnoff-Menzie.

fälschlich hohe Fibrinogenkonzentrationen gemessen werden. Dies wird besonders bei fibrinolytischer Therapie (Abb. 5.**30**) oder unzureichender Lagerung beobachtet.

Kryofibrinogen

Prinzip

Als Kryofibrinogen wird ein nur im Plasma − nicht jedoch im Serum − bei Abkühlung auftretendes Präzipitat bezeichnet, das bei Erwärmung wieder in Lösung und durch Thrombin zum Gerinnen gebracht werden kann. Es entsteht durch Komplexbildung von Fibrinogen, Fibrinmonomeren und Fibronectin und ist vor allem bei Erkrankungen mit abnormer intravasaler Fibrinbildung, insbesondere bei proliferativem Zellwachstum, Autoimmunerkrankungen und Entzündungen nachweisbar, aber auch bei technisch nicht einwandfreier Blutentnahme. Spuren von Kryofibrinogen sind bei 4% aller stationären internistischen Patienten nachweisbar (Stehenlassen des Plasmas 24 Stunden bei +4 °C, anschließende Weiterverarbeitung wie bei Hitzefibrinbestimmung; Übersicht Barthels u. Mitarb. 1979). Die hier beschriebene Methode erfaßt allerdings auch Kryoglobuline.

Möglichkeiten der Fehlinterpretation

Bei ausgeprägten Kryofibrinogenämien kommt es trotz optimaler Blutentnahme und Antikoagulation zur spontanen Gelbildung bei Abkühlung des Bluts oder Plasmas. Gerinnungsanalysen sind dann u. U. nur unter Einhalten einer „Wärmekette" möglich. Kryofibrinogen kann auch eine In-vitro-Fibrinbildung vortäuschen, wie man sie bei verzögerter Durchmischung des Bluts mit Citrat findet.

Ursachen eines Fibrinogenmangels

- Synthesestörung:
    - angeborene Hypofibrinogenämie (Afibrinogenämie) (selten!),
    - schwere Leberparenchymschädigung,
    - Asparaginasetherapie;
- erhöhter Verbrauch:
    - fibrinolytische Therapie (häufig),
    - Verbrauchskoagulopathie (häufig),
    - Verbrauchskoagulopathie mit reaktiver Fibrinolyse (häufig),
    - primäre Hyperfibrinolyse (selten),
    - Arwin-Therapie, Defibrasetherapie;
- erhöhter Verlust:
    - ausgedehnte Wundflächen,
    - starker Blutverlust,
    - Hämodilution,
    - Aszites;
- Mangel an gerinnbarem Fibrinogen bei normaler Konzentration:
    - angeborene Dysfibrinogenämien sehr selten,
    - erworbene Dysfibrinogenämien bei schweren Lebererkrankungen;
- Inhibitoren der Fibrinbildung:
    - Paraproteine,
    - Immunglobuline, die die verschiedenen Stufen der Fibrinpolymerisation hemmen.

Ursachen eines erhöhten Fibrinogenspiegels
(Übersicht Hultin 1991, Kienast u. Mitarb. 1991)

Erhöhte Fibrinogenspiegel findet man:

- mit zunehmendem Alter (z. B. x̄ = 3.7 ±SD = 1,2 g/l bei über 70jährigen, Hager u. Platt 1990),
- mit zunehmender Schwangerschaft (2,4−6,4 g/l peripartal),
- in allen akuten Phasen
  - bei Entzündungen (in Extremfällen über 10 g/l),
  - postoperativ (z. B. auf 5−7 g/l zwischen dem 3.−6. Tag nach Hüftendoprothesen-Operationen, bis 5,5/l am 4. Tag nach kleineren Eingriffen, z. B. Arthroskopien),
  - nach akutem Myokardinfarkt,
  - nach massivem Blutverlust;
- mit zunehmendem Körpergewicht,
- bei Diabetes mellitus,
- Hyperlipoproteinämie Typ II, Hypertriglyzeridämie,
- arteriellem Hypertonus,
- koronarer Herzkrankheit,
- Nikotinabusus,
- arteriellen Verschlußkrankheiten,
- akuten venösen Thromboembolien (um 5 g/l),
- Apoplex (Wilhelmsen u. Mitarb. 1984),
- Neoplasien,
- Einnahme Ovulationshemmern.

Indikationen zur Fibrinogenbestimmung

Ein Fibrinogenmangel ist fast ausschließlich eine erworbene Gerinnungsstörung und wird fast immer durch einen erhöhten Fibrinogenverbrauch in der Kreislaufperipherie hervorgerufen.

Fibrinogenbestimmungen werden durchgeführt

- zur Aufdeckung und Verlaufskontrolle von Verbrauchskoagulopathien und/oder Hyperfibrinolysen, Verlustkoagulopathien,
- zur Überwachung einer evtl. erforderlichen Fibrinogensubstitutionstherapie,

- bei Verdacht auf angeborenen Fibrinogenmangel. Hinweis: Bei extremen Fibrinogenmangelzuständen, bei denen die üblichen Teste kein meßbares Fibrinogen nachweisen, können evtl. noch mit dem für die Bestimmung der FSP verwendeten Staphylococcal clumping test (S. 339) Fibrinogenspuren nachgewiesen werden,
- bei Verdacht auf Dysfibrinogenämien,
- zur Verlaufskontrolle der Arwin-Therapie oder Defibrasetherapie,
- zum Nachweis eines erhöhten Fibrinogenspiegels (s. o.).

Interpretation der Fibrinogenbestimmung

- **Eine normale Fibrinogenkonzentration** schließt bei klinischem Verdacht eine Verbrauchskoagulopathie oder Hyperfibrinolyse nicht aus (Einzelheiten S. 54 ff.).
- **Niedrige Fibrinogenkonzentrationen** fordern in der Regel keine Substitutionsbehandlung, insbesondere keine vorbeugende Substitution, sofern sie über 1.0 g/l liegen. Bei stärkerer Belastung des Hämostasepotentials (z. B. Operationen, ausgedehnte Wundflächen) reichen hingegen Fibrinogenspiegel unter 1,0 g/l zur Hämostase nicht mehr aus.
- **Fibrinogenkonzentrationen über 5,0 g/l** erhöhen die Viskosität des Bluts und gelten als einer der Faktoren, die zu einer erhöhten Gerinnungstendenz führen. Kurzfristig erhöhte Fibrinogenspiegel bedeuten keine unmittelbare Thrombosegefährdung, wenngleich dadurch die Plasmaviskosität erhöht ist. Anbetracht der Tatsache, daß die Fibrinogenspiegel interindividuell stark schwanken, daß eine Vielzahl von Krankheiten mit konstant erhöhten Fibrinogenspiegeln einhergeht und zudem der Risikoindikator „erhöhter Fibrinogenspiegel" in den großen epidemiologischen Studien nur um 10 – 20% höher als der obere Normbereich lag, ist im Einzelfall ein erhöhter Fibrinogenspiegel sehr zurückhaltend zu beurteilen.
- Die **optimale Fibrinogenkonzentration** bei der Arwin- oder Defibrasetherapie liegt bei 0.7 (0.4 – 1,0) g/l.

Bestimmung der Faktoren II–XII, Präkallikrein, High molecular weight kininogen (HMWK)

Die Bestimmung eines Gerinnungsfaktors erfolgt:

- qualitativ zur Identifikation eines Faktors (z. B. Differentialdiagnose Hämophilie A – Willebrand-Syndrom, S. 114),
- quantitativ bei Verdacht auf Aktivitätsminderung (z. B. Verminderung der Faktoren bei Verbrauchskoagulopathie, Abb. 3.4),
- quantitativ bei Verdacht auf Aktivitätssteigerung (z. B. erhöhte Faktor-VIII-Aktivität bei Lebererkrankung, Abb. 5.**38**) oder Konzentrationserhöhungen wie z. B. Willebrand-Faktor bei Lebererkrankungen oder Gefäßleiden.

Bei den in der Routinediagnostik verwendeten Bestimmungen der Faktoren II–XII wird die *Aktivität* des betreffenden Faktors anhand der Fibrinbildungsgeschwindigkeit gemessen. Prinzipiell ist auch eine Messung mit synthetischen Oligopeptidsubstraten möglich. Die gemessene Gerinnungszeit (in Sekunden) wird mittels einer Bezugskurve in die prozentuale Gerinnungsaktivität umgerechnet (Bezugskurve für den Quick-Test S. 197). In der Mehrzahl der Fälle entspricht die Aktivität gleichzeitig der Konzentration des Gerinnungsfaktors.

Diese Methoden sind im allgemeinen Variationen des Quick-Testes oder der PTT. Sie unterscheiden sich von diesen globalen Testen wie folgt:

- Das zu untersuchende Plasma wird so weit verdünnt, daß der Einfluß anderer gerinnungsfördernder oder -hemmender Substanzen möglichst ausgeschaltet wird.
- Zu dem Testansatz wird ein Substratplasma gegeben, das alle Gerinnungsfaktoren außer dem zu untersuchenden im Überschuß enthält.
- Der zu untersuchende Faktor soll ausschließlich die Geschwindigkeit des Reaktionsablaufs bestimmen.

Liegt eine Aktivitätsminderung vor, so kann sie durch folgende Ursachen bedingt sein:

- quantitativer Faktorenmangel (häufig!)
- defekte Molekülstruktur (z. B. Hämophilie A),
- die Anwesenheit von hemmenden Substanzen, die die Aktivierung bzw. die Aktivität des in normaler Konzentration vorhandenen Gerinnungsfaktors verhindern:
häufig: Heparin,
selten: Inhibitor, z. B. gegen Faktor VIII oder Lupusinhibitoren.

Für einige Gerinnungsfaktoren stehen *immunologische Methoden* mit hochspezifischen Antiseren zur Verfügung (Faktor II, Willebrand-Faktor, Faktor XIII, Antithrombin III, Plasminogen, Fibrinogen). Mit diesen Methoden wird die *Konzentration* des Faktorenmoleküls an sich gemessen, aber sie geben keinen Aufschluß darüber, ob eine Funktionsfähigkeit des Gerinnungsfaktors besteht.

Merke: Bei der Diagnostik eines angeborenen Blutungsleidens empfiehlt sich die Bestimmung sämtlicher Gerinnungsfaktoren, da – wenn auch extrem selten – mehr als ein Faktor betroffen sein kann (z. B. Faktor VIII- und -V-Mangel, Übersicht Mammen 1983). Oder: Was zunächst nur ein leichter Faktor-VIII-Mangel zu sein scheint, entpuppt sich bei zusätzlicher Bestimmung der – dann gleichfalls verminderten – Faktoren IX, XI und XII als Lupusinhibitoreffekt (S. 97).

Methoden zur Bestimmung

Für die Aktivitätsbestimmung der Faktoren II, V und VII werden *Gewebethromboplastine* (Quick-Reagenz) und Calciumionen,

für die Bestimmung der Faktoren VIII, IX, XI und XII *partielle Thromboplastine* (PTT-Reagenz) und Calciumionen verwendet.

Die Aktivierung des Faktors X erfolgt spezifisch durch Zugabe des Schlangengifts Stypven, von Calciumionen und eines partiellen Thromboplastins.

Für immunologische Methoden stehen ELISA-Teste und die Laurell-Elektrophorese zur Verfügung.

Möglichkeiten der Fehlinterpretation

Möglichkeiten der Fehlinterpretation ergeben sich aus dem Prinzip der Aktivitätsmessung.

> **Beachte**
>
> Hohe Konzentrationen von Heparin oder anderen Inhibitoren können sich noch auf die üblichen Testansätze für Faktoreneinzelbestimmung auswirken und scheinbar niedrige Faktorenkonzentrationen vortäuschen. Eine erneute Bestimmung im stärker verdünnten Plasma ergibt dann die wahre Faktorenaktivität (S. 97 u. Abb. 5.**12** u. 5.**31**).

Aber auch sehr hohe Faktorenkonzentrationen werden u.U. mit den üblichen Plasmaverdünnungen nicht voll erfaßt, sondern erst in höheren Verdünnungsstufen.

Beispiel: Patientenplasmaverdünnung: 1:5   1:10   1:20
           Faktor-VIII-Aktivität   80%   210%   220%
                                               wahrer Wert

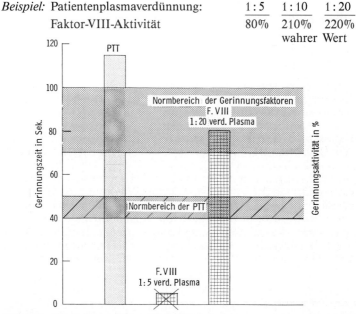

Abb. 5.**31** Scheinbar niedriger Faktor-VIII-Gehalt eines stark heparinhaltigen Plasmas.

Andererseits kann die Gerinnungszeit bei Patienten unter Streßeinwirkung oder durch Spuren von Thrombin (z. B. infolge nicht optimaler Blutentnahme) verkürzt und damit eine höhere Faktorenkonzentration vorgetäuscht werden.

Möglichkeiten der Fehlinterpretation bestehen bei denjenigen immunologischen Methoden, bei denen das Meßergebnis von der Wanderungsgeschwindigkeit der Proteine im elektrischen Feld beeinflußt wird (z. B. Laurell-Elektrophorese). Hier können z. B. Abbauprodukte des Proteins mit höherer Wanderungsgeschwindigkeit fälschlich höhere Konzentrationen des Muttermoleküls vortäuschen. Solche Abbauprodukte entstehen u.a. durch Thrombin oder andere Proteasen oder durch unzureichende Lagerung des Plasmas. Bei den immunologischen Methoden muß besonders darauf geachtet werden, daß die quantitative Bestimmung in einer genügend hohen Plasmaverdünnung erfolgt, da bei einem Antigenüberschuß die Antigen-Antikörper-Komplexe wieder dissoziieren und somit eine niedrigere Faktorenkonzentration vorgetäuscht wird.

Faktoren II (Prothrombin), VII, IX und X

Die Faktoren II, VII, IX und X werden zusammen als *Prothrombinkomplex* bezeichnet, abgekürzt *PPSB:* *P*rothrombin = Faktor II, *P*roconvertin = Faktor VII, *S*TUART-*P*ROWER-Faktor = Faktor X, *B* = Faktor IX, von Hämophilie B, bei der der Faktor IX fehlt. Die Abkürzung „PPSB" hat sich als Synonym für Prothrombinkomplex-Konzentrate eingebürgert. PPSB enthält jedoch auch noch die gleichfalls Vitamin-K-abhängigen Inhibitoren Protein C und Protein S.

Die Faktoren II, VII und X werden im Test des Extrinsic-Systems, dem Quick-Test, erfaßt, Faktor IX, aber auch die Faktoren II und X im Test des Intrinsic-Systems, der PTT. Die vier Faktoren sind biochemisch eng miteinander verwandt, wobei ihre Verwandtschaft sich insbesondere in der Vitamin-K-Abhängigkeit ausdrückt. Sie werden nämlich erst gerinnungsaktiv, d. h. fähig zur Bindung von Calciumionen, wenn zuvor in Gegenwart von Vitamin K eine γ-Carboxylierung ihrer N-terminalen Aminosäuren erfolgte (Details S. 79 u. S. 80). Die folgenden Daten sind den Übersichtsarbeiten von Lechler 1982, Mammen 1983, Roberts u. Foster 1987 entnommen.

Faktor II (Prothrombin)

Eigenschaften	Proenzym der Serinprotease Thrombin, die Fibrinogen zu Fibrin umwandelt (S. 255)
	Vitamin-K-abhängig
	Glykoprotein
Molekulargewicht	70 000 D
Plasmakonzentration	100 mg/l bzw. 70–120% bzw.
	0,7–1,2 E/ml bzw.
	250–350 Iowa E/ml
Halbwertszeit	70 (48–123) h
Syntheseort	Leberzelle

Faktor VII

Eigenschaften	Proenzym der Serinprotease Faktor VIIa, die Faktor X aktiviert, aber auch Faktor IX
	Vitamin-K-abhängig
	Glykoprotein
Molekulargewicht	50 000 D
	Plasmakonzentration 0,5 mg/l bzw.
	70–120% bzw. 0,7–1,2 E/ml bzw.
	≈ 10 nmol
Halbwertszeit	3–4 h
Syntheseort	Leberzelle

Faktor IX

Eigenschaften	Proenzym der Serinprotease Faktor IXa, die in Gegenwart von Faktor VIII (Cofaktor) Faktor X aktiviert, aber auch Faktor VII
	Vitamin-K-abhängig,
	Glykoprotein
Molekulargewicht	55 000 D
Plasmakonzentration	4 mg/l bzw. 70–120% bzw.
	0,7–1,2 E/ml
Halbwertszeit	18–30 h
Syntheseort	Leberzelle

Faktor X

Eigenschaften	Proenzym der Serinprotease Faktor Xa, die in Gegenwart von Faktor V (Cofaktor) Prothrombin zu Thrombin aktiviert, aber auch Faktor VII
	Vitamin-K-abhängig
Molekulargewicht	55 000 D
Plasmakonzentration	10 mg/l, bzw. 70–120% bzw.
	0,7–1,2 E/ml
Halbwertszeit	38 h (30–60 h)
Syntheseort	Leberzelle

Ursachen der Verminderung

Angeborene Ursachen

Ein angeborener Mangel eines oder mehrerer Faktoren des Prothrombinkomplexes kommt sehr selten vor (Übersicht Mammen 1983, Roberts u. Foster 1987). Häufiger sind heterozygote Formen mit Verminderung nur eines der vier Faktoren. Sie werden meist zufällig präoperativ anhand eines leicht pathologischen Quick-Werts oder einer leicht pathologischen aPTT aufgedeckt.

Faktor-II-Mangel (Hypoprothrombinämie) wurde in Größenordnungen zwischen 2 und 50% gefunden. Bei Dysprothrombinämien wurden Befundkombinationen u.a. gefunden wie z.B. Prothrombin Madrid: Faktor-II-Aktivität 3% und -Konzentration 103%, oder z.B. Prothrombin Padua: Faktor-II-Aktivität 50% und -Konzentration 100%.

Faktor-VII-Mangel kann angeboren auch < 1% vorkommen. Zur Aufdeckung eignen sich vor allem Thromboplastine aus Kaninchenhirn, die besonders Faktor-VII-empfindlich sind. So hat Faktor VII Padua eine Restaktivität von 9% bei Verwendung von Kaninchenhirn-Thromboplastin und von 105% bei Verwendung von Rinderhirn-Thromboplastin bei immunologisch gemessener Konzentration von 95%. Gelegentlich kommt ein angeborener Faktor-VII-Mangel zusammen mit anderen genetischen Defekten vor (Dubin-Johnson-Syndrom). Gelegentlich ist ein Faktor-VII-Mangel kombiniert mit anderen Faktorenmangelzuständen, insbesondere dem Faktor-IX-Mangel (Übersicht Soff u. Levin 1981, Roberts u. Foster 1987).

Faktor-IX-Mangel bei Hämophilie B, auch bei Konduktorinnen, S. 113.

Faktor-X-Mangel kann angeboren auch < 1% betragen. Heterozygote Formen zwischen 40 und 70% kommen häufiger vor. Vorzugsweise scheinen jedoch Moleküldefekte des Faktors X vorzuliegen. Auch hierbei wurden unterschiedliche Formen beschrieben, erkennbar am unterschiedlichen Testausfall. Wenngleich beim Faktor-X-Mangel theoretisch stets Quick-Wert and aPTT pathologisch ausfallen sollten, so wies der von Parkin beschriebene Fall einen normalen Quick-Wert bei verlängerter PTT auf.

Kombinierter Mangel der Faktoren II, VII, IX und X. Vereinzelt wurde ein kombinierter Mangel dieser Faktoren beschrieben, wahrscheinlich infolge eines angeborenen Defekts im Vitamin-K-Stoffwechsel (Übersicht Mammen 1983).

Erworbene Ursachen

Synthesestörungen. Die erworbenen Verminderungen des Prothrombinkomplexes sind die häufigsten Gerinnungsstörungen in Praxis und Klinik. Nicht nur deswegen, sondern auch wegen der so selten korrekten Differenzierung zwischen *Vitamin-K-Mangel* (und daher sinnvolle Therapie mit Vitamin K) und *Proteinsynthesestörung infolge Leberzellschadens* (und daher ineffektive Therapie mit Vitamin K) ist ihnen ein eigener Abschnitt gewidmet (S. 79 ff.).

Ausbleiben der Vitamin-K-Wirkung (S. 83). Ursachen:

- Vitamin-K-freie Ernährung,
- Antibiotika-Therapie,
- Malabsorptionssyndrome,
- Gallenwegsverschluß,
- Vitamin-K-Mangel beim Neugeborenen,
- Cumarintherapie bzw. -intoxikation.

Lebererkrankungen (S. 85 u. Abb. 3.**9**).

Asparaginasetherapie führt zum Abfall der Faktoren II, IX und X, weniger Faktor VII (Gadner u. Riehm 1977).

Umsatzstörungen. Dies können sein:

- Verlustkoagulopathien (z. B. massiver Blutverlust, Verlust in den Aszites),
- Faktor-X-Verlust bei der primären Amyloidose (Furie u. Mitarb. 1981), gelegentlich kombiniert mit Faktor-IX- und Faktor-XII-Mangel sowie erhöhter fibrinolytischer Aktivität (Francis u. Mitarb. 1986, Gröticke u. Mitarb. 1991, Stump u. Mitarb. 1990),
- Faktor-II-Mangel bei der schweren Verbrauchskoagulopathie,
- Faktor-II-Mangel bei Lupusinhibitor (S. 92 u. Tab. 3.**4**).

Abb. 5.**32** zeigt das Verhalten eines Gerinnungsfaktors (Faktor II) in verschiedenen Situationen während einer Krankheit.

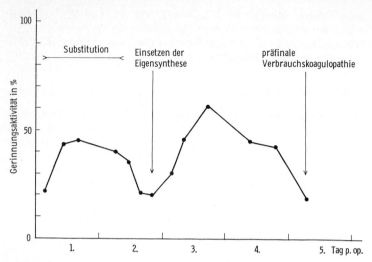

Abb. 5.32 Verhalten des Prothrombins (F II) nach Lebertransplantation; 16jähr. Mädchen.

Inhibitoren. Faktor-IX-Inhibitoren treten infolge der Substitutionstherapie in ca. 2–4% der Fälle auf. Bei primär Blutungsnormalen wurden sie vereinzelt bei Autoimmunerkrankungen (Lupus erythematodes), post partum (Lechner 1982) oder bei Kolonkarzinom (Collins u. Gonzales 1984) beobachtet.

Erhöhte Konzentration (Aktivität)

Faktor II

Erhöhte Faktor-II-Spiegel (>100%) findet man in verschiedenen klinischen Situationen. Ein besonderes Thromboserisiko wurde bislang nicht bekannt. Eine gesteigerte Faktor-II-Aktivität wurde beschrieben

- reaktiv nach Vitamin K Gabe,
- postoperativ,
- Phase I der Verbrauchskoagulopathie,
- Ovulationshemmer,
- Hyperlipidämien Typ II a, II b, V (Hultin 1991).

Faktor VII

Erhöhten Faktor-VII-Spiegeln scheint eine größere Bedeutung hinsichtlich Thrombosegefährdung zuzukommen. Prospektive epidemiologische Studien ergaben eine positive Korrelation zwischen den Faktor-VII Spiegeln und kardiovaskulären sowie zerebrovaskulären Ereignissen (Übersicht Hultin 1991). Balleisen u. Mitarb. fanden 1985 erhöhte Faktor-VII-Spiegel in Abhängigkeit von

- Alter,
- Körpergewicht,
- Ovulationshemmereinnahme,
- postmenopausal.

Erhöhte Faktor-VII-Spiegel kommen ferner vor (Übersicht Hultin 1991)

- reaktiv nach Vitamin-K-Gabe,
- postoperativ,
- in der Phase I der Verbrauchskoagulopathie,
- bei akuten Thrombosen (nicht obligat),
- in der Gravidität,
- bei Hyperlipidämien.

Ein besonderes Phänomen ist die *Kälteaktivierung* des Faktors VII durch Stehenlassen oder Zentrifugieren des Plasmas bei Temperaturen unter 4°C. Sie wurde beobachtet (Gjønnaess u. Stormoken 1970, Gordon u. Mitarb. 1987) bei

- Einnahme von Ovulationshemmern,
- in der Gravidität,
- vereinzelt bei koronarer Herzkrankheit.

Faktor IX

Eine erhöhte Faktor-IX-Aktivität findet man

- reaktiv nach Vitamin-K-Gabe,
- bei Corticosteroidtherapie,
- Lebererkrankung,
- Hyperlipidämien (Übersicht Hultin 1991).

Faktor X

Eine gesteigerte Faktor-X-Aktivität findet man

- reaktiv nach Vitamin-K-Gabe,
- Hyperlipidämien (Übersicht Hultin 1991)

Indikationen zur Bestimmung der Faktoren II, VII, IX und X

Faktoren II, VII und X

Im allgemeinen spiegelt der Quick-Test (Thrombotest) das Verhalten der Faktoren II, VII und X ausreichend wider. Eine Einzelfaktorenbestimmung ist daher nur erforderlich:

- wenn die Ursache des pathologischen Quick-Werts unbekannt ist (S. 202); hier ist insbesondere der Faktor-V-Mangel abzugrenzen!
- wenn die Verlaufskontrollen aufgrund der unterschiedlichen Halbwertszeiten der einzelnen Faktoren bei Synthesestörungen bzw. zur Differentialdiagnose zwischen Synthesestörung und erhöhtem Verbrauch erforderlich sind: Bei gleich raschem Abfall der Faktoren II, VII und X darf man annehmen, daß außer einer Synthesestörung auch ein erhöhter Umsatz, meist in Form eines Verlustes, vorliegt (Abb. 5.32).
- Für die Überwachung einer Verbrauchskoagulopathie genügt die Bestimmung des Faktors II, da er von den Faktoren des Prothrombinkomplexes am stärksten vermindert wird.
- Ermittlung des tatsächlichen Faktorengehalts in Anwesenheit von gerinnungshemmenden Substanzen, z. B. in der Übergangsphase von der Heparin- zur Cumarintherapie oder von der fibrinolytischen zur Cumarintherapie.
- Bestimmung der Faktoren X, IX, XII bei Verdacht auf primäre Amyloidose.
- Diagnostik eines angeborenen, bislang unbekannten Blutungsleidens.

Faktor IX

Der Faktor IX wird bestimmt

- in erster Linie bei Verdacht auf Hämophilie B, oder Konduktorin des Hämophilie B

- zur Überwachung der Substitutionstherapie bei Hämophilie B,
- in extrem seltenen Fällen zur Verlaufskontrolle bei Synthesestörungen des Prothrombinkomplexes,
- bei Verdacht auf gegen Faktor IX gerichtete Hemmkörper,
- bei Verdacht auf primäre Amyloidose.

Interpretationen der Bestimmungen der Faktoren II, VII, IX und X

Faktoren II, VII und X

Prinzipiell kommt der jeweiligen Aktivität der Faktoren II, VII und X dieselbe Wertigkeit zu wie dem Quick-Test, der ja von ihnen primär beeinflußt wird (S. 195).

Konzentrationen über 120% werden von einigen Autoren dem Begriff „Hyperkoagulabilität" zugeordnet. Man findet sie zwar häufig in Phasen erhöhter Thromboemboieneigung (z.B. postoperativ) oder in Phase I der Verbrauchskoagulopathie (S. 57); im Einzelfall haben sie jedoch keine pathognomonische Bedeutung. Kälteaktivierung des Faktors VII S. 109.

Konzentrationen zwischen 70 und 120% liegen im sog. Bereich der Norm. Aktivitätsabnahmen innerhalb dieses Bereichs zeigen aber bereits die beginnende Synthesestörung an (Vitamin-K-Mangel, Cumarintherapie, Leberzellschaden).

Konzentrationen zwischen 50 und 70% lassen mit einem noch weitgehend normalen Hämostasepotential rechnen; sie zeigen jedoch eine Einschränkung der Syntheseleistung der Leber an bzw. angeborene heterozygote Mangelzustände.

Konzentrationen zwischen 25 und 50% zeigen zwar eine hämorrhagische Diathese an, doch besteht in der Regel nicht die Gefahr von spontanen Blutungen. Für Operationen kann jedoch eine relative Kontraindikation bestehen. Kleinere operative Eingriffe sind bei diesen Werten durchführbar (z.B. Zahnextraktionen), jedoch nicht Blindpunktionen.

Bei Patienten mit Leberkrankheiten sind diese Konzentrationen Ausdruck einer sehr ausgeprägten Minderung der Syntheseleistung der Leber.

Bei Neugeborenen können diese Bereiche noch als physiologisch bezeichnet werden.

Konzentrationen zwischen 15 und 25% gelten als „therapeutischer Bereich" der Cumarintherapie. Bei Patienten, die nicht unter Cumarintherapie stehen, zeigen sie eine ausgeprägte hämorrhagische Diathese an, so daß bei allen operativen Eingriffen bzw. Verletzungen mit einer starken Blutungsneigung gerechnet werden muß.

Konzentrationen unter 10% sind immer Ausdruck einer ausgeprägten hämorrhagischen Diathese mit Neigung zu spontanen Blutungen.

Faktor IX

Für den isolierten Faktor IX Mangel, also der Hämophilie B, gilt hinsichtlich der Einteilung des Schweregrades das Gleiche wie für die Faktor-VIII-Aktivität bei der Hämophilie A (S. 112). Die Blutungsneigung ist beim Faktor-IX-Mangel etwas weniger ausgeprägt als bei der Hämophilie A gleichen Schweregrades. Für − insbesondere größere − operative Eingriffe muß auch bei der Hämophilie B ein Faktor-IX-Spiegel von mindestens 50% der Norm gewährleistet sein, und zwar auch bis zur endgültigen Wundheilung (S. 124 u. S. 130). Zu beachten ist, daß bei Verwendung von künstlichem Faktor-IX-Mangelplasma niedrigere Werte gemessen werden können als bei Verwendung von echtem Faktor-IX-Mangelplasma.

Faktor V

Der Gerinnungsfaktor V (Erstbeschreibung eines angeborenen Faktor-V-Mangels durch Owren 1947) ist der Cofaktor der Protease Faktor Xa. Er wird durch Thrombin, aber auch Faktor Xa und Russel viper venom aktiviert und durch Protein-Ca inaktiviert. Seine Anwesenheit beschleunigt die Umwandlung von Prothrombin zu Thrombin durch Faktor Xa um ein vielfaches. Faktor V wird sowohl mit dem Quick-Test als auch mit der PTT erfaßt. Zu beachten ist allerdings, daß das Quick-Test-Reagenz keinen Faktor-V-Zusatz enthält (z. B. Hepato-Quick, z. B. Thrombotest enthalten Faktor V!). Isolierte Faktor-V-Mangelzustände sind selten, sowohl angeboren als auch erworben. Sie werden häufig nicht erkannt, da der Leitbefund, der pathologische Quick-Test, als Prothrombinkomplex-Mangel bzw. Vitamin-K-Mangel fehlinterpretiert wird. Entscheidend für die Blutungsneigung scheint nicht so sehr die Verminderung des Plasmafaktors V zu sein, sondern die des den Plättchen assoziierten Faktors V (s. Faktor V Quebec, erkennbar an der verlängerten Stypven-Zeit; Tracy u. Mitarb. 1984).

Eigenschaften	Cofaktor der Serinprotease Faktor Xa α_2-Globulin
Molekulargewicht	330000 D
Plasmakonzentration	4–14 mg/l (Colman 1987) bzw. 60–120% bzw. 0,6–1,2 E/ml
Halbwertszeit	12 h (4–36 h) (Roberts u. Foster 1987)
Syntheseort	Leberzelle, Megakaryozyt, Endothel

Ursachen der Verminderung

Angeborene Ursachen

Homozygote Formen sind extrem selten (Übersicht Barthels u. Poliwoda 1987), während heterozygote Formen häufiger beobachtet werden. Es wurden sowohl der echte Faktor-V-Mangel als auch Dysformen des Faktor-V-Moleküls beschrieben (Übersicht Roberts u. Foster 1987) sowie eine Familie mit Plättchenfaktor-V-Mangel (Tracy u. Mitarb. 1984). Interessant sind die wenigen Fälle von kombiniertem Faktor-V- und -VIII-Mangel (Soff u. Lewin 1981).

Erworbene Ursachen

Synthesestörung. Gar nicht so selten findet man bei schweren Leberzellschäden (Leberzirrhose) einen Faktor-V-Mangel im Rahmen der gestörten Proteinsynthese, ohne daß eine gleichzeitige Verminderung des Prothrombinkomplexes vorzuliegen braucht. Dieser Faktor-V-Mangel bestimmt dann den Ausfall von Quick-Test und PTT.

Umsatzstörungen. Hierunter fallen

- Verbrauchskoagulopathien,
- Hyperfibrinolysen; bei konventioneller Streptokinasetherapie allerdings gering (Abfall auf $\bar{x} = 65\%$, Lutze u. Franke 1991),
- Verlustkoagulopathien ($\bar{x} = 40\%$ bei einem Hämatokrit von 27%, polytraumatisierte Patienten),
- unzureichende Substitution durch altes Konservenblut. Die Konstellation in Abb. 5.33 entstand nach Massentransfusion von altem Konservenblut und damit ungenügender Faktor-V-Zufuhr. Dieses Beispiel zeigt die gelegentliche Notwendigkeit der Einzelfaktorenbestimmung zusätzlich zum Quick-Test. Andererseits ist bei einem derartigen Fall trotz des pathologischen Ausfalls des

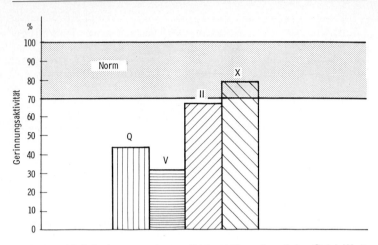

Abb. 5.33 Einfluß eines erworbenen Faktor-V-Mangels auf den Quick-Wert. Quick-Wert 43%, Faktor V 23%, Faktor II 68%!, Faktor X 78%, Fibrinogen 2,4 g/l.

Quick-Testes nicht mit einer Verminderung des Prothrombinkomplexes zu rechnen, da der Prothrombinkomplex während der Lagerung von Blutkonserven nicht wesentlich an Aktivität verliert. In einer derartigen Situation wäre also bei ernsthaften Blutungen die Gabe von Prothrombinkomplexpräparaten nutzlos, da die Faktoren des Prothrombinkomplexes im Plasma des Patienten in ausreichender Menge vorhanden sind. Bei gleichzeitig bestehender Blutungsneigung (mit der nach einigen Autoren erst ab Faktor-V-Werten unter 20% zu rechnen ist) empfiehlt sich die Gabe von Frischplasma.

- Faktor-V-Adsorption bei chronisch myeloischer Leukämie (Hase-Gawa u. Mitarb. 1980).

Die in der Literatur beschriebene rasche Abnahme der Faktor-V-Aktivität beim Stehenlassen von Plasma über 4 h gilt nicht für Citratplasma, sondern für das früher verwendete Oxalatplasma. Im heute fast ausschließlich verwendeten Citratplasma bleibt der Faktor V – sofern er nicht durch Thrombin aktiviert wurde – über 24 h stabil. Der Quick-Test hingegen als Globaltest erleidet innerhalb von 24 h einen Aktivitätsverlust (Abb. 5.34).

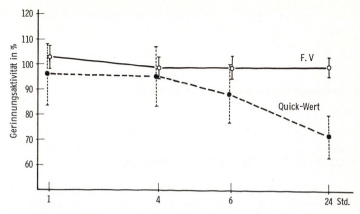

Abb. 5.34 Verhalten von Quick-Test und Faktor V beim Stehenlassen von Citratplasma bei Zimmertemperatur (n = 7).

Inhibitoren. Gegen den Faktor V gerichtete Hemmkörper werden sehr selten beobachtet. Häufig findet sich eine Allergie in der Anamnese (Streptomycin, Penicillin, Cephalotin, Bluttransfusionen). Ferner wurden Faktor-V-Inhibitoren nach operativen Eingriffen (Frakturen), Tumoren, Entzündungen beschrieben. Diese Inhibitoren bilden sich häufig spontan rasch zurück (Übersicht Feinstein 1987). Brockhaus (1978) beschrieb einen Faktor-V-Hemmkörper bei Leberzirrhose, Schmitz-Huebner u. Mitarb. 1986 einen Inhibitor ungeklärter Genese.

Ursachen einer erhöhten Konzentration (Aktivität)

Eine erhöhte Faktor-V-Aktivität ist vor allem Folge der Aktivierung durch Thrombin. So findet sie sich in Phase I der Verbrauchskoagulopathie, aber auch infolge präanalytischer Fehler! Erhöhte Aktivität

- in Phase I der Verbrauchskoagulopathie,
- bei akuten Thrombosen (nicht obligat),
- postoperativ (z. B. $\bar{x} = 160\%$ am 5. Tag nach Hüftendoprotheseneinsatz, eig. Unters.),
- bei entzündlichen Prozessen,
- bei Urämie,

- bei Protein-C-Mangel, z. B. in der Initialphase der Cumarintherapie,
- Cholostase (S. 83)

Indikationen zur Faktor-V-Bestimmung

- Die Faktor-V-Bestimmung dient in der Klinik in erster Linie zur Diagnose und Verlaufskontrolle einer Verbrauchskoagulopathie.
  Der Faktor V eignet sich hierfür besonders:

  - Die kurze Halbwertszeit des Faktors V erfaßt auch kurzfristige Schwankungen der Gerinnungsstörungen. Häufig zeigen die Faktor-V-Verminderung und der Thrombozytensturz die beginnende Verbrauchskoagulopathie an, wenn die Fibrinogenbestimmungen noch im Bereich der Norm liegen.
  - Insbesondere der Faktor V wird durch Thrombin zunächst aktiviert, später durch Protein C verbraucht und ist somit ein empfindlicher Parameter einer abnormen Thrombinbildung.

- Die Faktor-V-Bestimmung deckt nicht selten bei fortgeschrittenen oder akut toxischen Lebererkrankungen einen ausgeprägten Faktor-V-Mangel als eine der Hauptursachen eines pathologischen Quick-Werts auf.
- Ausschluß eines Faktor-V-Mangels nach Massivtransfusionen von Konservenblut.
- Ausschluß eines angeborenen Faktor-V-Mangels bei unklaren Blutungen.
- Ausschluß eines Faktor-V-Inhibitors.

Interpretation der Faktor-V-Bestimmungen

Konzentrationen über 120% werden dem Begriff „Hyperkoagulabilität" zugeordnet. Man findet sie gehäuft in Phasen erhöhter Thromboembolieneigung (z. B. postoperativ), in Phase I der Verbrauchskoagulopathie (S. 57) bzw. infolge Thrombineinwirkung oder als Zeichen eines Protein-C-Mangels; im Einzelfall haben sie jedoch keine pathognomonische Bedeutung.

Konzentrationen zwischen 60 und 120% liegen im sog. Normbereich. Aktivitätsabnahmen innerhalb dieses Bereichs können bereits die Auswirkungen einer Verbrauchskoagulopathie, Hyperfibrinolyse oder Hämodilution (Massivtransfusion) sein.

Konzentrationen unter 60% sind Zeichen einer erheblichen Entgleisung des Gerinnungssystems. Eine Blutungsneigung soll jedoch erst bei Konzentrationen unter 20% auftreten. Je schwerer der Leberzellschaden, desto ausgeprägter der Faktor-V-Mangel.

Bei Anwesenheit von Faktor-V-Inhibitoren soll die Blutungsneigung relativ gering sein.

Faktor VIII

Faktor VIII (Synonym antihämophiles Globulin A, VIII: C für Factor-VIII-clotting-activity) ist ein akutes Phasenprotein, dessen Aktivität im Plasma von Patienten mit Hämophilie A und z.T. auch bei Patienten mit Willebrand-Syndrom in unterschiedlichem Ausmaß vermindert ist. Die Faktor-VIII-Bildung wird von einem Gen auf dem X-Chromosom codiert. Eine Erhöhung der Faktor-VIII-Konzentration findet sich in allen akuten Phasen wie Streß, Entzündungen u.a.m. Faktor VIII wird durch Thrombin aktiviert und durch Protein Ca inaktiviert. Faktor VIII ist der Cofaktor der Protease Faktor IX a. Der aktivierte Faktor VIII beschleunigt die Aktivierung von Faktor X durch Faktor IX a um ein Vielfaches. Im Blut ist Faktor VIII an sein Trägerprotein, den Willebrand-Faktor, gebunden.

Die Bestimmung des Faktors VIII erfolgt mit den klassischen Gerinnungstesten, die auf der PTT basieren und deren Substrat primär Plasma von Patienten mit schwerer Hämophilie A ist. Eine Bestimmung mit chromogenem Substrat ist gleichfalls möglich. Faktor VIII ist immunologisch nachweisbar als *Faktor-VIII-Antigen* (VIII: Ag oder besser VIII: CAg, um eine Verwechslung mit dem Begriff „Faktor-VIII-assoziiertes Antigen" auszuschließen, mit dem früher der Willebrand-Faktor bezeichnet wurde). Die immunologische Bestimmung erlaubt die Diagnose einer Hämophilie A beim Fetus bereits in der 18.–20. Schwangerschaftswoche.

Die Bestimmung von Faktor VIII: C und Faktor VIII: CAg ermöglicht die Differenzierung der Hämophilie A in zwei Formen:

– Faktor-VIII-Aktivität und -Antigen sind in gleichem Maße vermindert (CMR$^-$ = cross reacting material negative),
– Faktor-VIII-Antigen weist eine höhere Konzentration auf als die Faktor-VIII-Aktivität (CRM$^+$ = cross reacting material positive).

Eigenschaften	Cofaktor der Serinprotease Faktor IXa, welche Faktor X aktiviert. Wird durch Thrombin aktiviert und durch Protein-Ca inaktiviert
Molekulargewicht	280000 D
Plasmakonzentration	0,15 mg/l bzw. 50–150% bzw. 0,5–1,5 E/ml
Halbwertszeit	8–12 h
Syntheseort	Leberzelle und Niere

Ursachen der Verminderung

Angeborene Ursachen

- Hämophilie A (S. 112),
- auch bei Konduktorinnen (S. 113), hier zumeist im subnormalen Bereich,
- Willebrand-Syndrom (S. 114),
- angeborener Faktor-VIII- und -V-Mangel (Übersicht Soff u. Lewin 1981),
- gelegentlich kombiniert mit Faktor-XII-Mangel (Hougie 1977)

Erworbene Ursachen

Synthesestörung. Leichter Faktor-VIII-Abfall infolge Asparaginasetherapie (Gadner u. Riehm 1977, auf $\bar{x} = 60\%$).

Umsatzstörungen. Darunter fallen

- Verbrauchskoagulopathie: relativ selten. Nur in 7% der Fälle (v. Spero u. Mitarb. 1980) lag der Faktor VIII unter 50%.
- Massivtransfusionen von Konservenblut. Nach eigenen Erfahrungen ist auch hierbei der Mangel an Faktor VIII selten so ausgeprägt, daß er behandlungsbedürftig ist.
- Hyperfibrinolyse. Bei konventioneller Streptokinasetherapie fällt der Faktor VIII in den ersten Stunden stark ab (auf $\bar{x} = 20\%$ Lutze u. Franke 1991).
- Ein erworbenes Willebrand-Syndrom wurde in den letzten Jahren häufiger beobachtet bei myeloproliferativen und lymphoproliferativen Erkrankungen, monoklonalen Gammopathien, Autoimmunerkrankungen, Wilms-Tumor, aber auch spontan und bei Einnahme von Valproinat (S. 282, Budde u. Mitarb. 1984, Coller 1987).

- Gabe von Dextran 70 (Batlle u. Mitarb. 1985).
- Ein Fall von Faktor-VIII-Mangel durch Immunoadsorption an Lymphozyten bei Morbus Waldenström (Brody u. Mitarb. 1979).

Inhibitoren (Übersichten Green u. Lechner 1981, Feinstein 1987). Gegen Faktor VIII gerichtete Hemmkörper wurden beobachtet:

- nach Faktor-VIII-Substitution bei Hämophilie A, Inzidenz: 6–13% bei Patienten mit Hämophilie A (Sultan u. Mitarb. 1992). Erkennbar am Ausbleiben der hämostypischen Wirkung der Substitutionstherapie, der Verlängerung der aPTT und dem fehlenden Anstieg des Faktors VIII;
- bei Autoimmunkrankheiten (Lupus erythematodes, rheumatoide Arthritis, Morbus Crohn, Colitis ulcerosa, Dermatitis herpetiformes, Erythema multiforme, Asthma bronchiale);
- nach Medikamenteneinnahme (Penicillin, Sulfonamide, Furadantin, Phenylbutazon (Lechner, pers. Mitt. 1979);
- post partum, meist nach dem ersten Kind, aber auch nach späteren Entbindungen. Nach Rückbildung des Hemmkörpers kam es nach erneuten Schwangerschaften zu keiner neuen Hemmkörperbildung (Feinstein 1987);
- bei monoklonalen Gammopathien und lymphoproliferativen Erkrankungen (eig. Beobachtung);
- spontan, vorzugsweise bei älteren Menschen;
- in der Inkubationsphase einer Hepatitis B (Schmitz-Hübner u. Asbeck pers. Mitt. 1978).

Ursachen einer erhöhten Konzentration

Faktor VIII als akutes Phasenprotein kann bei vielen Erkrankungen und in vielen Situationen (Streß!) um ein Vielfaches des individuellen Normalwerts erhöht sein. Dieses gilt auch für milde Hämophilien und das Willebrand-Syndrom (z. B. nach massivem Blutverlust oder während einer akuten Hepatitis Faktor VIII: 100% statt 12%). Ferner ist mit einer thrombinbedingten Aktivitätssteigerung des Faktors VIII zu rechnen (Abb. 5.5):

- Phase I der Verbrauchskoagulopathie (Spero u. Mitarb. fanden bei über 60% ihrer Patienten Faktor-VIII-Spiegel zwischen 100–160%,
- postoperativ,

- nach Polytrauma (150–800% in der 2. Woche nach Polytrauma; Abb. 3.4),
- Lebererkrankungen, wobei die höchsten Werte (um 500%) bei der aktiven aggressiven Hepatitis gemessen werden, etwas niedrigere Werte bei der akuten Hepatitis und der Leberzirrhose,
- Gefäßerkrankungen,
- Tumoren,
- Ovulationshemmer (Übersicht Poller 1978),
- zweite Hälfte der Gravidität,
- entzündliche Prozesse,
- körperlicher und psychischer Streß (Blutentnahmetechnik!),
- DDAVP (1-Desamino-8-D-Arginin-Vasopressin), Adrenalin.

Indikationen zur Bestimmung des Faktors VIII

- Bestimmung in erster Linie zur Abklärung angeborener Blutungsleiden (Hämophilie A, Willebrand-Syndrom S. 112 u. 114).
- Bestimmung zur Überwachung der Faktor-VIII-Substitutionstherapie der entsprechenden Blutungsleiden (S. 124).
- Die Faktor-VIII-Bestimmung kann als Zusatztest zur Beurteilung einer Verbrauchskoagulopathie oder Hyperfibrinolyse herangezogen werden. Ähnlich wie beim Faktor V wird in der initialen Phase der Verbrauchskoagulopathie auch eine Aktivitätssteigerung des Faktors VIII beobachtet, die später in ein Faktorendefizit übergeht. Bei der Hyperfibrinolyse kommt es von vornherein zu einer Verminderung des Faktors VIII.
- Hemmkörper, die gegen Faktor VIII oder Faktor IX gerichtet sind, inaktivieren diese Faktoren und ergeben somit niedrigere Faktorenaktivitäten. Nur mit Hilfe spezifischer Hemmkörperteste kann dann zwischen echter Faktorenverminderung und Hemmkörpereffekt unterschieden werden. Letzteres erfordert dann eine weitere Differenzierung zwischen dem echten Faktor-VIII-Inhibitor und dem Lupusantikoagulans (S. 92).
- Nachweis einer gesteigerten Faktor-VIII-Aktivität.
- Ausschluß eines Faktor-VIII-Mangels nach Massivtransfusion von Konservenblut.

Interpretation der Befunde

Eine Aktivität über 150% (z.T. über 1000%!) findet man in vielen Erkrankungen und Situationen (Streß!). Dieses ist dadurch bedingt, daß Faktor VIII ein akutes Phasenprotein ist und darüber hinaus seine Aktivität durch Thrombin um ein Vielfaches gesteigert werden kann (s. o. „Erhöhte Konzentrationen").

Eine Aktivität zwischen 50 und 150% liegt im Normbereich und gewährt in allen Situationen eine ausreichende Blutstillung. Allerdings kann dieser Bereich auch bei Formen des Willebrand-Syndroms gemessen werden, die mit ausgeprägter Blutungsneigung einhergehen.

> **Beachte**
>
> In bestimmten Situationen (z. B. massiver Blutverlust, z. B. akute Lebererkrankung, z. B. streßbedingte Blutentnahme) kann der Faktor-VIII-Spiegel selbst bei einer milden Hämophilie A oder Willebrand-Syndrom normal ausfallen (z. B. 100% statt 12%).

Eine Aktivität zwischen 25 und 50% findet man bei der sog. **Subhämophilie A** und beim **milden Willebrand-Syndrom.** Spontane Blutungen treten in diesem Bereich nicht auf; auch kleinere operative Eingriffe verlaufen meist ohne Nachblutungen. Die Durchführung von Blindpunktionen empfiehlt sich jedoch nicht. Für größere operative Eingriffe sollte die Faktor-VIII-Aktivität bis zur Wundheilung stets über 50% liegen, bei Tonsillektomien und großem Blutverlust über 80%.

Eine Aktivität zwischen 5 und 25% findet man bei der sog. **milden Hämophilie A** und beim **Willebrand-Syndrom.** In diesem Bereich treten bei der milden Hämophilie A meist noch keine Spontanblutungen und keine Gelenkblutungen auf – im Gegensatz zum Prothrombinkomplexmangel! Beim Willebrand-Syndrom werden bereits häufiger Blutungen im Nasen-Mundhöhlen-Bereich angegeben.

Eine Aktivität zwischen 1 und 5% wird der **mittelschweren Hämophilie A** zugeordnet. Auch hierbei kommen Spontan- und Gelenkblutungen noch relativ selten vor. Beim Willebrand-Syndrom treten bereits häufiger Blutungen im Nasen-Mundhöhlen-Gastrointestinal-Bereich auf, aber auch Gelenkblutungen.

Eine Faktor-VIII-Aktivität unter 1% entspricht einer **schweren Hämophilie A.** Hierbei besteht die Gefahr von spontanen Weichteil- und Gelenkblutungen sowie lebensbedrohlichen Blutungen bei kleineren Verletzungen und nicht substituierten Zahnextraktionen. Ein Willebrand-Syndrom dieser Größenordnung kommt sehr selten vor. Hierbei werden dann auch Gelenkblutungen beobachtet. Gelegentlich liegt auch ein Inhibitor gegen Faktor VIII vor.

Faktor XI

(Übersicht Asakai u. Chung 1989, Schmaier u. Mitarb. 1987)

Faktor XI (Erstbeschreibung durch Rosenthal 1955) gehört zu den sog. Kontaktfaktoren. Er wird durch Faktor XIIa in Gegenwart von Fremdoberflächen und Heigh molecular weight kininogen (HMWK) aktiviert und mit Hilfe von letzterem an die Fremdoberflächen gebunden. Im Plasma kommt Faktor XI im Komplex mit HMWK vor. Faktor XIa aktiviert seinerseits Faktor IX. Bei dieser Reaktion sind erstmals Calciumionen erforderlich. Der Inhibitor des Faktors XI ist der α_1-Proteinaseninhibitor.

Der kongenitale Faktor-XI-Mangel geht mit einer meist milden hämorrhagischen Diathese einher. Allerdings kann es in Einzelfällen zu postoperativen, transfusionsbedürftigen Nachblutungen kommen. Es gibt homozygote und heterozygote Mangelzustände sowie eine eigene Kasuistik einer Dysform.

Eigenschaften	Proenzym der Serinprotease XIa, die Faktor IX aktiviert
	Kontaktfaktor
	γ-Globulin
Molekulargewicht	175 000 D
Plasmakonzentration	2 – 7 mg/l
Halbwertszeit	60 – 80 h
Syntheseort	Leberzelle

Ursachen der Verminderung

Angeborene Ursachen

Faktor-XI-Mangel (Rosenthal-Faktormangel, Übersicht Mammen 1983), bislang eine eigene Kasuistik einer Dysform (Aktivität < 1%, Antigen 100%).

Erworbene Ursachen

Synthesestörung. Lebererkrankungen (Leberzirrhose).

Umsatzstörungen. Verbrauchskoagulopathie, Verlustkoagulopathien.

Inhibitoren. Gegen Faktor XI gerichtete Hemmkörper wurden vorzugsweise bei Autoimmunkrankheiten (Lupus erythematodes), aber auch bei Neoplasien beschrieben. Auch beim angeborenen Faktor-XI-Mangel kam es in einigen Fällen zur Inhibitorbildung nach Substitutionstherapie (Übersicht Reece 1984, Feinstein 1987).

Erhöhte Konzentrationen

Nicht optimale Blutentnahme, insbesondere bei Blutspendern (Barthels u. Mitarb. 1974).

Indikationen zur Bestimmung

- Nahezu ausschließlich bei Verdacht auf angeborenen Mangel des Faktors XI oder anderer Faktoren,
- bei Verdacht auf Faktor-XI-Inhibitor,
- bei der Differentialdiagnose eines Lupusinhibitors,
- bei Störungen des Kallikreinsystems

Interpretation der Befunde

Beim angeborenen Faktor-XI-Mangel ist die Blutungsneigung gering. Epistaxis, Hämaturien, Menorrhagien wurden beschrieben. Nach operativen Eingriffen, insbesondere Mundhöhle, Harnwegsbereich, können jedoch schwere Nachblutungen auftreten. Faktor-XI-Spiegel über 29% sollen zur Blutstillung ausreichen. Allerdings wurden auch bei Heterozygoten Blutungsneigungen beobachtet (Asakai u. Chung 1989).

Faktor XII

(Übersichten Schmaier u. Mitarb. 1987, Kluft u. Dooijewaard 1988, Fuhrer u. Mitarb. 1990)

Faktor XII, Hageman-Faktor (Erstbeschreibung durch Ratnoff u. Colopy 1955) ist der klassische Kontaktfaktor, da das Proenzym sich an negativ geladene Oberflächen bindet und damit z.T. aktiviert wird. Faktor XIIa seinerseits aktiviert Präkallikrein zu Kallikrein, das wiederum zusammen mit seinem Cofaktor HMWK den Faktor XII zu Faktor XIIa aktiviert (Kallikrein-Loop). Faktor XII wird ferner durch Plasmin und durch Trypsin aktiviert. Die körpereigene aktivierende Oberfläche ist die subendotheliale Basalmembran, aber auch Sulfatide, Glykosaminoglykane und Endotoxin bilden aktive Oberflächen. Nicht physiologische Oberflächen sind Glas, die Reagenzienanteile der PTT wie Kaolin, Celit, oder Ellagsäure sowie Dextransulfat.

Faktor XII ist involviert in vier Systemen:

- *Gerinnungssystem:* Aktivierung von Faktor XI zu Faktor XIa und damit Start des Intrinsic-Systems, ferner Aktivierung von Faktor VII zu Faktor VIIa, was durch Kälte begünstigt wird (Gjonnaess 1972),
- *Fibrinolysesystem:* Faktor XII kann einen Proaktivator aktivieren, aber auch Kallikrein und Faktor XIa, also das gesamte Kontaktsystem, bewirken eine Fibrinolyseaktivierung, die biologisch wichtig zu sein scheint.
- *Kallikrein-Kinin-System:* Aktivierung von Präkallikrein zu Kallikrein, sowie Aktivierung von HMWK,
- *Komplementsystem:* Aktivierung von C1.

Der physiologische Inhibitor des Faktors XII ist der C1-Esterase-Inhibitor.

Der Faktor-XII-Mangel wird meist zufällig bei präoperativen Gerinnungsanalysen festgestellt anhand der stark verlängerten PTT. Der Faktor-XII-Mangel geht fast nie mit einer Blutungsneigung einher, auch nicht bei großen Operationen. Vereinzelt wurden Ausnahmen mit meist leichteren Blutungen beschrieben. Hingegen wird beim schweren Faktor-XII-Mangel ein gehäuftes Auftreten venöser Thromboembolien und Myokardinfarkte beobachtet (8% nach Goodnough u. Mitarb. 1983). Beim milden Faktor-XII-Mangel scheinen weder Blutungs- noch Thrombosekomplikationen vorzukommen (Lämmle u. Mitarb. 1991), sind jedoch nicht auszuschließen (Rodeghiero u. Mitarb. 1992).

Eigenschaften	Proenzym von Serinproteasen, die ihrerseits Fragmente des Faktors XII sind. Sie aktivieren Faktor XI, Präkallikrein, Faktor VII, C1 und HMWK
Molekulargewicht	80 000 D
Plasmakonzentration	15–47 mg/l, 50–150%, 0,5–1,5 E/ml
Halbwertszeit	40–50 h
Syntheseort	Leberzelle

Ursachen der Verminderung von Faktor XII

Angeborene Ursachen

- Der angeborene Faktor XII Mangel ist selten (5% der von uns registrierten angeborenen Gerinnungsstörungen). Meist handelt es sich um einen echten Mangel. Lämmle u. Mitarb. berichteten 1991 über vier Dysformen. Es gibt homozygote und heterozygote Mangelzustände.
- Gelegentlich ist ein meist leichter Faktor-XII-Mangel kombiniert mit einem Willebrand-Syndrom (Hougie 1977) oder Faktor-VIII-Mangel (eig. Beobachtg.).

Erworbene Ursachen

Synthesestörung. Schwerer Leberzellschaden (nicht die Regel).

Erhöhter Umsatz bei

- Verbrauchskoagulopathie,
- primärer Amyloidose, meist kombiniert mit einem Faktor-X-Mangel,
- nephrotischem Syndrom (van Royen u. Mitarb. 1979),
- Abstoßungsreaktionen,
- Lupusantikoagulanzien (Tab. 3.4).

5 Detaillierte Testinterpretation

Inhibitoren. Gegen Faktor XII gerichtete Inhibitoren wurden vereinzelt beschrieben, und zwar bei Lupus erythematodes und bei einer Smouldering-Leukämie (Duran-Suarez u. Mitarb. 1983, Übersicht Feinstein 1987).

Abb. 5.35 zeigt, wie im Plasmatauschversuch der echte Faktorenmangel (Faktor XII unter 1%) durch Zusatz von nur 1/5 Vol% an Normalplasma mühelos korrigiert werden kann, so daß ein Inhibitoreffekt eindeutig auszuschließen ist.

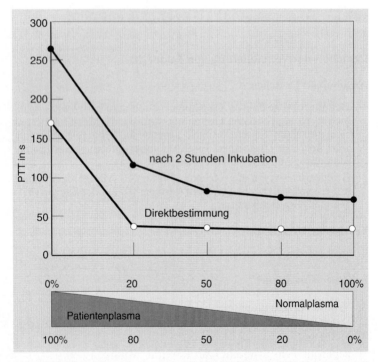

Abb. 5.35 Plasmatauschversuch bei Faktor-XII-Mangel. 20% Volumenanteil Normalplasma genügen, um trotz der extremen PTT-Verlängerung des Patientenplasmas die Gerinnungszeit auf den Normbereich zu verkürzen

Ursachen einer erhöhten Konzentration

- Ovulationshemmer (Jespersen u. Kluft 1985),
- Schwangerschaft und Stillen (eine Patientin mit heterozygotem Faktor-XII-Mangel, Schued u. Mitarb. 1988),
- nicht optimale Blutentnahme (Barthels u. Mitarb. 1974).

Indikationen zur Bestimmung

- bei Verdacht auf angeborenem Faktor-XII-Mangel, insbesondere bei ungewöhnlich langen Gerinnungszeiten der aPTT,
- bei Verdacht auf Inhibitoren gegen Faktor XII,
- zur Differentialdiagnose bei Lupusantikoagulanzien (hierbei scheinen sowohl Pseudomangelzustände als auch ein echter Mangel vorzukommen) (Tab. 3.4),
- bei Verlängerung der PTT-Gerinnungszeit, sofern die anderen Gerinnungsfaktoren normal sind und die Probe kein Heparin enthält (!),
- bei Störungen des Kallikreinsystems.

Interpretation der Befunde

Eine Verminderung des Faktors XII, selbst auf den Bereich von unter 1% der Norm, wirkt sich nicht auf die Blutstillung aus. Vereinzelt wurde eine leichte Blutungsneigung beschrieben. Operative Eingriffe können ohne Substitution von Plasma durchgeführt werden.

Hingegen besteht beim schweren Faktor-XII-Mangel von unter 1% ein erhöhtes Risiko venöser Thromboembolien, insbesondere postoperativ.

Beim milden Faktor-XII-Mangel scheinen weder Blutungs- noch Thromboseneigung vorzukommen (Lämmle u. Mitarb. 1991). Nach Rodeghiero u. Mitarb. (1992) ist jedoch ein erhöhtes Thromboserisiko nicht auszuschließen.

Präkallikrein (Fletcher-Faktor)

(Übersicht Schmaier u. Mitarb. 1987, Hathaway u. Mitarb. 1965)

Präkallikrein kommt im Plasma zu ca. 75% in Verbindung mit dem Heigh molecular weight kininogen (HMWK) vor und kann direkt an negativ geladene Oberflächen gebunden werden. Präkallikrein wird in Gegenwart von HMWK durch Faktor XIIa zu Kallikrein aktiviert, das dann seinerseits Faktor XII aktivieren kann („kallikrein loop"), aber auch Plasminogen, Prourokinase, C1. Inhibitoren des Kallikreins sind C1-Inaktivator, α_2-Makroglobulin, Aprotinin, gering auch Antithrombin III. Patienten mit kongenitalem Präkallikreinmangel sind asymptomatisch, es besteht weder eine Blutungs- noch eine Thrombosebereitschaft. Leitbefund: verlängerte PTT.

Eigenschaften	Proenzym, das durch Faktor XIIa in Gegenwart von HMWK zu Kallikrein aktiviert wird. Kallikrein aktiviert seinerseits Faktor XII
Molekulargewicht	100 000 D
Plasmakonzentration	35–50 mg/l bzw. 50–150% bzw. 0,5–1, 5 E/ml
Syntheseort	Leberzelle

Ursachen der Verminderung

Angeborene Ursachen

Extrem selten. Dysformen wurden beschrieben (Übersicht s. Mammen 1983, Schmaier 1987).

Erworbene Ursachen

Synthesestörung. Schwerer Leberzellschaden.

Erhöhter Umsatz bei:

- Verbrauchskoagulopathie,
- septischem Schock,
- nephrotischem Syndrom.

Inhibitoren. Ein Lupusinhibitor kann einen Präkallikreinmangel vortäuschen.

Ursachen einer erhöhten Konzentration

Nicht bekannt.

Indikationen zur Bestimmung

- Verdacht auf angeborenen Präkallikreinmangel,
- ungeklärte Verlängerung der PTT, sofern die anderen Faktoren normal sind und die Probe kein Heparin enthält.
- Störungen des Kallikreinsystems.

Interpretation der Befunde

Der angeborene Präkallikreinmangel geht weder mit einer erhöhten Blutungsneigung noch mit einer erhöhten Thrombosebereitschaft einher. Leitsymptom ist die ungewöhnlich stark verlängerte PTT.

Heigh molecular weight kininogen (HMWK)
(Übersicht Schmaier 1987)

Das HMWK hat unterschiedliche Funktionen:

- Es beschleunigt als Cofaktor die Aktivierung von Faktor XII, Präkallikrein und Faktor XI durch die jeweiligen Proteasen.
- Es bildet Komplexe mit den Proenzymen Präkallikrein und Faktor XI.
- HMWK bindet sich an negativ geladene Oberflächen und damit auch Präkallikrein und Faktor XI.
- Kallikrein spaltet HMWK und setzt dabei Bradykinin frei. Prinzipiell kann dieses auch durch Faktor XII geschehen.

Ein kongenitaler Mangel an HMWK wurde erstmals in den 70er Jahren bei drei Patienten beschrieben (Williams-Fitzgerald-Flaujeac). Auch bei diesem Defekt sind weder Blutungsneigung noch Thrombosebereitschaft bekannt. Leitbefund: verlängerte PTT.

Eigenschaften	Kontaktfaktor, Cofaktor für die Aktivierung von Kallikrein, Faktor XII und Faktor XI, Komplexbildung mit Präkallikrein und Faktor XI
Molekulargewicht	110000 D
Plasmakonzentration	70–90 mg/l bzw. 70–120% bzw. 0,7–1,2 E/ml

Ursachen der Verminderung

Angeborene Ursachen

Extrem selten (Übersicht Mammen 1983, Schmaier u. Mitarb. 1987).

Erworbene Ursachen

Mäßig bei schwerem Leberzellschaden.

Erhöhte Konzentration

Nicht bekannt.

Indikationen zur Bestimmung

- Bei Verdacht auf angeborenem HMWK-Mangel bzw. andere Faktorenmangelzustände, insbesondere bei ungewöhnlich starker Verlängerung der PTT,
- zur Differentialdiagnose bei Lupusantikoagulanzien,
- bei ungeklärter Verlängerung der PTT, sofern die anderen Faktoren normal sind und die Probe kein Heparin enthält.
- bei Störungen des Kallikreinsystems

Interpretation der Befunde

Der angeborene HMWK-Mangel geht weder mit einer erhöhten Blutungsneigung noch mit einer erhöhten Thrombosebereitschaft einher. Leitsymptom ist die ungewöhnlich stark verlängerte aPTT.

Willebrand-Faktor (WF)

(Übersichten Ruggeri u. Ware 1992, Coller 1987, Niessner 1985)

Der Willebrand-Faktor (WF) ist ein großmolekulares, adhäsives Glykoprotein mit einer multimeren Struktur. Über seine hochmolekularen Anteile verbindet er die aktivierten Plättchen mit dem Subendothel. Er ist gespeichert in den Endothelzellen sowie den α-Granula der Plättchen.

Willebrand-Faktor (WF)

Der Willebrand-Faktor hat mehrere Funktionen:

- Er ist das Trägerprotein für Faktor VIII im Plasma, mit dem er einen nonkovalenten Bindungskomplex eingeht und ihn vor vorzeitigem proteolytischen Abbau schützt.
- Der Willebrand-Faktor vermittelt die Plättchenaggregation über die Anhaftung an Plättchenmembranrezeptoren (GP Ib und GP IIb/IIIa) nach vorausgegangener Plättchenaktivierung. Diese plättchenaggregierende Eigenschaft des Willebrand-Faktors wird als *Ristocetin-Cofaktor* bezeichnet (S. 287 f.).
- Der Willebrand-Faktor spielt eine wichtige Rolle bei der primären Hämostase durch Vermittlung der Plättchenadhäsion an das Subendothel (verletzte Gefäßwand).

Der Willebrand-Faktor wird immunologisch mittels polyklonaler Antikörper nachgewiesen und wurde daher in der älteren Literatur als „Faktor-VIII-assoziiertes Antigen" bezeichnet.

Dem angeborenen oder erworbenen *Willebrand-Syndrom* (im deutschsprachigen Raum „Willebrand-Jürgens-Syndrom", WJS, genannt) liegen quantitative (WJS Typ I und III) und/oder qualitative Defekte (WJS Typ II) des Plasma-(Plättchen-)WF zugrunde. WF ist ein akutes Phasenprotein und ist daher bei Streß, Entzündungen, postoperativ u.a.m. erhöht. Erhöhte Konzentrationen kommen ferner bei allen Gefäßerkrankungen vor (akute venöse Thromboembolien 200–1000%, x̄ = 600%), ferner bei Gefäßschäden durch Cyclosporin (Neild, pers. Mitt.), insbesondere aber bei Lebererkrankungen (Konzentrationen über 500%). Nach eigenen Erfahrungen ist der Willebrand-Faktor häufig noch erhöht, wenn sich die klassischen Leberenzyme bereits wieder normalisiert haben. Unter Thrombineinwirkung wird Willebrand-Faktor nicht verbraucht, wohl aber die Faktor-VIII-Aktivität, so daß man bei intravasaler Gerinnung einen Quotienten von > 1 findet.

Eigenschaften	Multimerenkomplex, Trägerprotein für Faktor VIII, aggregiert stimulierte Plättchen und bindet sie an das Subendothel
Molekulargewicht	500–20000 kD
Plasmakonzentration	5–10 mg/l bzw. 50–150% bzw. 0,5–1,5 E/ml
Halbwertszeit	6–12 h
Syntheseort	Endothel, Megakaryozyten
WF-Gen	Chromosom 12

Methoden zur Bestimmung

- Laurell-Elektrophorese,
- andere immunologische Teste,
- Clarke-Freeman-Elektrophorese,
- ELISA.

Möglichkeiten der Fehlinterpretation

Plasmin denaturiert den Willebrand-Faktor und verändert damit seine Wanderungsgeschwindigkeit in der Laurell-Elektrophorese (Denson 1977, Übersicht Barthels u. Mitarb. 1984, Coller 1987). Fehlinterpretationen aus klinischen Gründen s. unten.

Ursachen eines verminderten Willebrand-Faktors

Angeborene Ursachen

Hinsichtlich des angeborenen Willebrand-Syndroms S. 114. Zur Klassifikation s. Ruggieri 1991.

Erworbene Ursachen

Ein *erworbenes Willebrand-Syndrom* wurde in den letzten Jahren häufiger beschrieben, und zwar bei lymphoproliferativen Erkrankungen, monoklonalen Gammopathien. Auch bei myeloproliferativen Erkrankungen, hier die Polycythaemia vera, Autoimmunerkrankungen, insbesondere Lupus erythematodes, Wilms-Tumor, Hypothyreose (Dalton u. Mitarb. 1987), aber auch spontan (Übersicht Coller 1987, aber auch Budde 1984). Die zugrundeliegenden Pathomechanismen sind vermutlich unterschiedlich und z.T. noch nicht völlig geklärt. Es wurde der Verlust von großmolekularen Multimeren und damit der Ristocetin-Cofaktor-Aktivität beschrieben und damit verbunden sowohl Blutungs- als auch Thromboseneigung. In einigen Fällen konnten Immunkomplexbildungen nachgewiesen werden. Vermutlich werden diese Immunkomplexe vorzeitig eliminiert, woraus eine kürzere Halbwertszeit des Willebrand-Faktors resultiert. (Bei der Therapie ggf. zu beachten; Meyer u. Mitarb. 1979).

Medikamentös infolge
- Einnahme von Valproinsäure (Ott u. Mitarb. 1983, Kreuz u. Mitarb. 1990),
- Gabe von Dextran 70 (Batlle u. Mitarb. 1985).

Ursachen eines erhöhten Willebrand-Faktors

- Akute Phase, Streßsituationen,
- DDAVP (1-Desamino-8-D Arginin-Vasopressin),
- venöse und arterielle Gefäßerkrankungen. Abb. 5.36 zeigt, daß der Willebrand-Faktor im Stadium der akuten venösen Thromboembolie im Mittel auf ca. 600% der Norm erhöht ist und in den darauf folgenden Monaten abfällt, ohne jedoch die Norm zu erreichen. Das Verhalten ist grundsätzlich anders als das des akuten Phasenproteins α_1-Antitrypsin.
- Lebererkrankungen (empfindlicher Parameter, Werte bis 1000% und mehr),
- Lungenkontusionen (Konzentrationen über 1000%),
- postoperativ,
- posttraumatisch. Unmittelbar nach Polytrauma liegt der Willebrand-Faktor leicht oberhalb des Normbereichs. Der eigentliche Anstieg ist erst ab dem 4. Tag zur Zeit der septischen Prozesse (Abb. 5.37),
- nach Myokardinfarkt,
- nephrotisches Syndrom,
- Niereninsuffizienz,
- Diabetes mellitus,
- Malignome,
- entzündliche Prozesse,
- Ovulationshemmer,
- zweite Hälfte der Gravidität,
- Substitutionstherapie bei Hämophilie A bei Verwendung von mittelgereinigten Konzentraten bzw. WF-haltigen Präparaten,
- toxische Cyclosporin-A-Konzentrationen i.S.,
- hämolytisch-urämisches Syndrom, thrombotisch-thrombozytopenische Purpura.

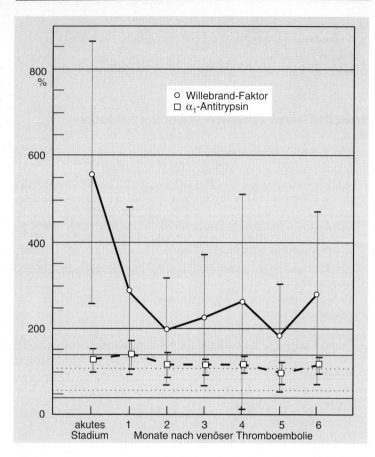

Abb. 5.**36** Das unterschiedliche Verhalten der akuten Phasenproteine Willebrand-Faktor und a_1-Antitrypsin im ersten halben Jahr nach akuten venösen Thromboembolien zeigt, daß der Verlauf des Willebrand-Faktors nicht allein als Akute-Phase-Reaktion zu interpretieren ist.

Willebrand-Faktor (WF) 285

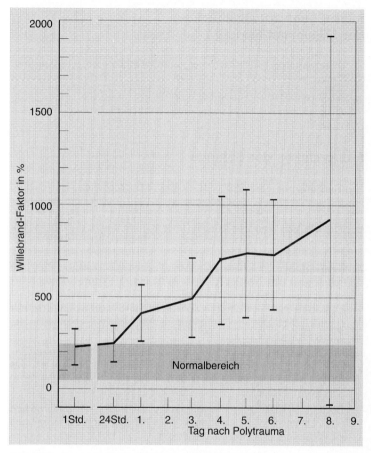

Abb. 5.**37** Der eigentliche Anstieg des Willebrand-Faktors nach Polytrauma erfolgt erst am 4. Tag zum Zeitpunkt der posttraumatischen Sepsis. Demgegenüber ist der Faktor-VIII-Anstieg wesentlich geringer (Abb. 3.**4**).

Indikationen zur Bestimmung des Willebrand-Faktors

- Differentialdiagnose zwischen Hämophilie A und Willebrand-Syndrom,
- Nachweis eines erworbenen Willebrand-Syndroms,
- Zusatzdiagnostik bei Leber- und Gefäßerkrankungen.

Interpretation der Befunde

Konzentrationen über 150% werden bei verschiedenen Krankheiten gefunden (s. o.) sowie in verschiedenen Situationen. Diese vermehrte Freisetzung ist daher bei der Diagnose des Willebrand-Syndroms zu berücksichtigen. Erhöhte Konzentrationen können in die Diagnostik des Grundleidens einbezogen werden (z. B. Vaskulitis).

Konzentrationen zwischen 50–150% gelten als Normbereich. Sie schließen aber das Vorliegen eines Willebrand-Syndroms nicht aus und zwar aus folgenden Gründen:
- Es könnte sich um ein Typ-II-Willebrand-Syndrom handeln mit einem Defekt der großmolekularen Multimeren, aber normaler Konzentration.
- Ein Situationsstreß – z.B. im Rahmen der Blutentnahme – kann zu einem abrupten Anstieg des WF führen bis auf ca. das Dreifache des Ausgangswerts und somit ein mildes Willebrand-Syndrom verdecken.
- Begleiterkrankungen, die mit einem erhöhten WF einhergehen (z.B. chronische Hepatitiden, banale Infekte; Abb. 5.37), können ein Willebrand-Syndrom verdecken.

Konzentrationen zwischen 30–50% finden sich beim milden Willebrand-Syndrom Typ I, allerdings auch bei ca. 1% der Normalbevölkerung. Bei Konzentrationen in diesem Bereich sollten die Untersuchungen in mehrwöchigen Abständen mehrmals durchgeführt werden, bevor die Diagnose eines Willebrand-Syndroms endgültig gestellt wird.

Konzentrationen zwischen 5 und 30% sprechen für ein Willebrand-Syndrom. Betreffs der Typisierung s. Tab. 3.7. Die Patienten fallen im Alltag kaum auf. Sie neigen meist zu Schleimhautblutungen, Frauen zu Menorrhagien. Sehr selten treten Gelenkblutungen auf.

Allerdings können nach operativen Eingriffen, besonders im Mundhöhlenbereich, bedrohliche Blutungen auftreten, sofern keine ausreichende Behandlung erfolgte (S. 114).

Konzentrationen unter 5 % finden sich beim schweren, homozygoten Willebrand-Syndrom, bei dem der Willebrand-Faktor nicht nur im Plasma, sondern auch in den Thrombozyten und im Endothel fehlt. Hierbei kommt es zu abnormen, z. T. spontanen Haut- und Schleimhautblutungen, Gelenkblutungen, lebensbedrohlichen Menorrhagien u. a. m. Therapie S. 127 ff.

Ristocetin-Cofaktor (WF:RCo)

Unter Ristocetin-Cofaktor versteht man diejenige Aktivität, die sich am großmolekularen Anteil des Faktor-VIII/Willebrand-Komplexes befindet und die die Plättchen an das Subendothel und untereinander aggregiert. Diese spezifische Plättchenaggregation korreliert direkt mit der Konzentration des Ristocetin-Cofaktors im Plasma. Niedrige Ristocetin-Cofaktor-Konzentrationen werden vor allem beim Willebrand-Syndrom gefunden. Hingegen ist beim **Bernard-Soulier-Syndrom** die Konzentration des Ristocetin-Cofaktors im Plasma stets normal, da hier der Defekt die Bindungsstellen für den Ristocetin-Cofaktor an den Plättchen betrifft. Erhöhte Ristocetin-Cofaktor-Konzentrationen findet man bei allen Krankheiten, bei denen der Willebrand-Faktor erhöht ist, wenn auch nicht in dessen Ausmaß. Das Reagenz-Ristocetin ist ein ausrangiertes Antibiotikum, das dem Vancomycin verwandt ist.

Methode zur Bestimmung

Der derzeit kommerziell erhältliche Plattenagglutinationstest sollte wegen seiner einfachen und zuverlässigen Handhabung den Tests mit selbst hergestellten Reagenzien vorgezogen werden.

Möglichkeiten der Fehlinterpretation

Gering. Bei nicht genauem Einhalten der Zeiten können jedoch zu hohe Konzentrationen bestimmt werden.

Ursachen einer verminderten Ristocetin-Cofaktor-Konzentration

Angeborene Ursachen.
Die verschiedenen Formen des Willebrand-Syndroms s. S. 116.

Erworbene Ursachen

Eine Verminderung des Ristocetin-Cofaktors ist der einfachste und schnellste Nachweis eines *erworbenen Willebrand-Syndroms*. Dieses wurde in den letzten Jahren häufiger beschrieben (Details beim Willebrand-Faktor), und zwar bei

- lymphoproliferativen Erkrankungen,
- monoklonalen Gammopathien, auch bei gutartigen,
- myeloproliferativen Erkrankungen, z. B. Polycythaemia vera,
- Natriumvalproinat (Ergenylsäure),
- Autoimmunerkrankungen (Lupus erythematodes),
- Wilms-Tumor,
- spontan (altersbedingt ?).

Inhibitoren, z. B. Sichelzellanämien (Leichtman u. Brewer 1977).

Ursachen einer erhöhten Ristocetin-Cofaktor-Konzentration

Praktisch alle für den Willebrand-Faktor genannten Ursachen (s. dort). Insgesamt werden jedoch für den Willebrand-Faktor z. T. wesentlich höhere Konzentrationen gemessen als für die Ristocetin-Cofaktor-Aktivität, sofern beide Meßgrößen in % angegeben werden. Hervorzuheben sind (Übersicht Scharrer 1979):

- physischer und körperlicher Streß, Akute Phasen-Situationen,
- Lebererkrankungen,
- DDAVP (1-Desamino-8-D-Arginin-Vasopressin), Adrenalin,
- Malignome,
- Entzündungen,
- Gefäßerkrankungen,
- Alter,

- zweite Hälfte der Gravidität; Abb. 5.**38** zeigt den spontanen Anstieg von Ristocetin-Cofaktor und Faktor VIII, wobei es wohl durch den operativen Eingriff erneut zu einem Anstieg der Akute-Phasen-Proteine kommt. Bei sorgfältiger Verlaufskontrolle war *keine* Substitutionstherapie erforderlich.

Indikationen zur Bestimmung

Die Ristocetin-Cofaktor-Bestimmung ist derjenige Test, der im klinischen Alltag die größte Sensitivität (90%, Barthels u. Mitarb. 1983) bei der Diagnostik des Willebrand-Syndroms hat, die Bestimmung des Willebrand-Faktors hingegen nur 63%.

Die Bestimmung des Ristocetin-Cofaktors erfolgt:

- Zur Differentialdiagnose zwischen Willebrand-Syndrom und Hämophilie A,

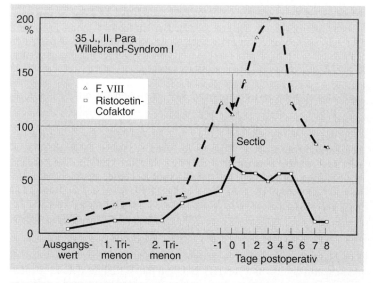

Abb. 5.**38** Anstieg des Ristocetin-Cofaktors, der plättchenagglutinierenden Aktivität des Willebrand-Faktors, vor allem kurz vor dem Entbindungstermin. Durch die erfolgte Sectio kam es zu einem weiteren Anstieg des Akute-Phase-Proteins. Bei genauer Verlaufskontrolle der Gerinnungsfaktoren konnte auf eine Substitutionstherapie verzichtet werden.

- zum Nachweis eines angeborenen oder erworbenen Willebrand-Syndroms,
- bei unklaren Blutungsleiden.

Interpretation der Befunde

Konzentrationen über 150% werden bei verschiedenen Krankheiten und in verschiedenen Situationen gefunden. Diese vermehrte Freisetzung des Ristocetin-Cofaktors (Willebrand-Faktors) ist daher bei der Diagnose des Willebrand-Syndroms zu berücksichtigen.

Konzentrationen zwischen 50 und 150% gelten als Normbereich. Sie schließen aber in Situationen, die zu einer vermehrten Freisetzung des Ristocetin-Cofaktors führen (s.o.) ein Willebrand-Syndrom nicht aus.

Konzentrationen zwischen 30 und 50% finden sich beim milden Willebrand-Syndrom Typ I, allerdings auch bei 1% der Normalbevölkerung (Budde u. Mitarb. 1982). Bei Konzentrationen in diesem Bereich sollten die Untersuchungen in mehrwöchigen Abständen mehrmals durchgeführt werden, bevor die Diagnose eines Willebrand-Syndroms endgültig gestellt wird.

Konzentrationen zwischen 5 und 30% sprechen für ein Willebrand-Syndrom. Die weitere Typisierung ergibt sich aus der zusätzlichen Bestimmung des Willebrand-Faktors und der Multimerenanalyse. Die Patienten fallen im Alltag kaum auf. Sie neigen meist zu Schleimhautblutungen, Frauen zu Menorrhagien. Allerdings können nach operativen Eingriffen, besonders im Mundhöhlenbereich, bedrohliche Blutungen auftreten, sofern keine ausreichende Behandlung erfolgte (S. 114). Bei der Kasuistik in Abb. 5.38 handelt es sich um einen Einzelfall. Anhand der engmaschigen Verlaufskontrolle, die hämostyptisch ausreichende Konzentrationen erwies, konnte auf die Substitution verzichtet werden.

Konzentrationen unter 5% finden sich beim schweren, homozygoten Willebrand-Syndrom (Typ III), bei dem der Willebrand-Faktor nicht nur im Plasma, sondern auch in den Thrombozyten und im Endothel fehlt. Therapie (S. 122ff.).

Fibrinstabilisierender Faktor XIII

(Übersichten McDonagh u. Mitarb. 1993, McDonagh 1987, Rasche 1975)

Der Faktor XIII (Fibrinstabilisierender Faktor, Erstbeschreibung durch Duckert u. Mitarb. 1960), erhöht durch covalente Quervernetzungen die mechanische Festigkeit der Fibrinfasern und schützt diese somit vor vorzeitiger Wiederauflösung durch Plasmin oder Wasserstoffbrücken lösende Substanzen wie Harnstoff oder Monojod-Essigsäure. Faktor XIII kommt im Plasma, in den Plättchen (Megakaryozyten) und Geweben (z. B. Plazenta) vor. Faktor XIII ist das Proenzym einer Plasmatransglutaminase, die sowohl die α- als auch die γ-Ketten des Fibrins quervernetzt. Faktor XIII bindet aber auch α-2-Antiplasmin und Fibronektin durch Quervernetzung an Fibrin sowie Fibronektin an Kollagen. Plasmafaktor XIII ist ein Tetramer mit der Formel A2B2, wobei die enzymatische Aktivität in den A-Ketten enthalten ist. Plättchen- und Gewebefaktor XIII bestehen nur aus den A-Ketten. Faktor XIII wird durch Thrombin und Calciumionen aktiviert, nicht jedoch durch Plasmin, Reptilase oder Ancrod.

Eigenschaften	Proenzym einer Plasmatransglutaminase, die Fibrin quervernetzt und damit stabilisiert
Molekulargewicht	320 000 D
Plasmakonzentration	2 mg/l bzw. 50–150% bzw. 0,5–1,5 E/ml
Halbwertszeit	8 Tage
Syntheseort	Leberzelle, Megakaryozyten

Methoden zur Bestimmung des Faktors XIII

Aktivitätsmessungen

Durch Zusatz von Thrombin und Calciumionen zum zu untersuchenden Plasma wird Fibrin gebildet und das Proenzym Faktor XIII zu Faktor XIIIa aktiviert. Die Faktor-XIII-Aktivität wird dann indirekt gemessen.

Photometrischer Test. Der seit kurzem verfügbare Test ist den bisherigen Methoden hinsichtlich Präzision, Schnelligkeit und Handhabung eindeutig überlegen.

Prinzip: Der aktivierte Faktor XIII quervernetzt einen Glycinäthylester mit einem glutaminhaltigen Peptidsubstrat. Das freigesetzte Ammoniak wird durch Glutamatdehydrogenase in α-Ketoglutarat eingebaut und der NADH-Verbrauch photometrisch gemessen (Fickenscher u. Mitarb. 1991).

Radiologische Methode. Eine der klassischen biochemischen Methoden ist die Messung der Einbaurate (Transglutamidierung) von radioaktiv markiertem Putrescin in Casein (Egbring u. Mitarb. 1973).

Messung der Gerinnselstabilität. Die Stabilität des Gerinnsels wird in 5molarem Harnstoff oder 1% Monochloressigsäure getestet. Semiquantitative Teste.

Immunologische Bestimmung

Der Faktor-XIII kann, ähnlich wie das Fibrinogen, auch immunologisch bestimmt werden, wobei aber die fibrinstabilisierende Aktivität nicht miterfaßt wird.

Verwendet wird meist die Immunelektrophorese nach Laurell. Mit spezifischen Antiseren kann man mit ihr die Untereinheiten des Faktors XIII, nämlich Faktor XIII A (Träger des aktiven Zentrums) und Faktor XIII B (Trägermolekül) messen.

> **Beachte**
>
> Da die Wirkung des Faktors XIII a erst nach der Fibrinbildung einsetzt, wird ein Faktor-XIII-Mangel mit den üblichen globalen Gerinnungstesten nicht erfaßt.
>
> Einen Faktor XIII-Mangel kann man nur mittels der direkten Faktor-XIII-Bestimmung erfassen.

Ausnahme: das Thrombelastogramm, das zumindest bei ausgeprägtem Faktor-XIII-Mangel eine der Fibrinolyse ähnliche, rasche Amplitudenabnahme zeigt.

Von Ragaz u. Mitarb. wurde 1976 ein angeborenes Blutungsleiden beschrieben, das nicht auf einem Faktor-XIII-Mangel beruhte, sondern auf einer erhöhten Löslichkeit des Fibrins in 1 %iger Monochloressigsäure infolge einer pepsinähnlichen Protease im Blut. Einen ähnlichen Effekt beobachteten die Autoren nach Massivtransfusionen.

Möglichkeiten der Fehlinterpretation

Eine vollständige bzw. gestörte Fibrinbildung (z. B. Anwesenheit von Heparin, FSP sowie Fibrinogenmangel) kann, sofern dies im Testansatz nicht berücksichtigt wird, eine Verminderung der Faktor-XIII-Aktivität vortäuschen.

Ursachen einer Verminderung des Faktors XIII

Angeborene Ursachen

Der angeborene Faktor-XIII-Mangel ist extrem selten (Übersichten McDonagh u. Mitarb. 1993, Neidhardt u. Mitarb. 1976).

Erworbene Ursachen

Synthesestörungen. Leberzellschaden, Asparaginasetherapie.

Umsatzstörungen. Darunter fallen

- Verbrauchskoagulopathien;
- akute venöse Thromboembolien können mit einem leichten Abfall des Faktor XIII einhergehen;
- Verlustkoagulopathien (massiver Blutverlust);
- postoperativ wird häufig ein leichter Abfall beobachtet;
- Colitis ulcerosa (Suzuki u. Mitarb. 1989);
- Sepsis;
- Leukämien, insbesondere Promyelozytenleukämien.

Faktor-XIII-Inhibitoren. Gegen den Faktor XIII gerichtete Inhibitoren sind sehr selten:

- nach Einnahme von Isoniazid, Penicillin, Phenytoin,
- bei Autoimmunerkrankungen (Lupuserythematodes),
- bei Lebererkrankungen,
- in 2 Fällen mit angeborenem Faktor-XIII-Mangel.

Indikationen zur Faktor-XIII-Bestimmung

Eine Faktor-XIII-Bestimmung sollte durchgeführt werden

- bei Verdacht auf angeborenen Faktor-XIII-Mangel (Intervallblutungen, schlechte Wundheilung mit abnormen Narbenbildungen, Blutungen nach Nabelschnurabfall, Hirnblutungen, aber auch Weichteilblutungen und Gelenkblutungen),
- bei Störungen der Wundheilung,
- bei Verdacht auf erworbenen Faktor-XIII-Mangel
  - als Ursache einer Blutungsneigung, insbesondere postoperativ,
  - bei floriden Lebererkrankungen, um einen Faktor-XIII-Mangel als mögliche Blutungsursache auszuschließen,
  - als Zusatzdiagnostik bei der Verbrauchskoagulopathie
  - Verdacht auf Faktor-XIII-Mangel als Ursache einer Blutung bei akuter Leukämie.

Interpretation der Faktor-XIII-Bestimmung

- Normbereich: 50–150%.
- Patienten mit einer Faktor-XIII-Aktivität von über 7% sollen vor Blutungen bei kleineren Verletzungen weitgehend geschützt sein, nicht jedoch bei operativen Eingriffen. Nach eigenen Beobachtungen kommt es auch noch bei einem Faktor XIII von 30% zu postoperativen Blutungen (Gürten 1986).
- Leichte Verminderungen des Faktors XIII können einen Hinweis auf eine Verbrauchskoagulopathie geben, da das Spurenprotein mit Fibrin präzipitiert.

Fibronectin
(Übersicht Klingemann 1982)

Fibronectin ist ein fibrilläres Protein, das im Plasma und an Zelloberflächen vorkommt. Es wird mit Fibrinogen bei Kälteeinwirkung präzipitiert (kälteunlösliches Globulin) und kann die unterschiedlichsten Moleküle (Kollagen, Fibrinogen, Heparin), aber auch Bakterien (Staphylokokken) binden. Fibronectin wirkt als Opsonin, indem es phagozytierbare Substanzen, u. a. Fibrin- und Immunkomplexe, bindet und damit die Phagozytose ermöglicht.

Eigenschaften	praktisch ubiquitäres Glykoprotein mit verschiedenen Aufgaben wie z. B. Klär- und Bindungsfunktionen (Zellwachstum, Wundheilung)
Molekulargewicht	440000 D
Plasmakonzentration	300 mg/l
Halbwertszeit	24–72 h
Syntheseort	Leberzelle, Endothel, Fibroblasten u.a.m.

Methoden zur Bestimmung

Die zuverlässigste Methode ist z.Z. die immunologische Bestimmung mittels Laser-Nephelometrie.

Möglichkeiten der Fehlinterpretation. Zu beachten ist, daß Tieffrieren des Plasmas zu artifiziellen Aggregatbildungen führen kann.

Ursachen eines Fibronectin-Mangels

- Sepsis (septischer Schock),
- Lebererkrankungen (in Abhängigkeit vom Schweregrad),
- Verbrauchskoagulopathien,
- posttraumatisch,
- postoperativ,
- nach Asparaginasetherapie.

Indikationen zur Fibronectinbestimmung

- Beurteilung der Kompensationsfähigkeit des Organismus bei
  - septischem Schock,
  - Verbrauchskoagulopathie,
- Differentialdiagnose maligner Erkrankungen
  - erhöht im malignen Aszites,
  - erhöht im Plasma, u.a. bei Morbus Hodgkin (Freund 1984, pers. Mitt).

Antithrombin III

(Übersichten Hirsh 1989, Lane und Caso 1989, Thaler 1985)

Antithrombin III ist der natürliche, im Plasma vorkommende Inhibitor der Serinproteasen Thrombin und Faktor Xa, in geringerem Ausmaße auch von Faktor IXa, XIa, XIIa und Plasmin. Die Antithrombin-III-Aktivität bewirkt eine irreversible Komplexbildung mit der jeweiligen Protease, in erster Linie mit Thrombin, dann mit Faktor Xa. Die Inaktivierung erfolgt langsam. Durch Heparin wird die Antithrombin-III-Aktivität schlagartig und konzentrationsabhängig verstärkt (Details S. 142; Abb. 4.18). Durch die Komplexbildung wird die Inhibitoraktivität des Antithrombin III verbraucht und ist entsprechend nicht mehr meßbar. Dank des hohen Antithrombin-III-Potentials im Blut von mehr als 2,5 µM müssen sich jedoch bereits erhebliche Mengen Thrombin gebildet haben (mehr als 20 IE/ml Plasma; Abb. 5.39), bevor ein Antithrombin-III-Aktivitätsverlust meßbar wird. Die immunologische Konzentration wird davon praktisch nicht beeinflußt. Schwankungen der Antithrombin-III-Aktivität wirken sich auf die Gerinnungsteste wie z. B. Thrombinzeit oder PTT aus den o. g. Gründen nicht aus, und andererseits kann eine Bestimmung der Antithrombin-III-Aktivität sinnvollerweise nur in Gegenwart von Heparin erfolgen.

Angeborener Antithrombin-III-Mangel. Hier genügt bereits eine Verminderung auf 60%, u. U. 70% der Norm, um Thromboembolien, vorzugsweise venöse, in jüngeren Lebensjahren auftreten zu lassen. Lechner (1983) gibt die Prävalenz in einem größeren Krankengut mit 4% an. Man sagt, daß 80% der Patienten mit einem angeborenen Antithrombin-III-Mangel zumindest ein thromboembolisches Ereignis noch vor dem 40. Lebensjahr hatten. Ein weiterer Hinweis auf die Thrombogenität des angeborenen Antithrombin-III-Man-

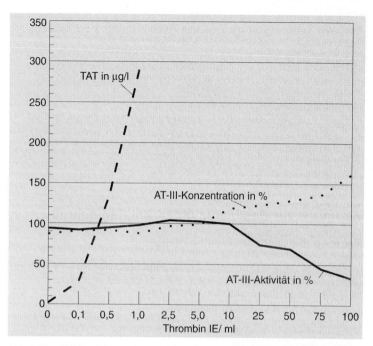

Abb. 5.39 Abhängigkeit der Konzentration des Thrombin-Antithrombin-III-Komplexes von der Konzentration des jeweils zugesetzten Thrombins in vitro. Während ein erhöhter TAT-Komplex bereits kleinste Mengen Thrombin repräsentiert, kommt es zu einem Antithrombin-III-Abfall erst bei Thrombinkonzentrationen von mehr als 20 E/ml. Die immunologisch gemessene Antithrombin-III-Konzentration wird vom Thrombinzusatz nicht beeinflußt.

gels ist die erhöhte Konzentration von Prothrombinfragmenten 1+2 im Blut von Patienten mit angeborenem Antithrombin-III-Mangel (Rosenberg 1989; S. 329).

Erworbener Antithrombin-III-Mangel. Er ist nicht nur durch den Antithrombin-III-Verbrauch bei der Komplexbildung mit Thrombin und Faktor Xa bedingt, sondern auch durch andere, unterschiedliche Mechanismen. Die abnorme intravasale Gerinnung als Ursache eines Antithrombin-III-Mangels steht vermutlich im klinischen Alltag (Intensivmedizin) nicht an erster Stelle (Abb. 3.4). Gleich häufig, wenn nicht gar häufiger sind Mangelzustände durch Antithrombin-III-Verlust (massiver Blutverlust, Proteinurie beim nephrotischen

Syndrom, Verlust in den Aszites) oder beim akuten Leberversagen.
Auch die Leukozytenelastase kann Antithrombin III zerstören.

Eigenschaften	Serinproteaseninhibitor (Serpin), der vor allem Thrombin und Faktor Xa inaktiviert
Molekulargewicht	58 000 D
Plasmakonzentration	0,15 – 0,39 g/l bzw. 2,5 – 6,7 µmol bzw. 10 – 15 U/ml (bei 25 °C) bzw. 80 – 120%
Halbwertszeit	2,8 Tage
Syntheseort	Leberzelle

Methoden zur Bestimmung des Antithrombin III

Messung der Antithrombin-III-Aktivität

Die Methode der Wahl ist die Messung mit chromogenen Peptidsubstraten (amidolytische Methoden). Durch Zusatz von Heparin wird die sofortige Inhibitoraktivität des Plasmas anhand des Abfalls von Thrombin oder Faktor Xa bestimmt.

Die gerinnungsphysiologischen Methoden sind im Vergleich dazu schlecht standardisierbar.

Immunologische Methoden

– Laurell-Elektrophorese,
– Laser-Nephelometrie,
– Mancini-Platten.

Möglichkeiten der Fehlinterpretation

Bei bestimmten Krankheitsbildern wird mit den amidolytischen Testen gelegentlich eine höhere Antithrombin-III-Aktivität gemessen als wie mit immunologischen Testen (z. B. beim Polytrauma, in der postoperativen Phase, beim nephrotischen Syndrom). Seit der Entdeckung des Heparin-Cofaktors II weiß man, daß mit amidolytischen Aktivitätstesten auch die Aktivität des Heparin-Cofaktors II mitgemessen wird, sofern humanes Thrombin verwendet wird. Conard u. Mitarb. (1986) zeigten, daß bei Verwendung von Rinderthrombin oder Faktor Xa niedrigere Antithrombin-III-Konzentrationen gemessen werden. Dieses gilt auch für den angeborenen Antithrombin-III-Mangel. Die heutigen Testkits zur Antithrombin-III-Bestimmung enthalten zumeist Rinderthrombin, bzw. Faktor Xa.

Bei der immunologischen Antithrombin-III-Bestimmung besteht besonders die Gefahr, daß ein funktionsunfähiges Molekül gemessen wird (Thrombin-Antithrombin-III-Komplex). Da der thrombinbedingte Verbrauch der Antithrombin-III-Aktivität mit immunologischen Methoden nicht erfaßt wird, ist der alleinige Einsatz einer immunologischen Methode in der Routinediagnostik nicht mehr gerechtfertigt.

Ursachen eines Antithrombin-III-Mangels

Angeborene Ursachen

Die Erstbeschreibung des familiären, angeborenen Antithrombin-III-Mangels erfolgte durch Egeberg 1965. Heutzutage unterscheidet man verschiedene Subtypen anhand der immunologisch gemessenen Antithrombin-III-Konzentration, der Antithrombin-III-Aktivität als Heparin-Cofaktor und der heparinfreien, progressiven Thrombin-Inhibitoraktivität. Beide Aktivitäten werden mit den routinemäßigen chromogenen Substrattesten erfaßt, sofern Thrombin verwendet wird. Bei Verwendung von Faktor Xa können u. U. bestimmte Subtypen nicht erfaßt werden. Für die Routinediagnostik genügt es daher zu unterscheiden in (Übersicht Lane u. Caso 1989):

– Typ I = echter Mangel, alle Teste fallen pathologisch aus.
– Typ II = Dysfunktion mit verminderter Aktivität aber normaler immunologischer Konzentration.

Erworbene Ursachen

Synthesestörungen. Lebererkrankungen (schwere Formen, Leberzirrhose); Asparaginasetherapie.

Erhöhter Umsatz bei

– Verbrauchskoagulopathie,
– Verlustkoagulopathie (massiver Blutverlust),
– Proteinverlust (nephrotisches Syndrom, exsudative Gastroenteropathie), zu erwarten bei Serumalbuminspiegeln von $< 20\,g/l$;

- großen Wundflächen (Operationen, Polytrauma, Verbrennungen);
- Sepsis (nicht beweisend für einen thrombinbedingten Verbrauch, auch die neutrophile Leukozytenelastase verbraucht Antithrombin III);
- der bei Einnahme von Ovulationshemmern beschriebene Antithrombin-III-Mangel scheint von der Zusammensetzung des Präparates abzuhängen (v. Blohn 1986);
- Heparintherapie, insbesondere i. v. Dauerinfusion bei venösen Thromboembolien: nach der Bolusinjektion kein Abfall (v. Blohn 1986), dann kontinuierlicher Abfall um 25% bis zum 5. Tag der Therapie (Tabernero u. Mitarb. 1990: von $\bar{x} = 98 \pm 12\%$ auf $\bar{x} = 73 \pm 7\%$ am 5. Tag, eig. Unters.), sowohl Aktivitäts- als auch Konzentrationsabfall. Desgleichen nach s. c. Heparingaben;
- Hyperfibrinolysen: geringerer Abfall als α-2-Antiplasmin;
- Neugeborene: $\bar{x} = 63 \pm 12\%$ (Andrew u. Mitarb. 1987; Tab. 6.3)

Ursachen einer erhöhten Antithrombin-III-Konzentration

- Vitamin-K-Mangel (Cumarintherapie! Marciniak u. Mitarb. 1974) (s. auch Abb. 4.8),
- Cholostasen,
- koronare Herzkrankheiten (akutes Phasenprotein),
- Niereninsuffizienz,
- akute Phase.

Indikationen zur Bestimmung des Antithrombins III

- Verdacht auf angeborenen Antithrombin-III-Mangel,
- Beurteilung des Hämostasepotentials bei Verdacht auf Hyperkoagulabilität (Verbrauchskoagulopathien, thromboembolische Erkrankungen, Thrombosegefährdung),
- Nichtansprechen der Heparintherapie.

Interpretation der Befunde

Eine Antithrombin-III-Aktivität von >120% liegt zwar oberhalb des Normbereichs, ist aber ohne klinische Bedeutung.

Eine Antithrombin-III-Aktivität zwischen 80 und 120% entspricht dem Normbereich. Es ist allerdings zu beachten, daß die amidolytisch gemessene Aktivität nicht unbedingt der eigentlichen Antithrombin-III-Aktivität entspricht (s. o.). Weiter ist zu beachten, daß durch die Cumarintherapie in Einzelfällen von angeborenem Antithrombin-III-Mangel der Antithrombin-III-Spiegel bis in den Normalbereich ansteigen kann (Abb. **4.8**).

Eine Antithrombin-III-Aktivität zwischen 40 und 70% kann mit einem erhöhten Thromboembolierisiko einhergehen:

- Beim angeborenen Antithrombin-III-Mangel treten vorzugsweise zwischen dem 15. bis 30. Lebensjahr venöse Thromboembolien auf, seltener auch arterielle. Bis zum 40. Lebensjahr haben ca. 80% der Patienten zumindest ein thromboembolisches Ereignis erlitten, nach dem 40. Lebensjahr ist das Risiko einer erstmaligen Thromboembolie auf dem Boden eines angeborenen Antithrombin-III-Mangels gering (Hirsh u. Mitarb. 1989, Lane u. Caso 1989) (S. 104).

Beachte

Die Diagnose eines angeborenen Antithrombin-III-Mangels sollte möglichst erst nach wiederholter Bestätigung des Befundes und nach Ausschluß anderer Einflußgrößen (s. o.) gestellt werden.

- Der erworbene Antithrombin-III-Mangel erfordert eine differenzierte Beurteilung:
  - Bei Patienten mit Lebererkrankungen sind zumeist auch die prokoagulatorischen Gerinnungsfaktoren in gleichem Ausmaß vermindert, so daß, wenn auch auf niedrigerer Ebene, das Gleichgewicht der Hämostase erhalten bleibt und wohl eine einseitige Antithrombin-III-Substitution nicht erfordert:
  - Ein Antithrombin-III-Mangel beim nephrotischen Syndrom z. B. geht mit einer erhöhten Thromboemboliegefährdung einher, die der Therapie bedarf.

- Die Therapieerfolge der Antithrombin-III-Substitution bei der Verbrauchskoagulopathie und bei der Sepsis wurden überwiegend kasuistisch beschrieben. Die therapeutischen Maßnahmen (Antithrombin-III-Substitution, Heparintherapie, ggf. Cumarintherapie) werden daher von der individuellen Situation des Patienten bestimmt und nicht ausschließlich vom Testergebnis.

Eine Antithrombin-III-Aktivität unter 40% bedeutet ein höheres Risiko für venöse Thromboembolien. Homozygote Mangelzustände wurden bislang nicht beobachtet.

Heparin-Cofaktor II
(Übersichten Bertina u. Mitarb. 1987, Ofosu u. Mitarb. 1985)

Heparin-Cofaktor II ist ein weiterer physiologischer Thrombininhibitor, der sich aber eindeutig immunologisch von Antithrombin III unterscheidet und den Faktor Xa – im Gegensatz zu Antithrombin III – nicht inaktiviert. Seine Wirkung wird gleichfalls durch Heparin verstärkt und darüber hinaus durch Dermatansulfat. Letztere Eigenschaft wird für die Aktivitätsmessung mit chromogenem Substrat benutzt, da Antithrombin III durch Dermatansulfat nicht beeinflußt wird. Heparin-Cofaktor II beeinflußt alle Teste zur Bestimmung der Antithrombin-III-Aktivität, sofern Thrombin, vorzugsweise humanes Thrombin, verwendet wird (s. o. Antithrombin-III-Methodik). Allerdings muß Antithrombin III wahrscheinlich auf ein Drittel seiner normalen Konzentration im Plasma vermindert sein, bevor Heparin-Cofaktor II wirksam wird (Tran u. Duckert 1984). Vereinzelt wurden Fälle bzw. Familien mit kongenitalem Heparin-Cofaktor-II-Mangel beschrieben. Die Prävalenz bei Patienten mit ungeklärten venösen Thrombosen wurde mit 0,9% angegeben. Heterozygote Mangelzustände scheinen jedoch keine gesicherten Risikofaktoren zu sein.

Eigenschaften	Thrombininhibitor, da Komplexbildung nur mit Thrombin
Molekulargewicht	65 000 D
Plasmakonzentration	9 mg/l (Tollefsen u. Mitarb. 1982) bzw. $\bar{x} = 101 \pm 25\%$ (59−170%) (Bertina u. Mitarb. 1987)
Halbwertszeit	?
Syntheseort	Leberzelle

Methoden zur Bestimmung

− Aktivitätsmessung mit chromogenem Substrat,
− immunologische Bestimmung mit der Laurell-Elektrophorese.

Ursachen eines verminderten Heparin-Cofaktors II

− Verbrauchskoagulopathie, HCF-II-Spiegel $\bar{x} = 75 \pm SD = 50\%$;
− Leberparenchymschaden, HCF-II-Spiegel $\bar{x} = 43 \pm SD = 25\%$; (Bertina u. Mitarb. 1987);
− vereinzelt bei Nierentransplantierten (Toulon 1991).

Ursachen einer erhöhten Konzentration

− Ovulationshemmer (Toulon 1990),
− Gravidität,
− mit dem Alter zunehmend,
− Proteinurie ($\bar{x} = 145 \pm SD = 52\%$).

Protein C

(Übersichten Miletich 1990, Dolan u. Mitarb. 1989, Clouse u. Comp 1986, Mammen 1984)

Protein C (Erstentdeckung durch Mammen und die Seegers-Arbeitsgruppe) ist ein im Blut vorkommendes, weiteres Vitamin-K-abhängiges Proenzym, das durch Thrombin zu Protein Ca, gleichfalls eine Serinprotease, aktiviert wird. Protein Ca zerstört die aktivierten Faktoren Va und VIIIa und übt somit Inhibitorfunktion aus. Zusätzlich steigert Protein Ca die fibrinolytische Aktivität, wahrscheinlich, indem es den Plasminogen-Aktivator-Inhibitor (PAI1) neutralisiert. Protein C wird durch Thrombin nur langsam aktiviert. *In vivo* wird die Protein-C-Aktivierung durch das Membranprotein *Thrombomodulin* an der Endotheloberfläche beschleunigt, mit dem Thrombin einen Komplex bildet. *In vitro* kann Protein C durch das Schlangengift *Protac* in Gegenwart von Phospholipiden und Calciumionen aktiviert werden. Durch Komplexbildung mit dem *Protein-C-Inhibitor* wird Protein Ca inaktiviert. Weitere Inhibitoren von Protein Ca sind der α_1-Proteinase-Inhibitor und Aprotinin (Espana u. Mitarb. 1989) sowie α_2-Makroglobulin.

Protein C wird in der Leberzelle gebildet. Wie die anderen Vitamin-K-abhängigen Faktoren erlangt es seine Funktionsfähigkeit erst, nachdem durch Vitamin K auf der letzten Synthesestufe die γ-Carboxylierung erfolgte. In der Klinik findet man daher eine *erworbene Verminderung* des Protein C relativ häufig, nämlich bei Lebererkrankungen und Vitamin-K-Mangelzuständen. Die Halbwertszeit des Protein C ist mit 6–8 h relativ kurz wie die des Faktors VII. Daher fällt Protein C in den ersten Tagen einer Cumarintherapie rascher ab als die Faktoren II, IX und X, so daß ein Ungleichgewicht des Gerinnungspotentials zugunsten der prokoagulatorischen Faktoren ensteht (Abb. 4.**24**). Nach Absetzen des Cumarins erfolgt der Wiederanstieg des Protein C überraschend langsam (Schofield u. Mitarb. 1987). Bei der langen Halbwertszeit von Marcumar empfiehlt es sich daher bei Verdacht auf Protein-C-Mangel die Diagnostik erst einige Wochen nach Absetzen der Therapie durchzuführen. Eine weitere häufige Ursache eines erworbenen Protein-C-Mangels ist die Verbrauchskoagulopathie. Der kongenitale heterozygote Protein-C-Mangel als Ursache jugendlicher Thromboseneigungen ist nicht so selten (S. 105), der kongenitale homozygote Protein-C-Mangel hingegen extrem selten und zudem kaum mit dem Leben vereinbar.

Eigenschaften	Proenzym einer Serinprotease, die die Gerinnungsfaktoren Va und VIIIa inaktiviert und die fibrinolytische Aktivität steigert. Cofaktor: Protein S
Molekulargewicht	62 000 D
Plasmakonzentration	2 – 6 mg/l bzw. 65 – 150 % (Miletich 1990, immunol. Bestimmung in EDTA-Blut)
Halbwertszeit	6 – 8 h
Syntheseort	Leberzelle

Methoden zur Bestimmung von Protein C

Protein C kann bestimmt werden:

- *gerinnungsphysiologisch* mit einer Variante der PTT und Protac als Aktivator. Hiermit wird das gerinnungsaktive Protein Ca bestimmt;
- *amidolytisch* gleichfalls mit Verwendung von Protac. Hierbei wird aktives Protein Ca gemessen, allerdings auch gerinnungsphysiologisch inaktives. Die höchsten Werte im Vergleich zu den beiden anderen Methoden werden mit dieser Methode erzielt (Tilsner 1988);
- *immunologisch.* Hierbei werden sowohl gerinnungsaktives Protein C als auch das bei Vitamin-K-Mangel entstehende Acarboxy-Protein C als auch das mit dem Inhibitor komplexierte, inaktivierte Protein Ca erfaßt (ELISA-Teste, Laurell-Elektrophorese).

Zum Nachweis eines kongenitalen Protein-C-Mangels sollten daher mehrere Methoden eingesetzt werden, nicht zuletzt auch um die Dysformen vom echten Mangel zu unterscheiden.

Möglichkeiten der Fehlinterpretation

Die mit immunologischen Methoden, aber auch amidolytisch mit chromogenen Substraten gemessenen Protein-C-Spiegel erfassen auch nicht gerinnungsaktive Moleküle. Sie ergeben in entsprechenden klinischen Situationen, vor allem bei der Cumarintherapie, wesentlich höhere Konzentrationen als die gerinnungsphysiologische

Methode. Die Funktionsfähigkeit des Protein C kann letztlich nur mit dem Gerinnungstest beurteilt werden. Gelegentlich werden mit diesem letzteren Test allerdings unglaubwürdig niedrige Konzentrationen gemessen. Die Ursache ist nicht bekannt (zu hohe Faktor-VIII-Spiegel werden diskutiert). Bei diesem Gerinnungstest, der auf der PTT basiert, sind weitere Einflußgrößen zu berücksichtigen. So kann z. B. die Anwesenheit eines Lupusinhibitors die Gerinnungszeit der PTT verlängern und damit scheinbar höhere Protein-C-Konzentrationen vortäuschen (Girault 1991).

Die Diagnose eines angeborenen Protein-C-Mangels sollte bei stationären Patienten zurückhaltend gestellt werden, da Protein C aus verschiedensten Gründen passager vermindert sein kann (s. u.).

Ursachen der Verminderung von Protein C

Angeborene Ursachen

Der *heterozygote, familiäre Protein-C-Mangel* findet sich, je nach Zusammensetzung des Kollektivs (alle Altersstufen, Patienten bis zum 40. Lebensjahr, Patienten mit rezidivierenden Thromboembolien) bei 1−10% venöser Thromboembolien. Analog zum familiären Antithrombin-III-Mangel besteht ein Thromboembolierisiko bereits bei Konzentrationen (Aktivitäten) um 50% (Spannbreite 20−76%). 80% der Patienten hatten bis zum 40. Lebensjahr zumindest ein thromboembolisches Ereignis. Die Thrombosen treten meist spontan auf, aber auch bei der Einnahme von Ovulationshemmern, postoperativ (z. B. nach Appendektomie!), peripartal und gelegentlich atypisch (Mesenterial-, Hirnvenenthrombosen. Oberflächliche Thrombophlepitiden sind nicht selten. Auch arterielle Verschlüsse werden beobachtet.

Man unterscheidet den echten *Protein-C-Mangel* (Typ I), bei dem Aktivität und Antigen in gleichem Maße vermindert sind, vom *Protein-C-Defekt* (Typ II), bei dem die Gerinnungsaktivität geringer ist als die Antigenkonzentration. Bei den seltenen Fällen von *homozygotem Protein-C-Mangel* kommt es bereits in der neonatalen Periode zu fulminanten, tödlichen Thromboembolien (Seligson u. Mitarb. 1984). Es wurden allerdings auch einige Patienten beschrieben, die erstmals im Adoleszentenalter ein thromboembolisches Ereignis hatten.

Erworbene Ursachen

Ein erworbener Protein-C-Mangel kommt relativ häufig vor, insbesondere bei stationären Patienten. Es scheint, als ob Protein C ebenso wie der Faktor VII zu den ersten Faktoren gehört, die infolge Funktionseinschränkung der Leber vermindert sind. Aber auch ein erhöhter Verbrauch ist nicht selten.

Synthesestörungen. Darunter fallen

- Lebererkrankungen, u. a. auch Budd-Chiari-Syndrom, Venoocclusive disease nach Knochenmarktransplantationen (Scrobohaci u. Mitarb. 1991),
- chronisch entzündliche Darmerkrankungen (Colitis ulcerosa, Morbus Crohn; Jorens u. Mitarb. 1990), von Bode u. Kuhn (1992) allerdings in Frage gestellt.
- Vitamin-K-Mangel,
- Cumarintherapie: Bei Therapiebeginn fällt Protein C als erster der Vitamin-K-abhängigen Faktoren ab. Falls schon vorher ein kongenitaler Protein-C-Mangel bestanden hat, kann es in Einzelfällen zur gefürchteten Cumarinnekrose kommen. Während der Cumarintherapie ist ein kongenitaler Protein-C-Mangel nur schwer zu erkennen (Pabinger u. Mitarb. 1990). Anhaltswerte für „normale" Relationen zwischen Protein C, Protein S und den übrigen Vitamin-K-abhängigen Gerinnungsfaktoren in der stabilen Phase der Cumarintherapie (Tab. 5.1).
- Asparaginasetherapie,
- Neugeborenenstatus: Spannbreite 19–46% bei gesunden Neugeborenen (v. Kries u. Mitarb. 1986; Tab. 6.3).

Erhöhter Umsatz von Protein C. Kommt vor

- bei Verbrauchskoagulopathie,
- postoperativ,
- nach Polytrauma, insbesondere bei gleichzeitigem ARDS,
- beim insulinpflichtigen Diabetes mellitus, negative Korrelation zur Hyperglykämie (Ceriello u. Mitarb. 1990),
- mit zunehmender Niereninsuffizienz (Protein C bei dialysepflichtigen Patienten um 40%; Sørensen u. Mitarb. 1985).

Inhibitoren gegen Protein C. Ein Inhibitoreffekt gegen den Protein-C-Phospholipidkomplex im Plasma von Patienten mit Lupusantiko-

Tabelle 5.1 Vitamin-K-abhängige Gerinnungsfaktoren und Inhibitoren in der stabilen Phase der Cumarintherapie bei Patienten mit primär normalen Protein-C- und Protein-S-Spiegeln (%)

Quick-Wert (Thromborel S)	Faktor II	Protein C Gerinnungstest	Protein C chromogenes Substrat	Protein C ELISA-Test	Protein S Gesamt	Protein S frei
Quick-Werte 14–19%						
Mittelwert	18	9	44	41	41	38
2 s	10	5	14	25	14	19
n	13	13	13	13	13	13
Quick-Werte 20–25%						
Mittelwert	24	12	49	48	51	47
2 s	11	11	15	14	35	32
n	14	14	14	14	14	14
Quick-Werte 26–31%						
Mittelwert	31	13	48	49	50	52
2 s	17	11	16	11	31	29
n	10	10	10	10	10	10

* % freies Protein S, bezogen auf einen Normalplasmapool mit freiem Protein S = 100%. Untersuchungen von N. Nitritz.

agulans, bzw. Cardiolipinantikörpern konnten Marciniak u. Romond 1989 bzw. Amer u. Mitarb. 1990 nachweisen. Diese Patienten zeichneten sich durch ein erhöhtes Thromboembolierisiko aus.

Ursachen einer erhöhten Protein-C-Konzentration

– Medikamentös: Ovulationshemmer in Abhängigkeit vom Östrogengehalt, Anabolika,
– Gravidität (Malm 1988).

Indikationen zur Bestimmung von Protein C

– Verdacht auf angeborenen Protein-C-Mangel,
– Beurteilung des Hämostasepotentials bei Verdacht auf Hyperkoagulabilität
– Die Bestimmung des Protein C bei Verbrauchskoagulopathien und anderen Verschlußkrankheiten (z. B. Budd-Chiari-Syndrom, eig. Beob.) kann wichtige Hinweise auf die Gefährdung der Patienten ergeben, u. U. Indikationen zur Substitutionstherapie mit Protein C.

Interpretation der Befunde

Konzentrationen zwischen 65–150% entsprechen dem sog. Normalbereich (erhoben von Miletich 1990, an ca. 5000 Personen, allerdings mit einer immunologischen Methode).

Konzentrationen zwischen 20 und 70% können erhöhte Thromboemboliegefährdung bedeuten. Allerdings fand Miletich in seiner epidemiologischen Studie 1% asymptomatische Probanden mit Protein-C-Spiegeln in dieser Größenordnung. Dieser vieldiskutierte Befund bedeutet z. Z., daß zum einen der heterozygote Protein-C-Mangel relativ häufig ist, zum anderen, daß ein Thromboembolierisiko nicht obligat damit verbunden zu sein braucht. Die Verdachtsdiagnose eines angeborenen Protein C Mangels erfordert daher:

– Bestätigung der Befunde durch wiederholte Untersuchungen, da eine Reihe von Erkrankungen zu einem passageren Protein-C-Mangel führt,

- Berücksichtigung, daß ein heterozygoter Protein-C-Mangel nicht unbedingt mit einer erhöhten Thromboemboliebereitschaft einhergehen muß, und entsprechende Beratung der Patienten,
- therapeutische Konsequenzen aus der Diagnose „heterozygoter Protein-C-Mangel" wie z. B. eine lebenslange Cumarintherapie oder eine perioperativ individuelle Heparinprophylaxe müssen individuell entschieden werden.

Besonders sorgfältig ist zwischen *angeborenem* und *erworbenem* Protein-C-Mangel zu unterscheiden. Der erworbene Protein-C-Mangel kommt häufig vor, insbesondere bei stationären Patienten (Lebererkrankungen, Verbrauchskoagulopathie), und damit passager, sofern das Grundleiden behoben werden kann.

Konzentrationen unter 1%, d. h., der homozygote Protein-C-Mangel führt bereits in den ersten Lebenstagen zu massiven Thromboembolien und bedarf der sofortigen Behandlung mit z. B. Protein-C-Konzentrat oder Protein-C-haltigem Faktor-IX-Konzentrat und ggf. später lebenslanger Cumarintherapie.

Protein S

(Übersichten Comp 1990, Dolan u. Mitarb. 1989, d'Angelo u. Mitarb. 1988, Malm u. Mitarb. 1988)

Protein S ist ein weiteres, Vitamin-K-abhängiges Plasmaprotein. Es fungiert als Cofaktor des aktivierten Protein Ca und hat somit gleichfalls Inhibitorfunktion im Gerinnungssystem. Insbesondere die Inaktivierung des Faktors Va wird durch Protein S beschleunigt. Protein S hat eine hohe Affinität für negativ geladene Phospholipidoberflächen, an die es in Gegenwart von Calciumionen das aktivierte Protein Ca bindet. Protein S kommt im Plasma zu 40% als *freies Protein S* vor, 60% sind an das C4b bindende Protein komplexiert, einen Inhibitor des Komplementsystems. Nur das freie Protein S ist funktionell aktiv.

Da Protein S außer in der Leberzelle noch im Endothel gebildet wird, ist es bei Lebererkrankungen im Gegensatz zu Protein C kaum vermindert. Während der Cumarin-Langzeittherapie liegen die immunologisch gemessenen Werte des gesamten und freien Protein S höher als diejenigen des Protein C und deutlich höher als die der Vitamin-K-abhängigen Gerinnungsfaktoren. Verbrauchskoagulopathie und Sepsis gehen praktisch nicht mit einem Protein S-Mangel einher. Allerdings wird vereinzelt bei Sepsis mit Purpura fulminans ein schwerer Protein-S-Mangel beobachtet.

Der *kongenitale heterozygote* Protein-S-Mangel dürfte von allen angeborenen Inhibitormangelzuständen am häufigsten vorkommen. Der kongenitale homozygote Protein-S-Mangel ist hingegen extrem selten.

Eigenschaften	Vitamin-K-abhängiger Cofaktor von Protein Ca
Molekulargewicht	69 000 D
Plasmakonzentration	
– Gesamtprotein S	20 – 25 mg/l, 60 – 120 % (Bertina 1985)
– freies Protein S	7 – 10 mg/l, 23 – 49 % des Gesamtprotein S, 60 – 120 % gemessen am freien Protein S eines Normalplasmapools
– funktionelles Protein S	68 – 160 % (d'Angelo u. Mitarb. 1988)
Halbwertszeit	42,5 h (24 – 58)
Syntheseort	Leberzelle, Endothel, Megakaryozyt

Methoden zur Protein-S-Bestimmung

Aktivitätsbestimmung

Entscheidend für die Beurteilung eines Protein-S-Mangels ist die Bestimmung des funktionellen Protein S.

Neuerdings kann auch die Protein-S-Aktivität relativ einfach koagulometrisch gemessen werden. Prinzip: In Gegenwart standardisierter Mengen des Enzyms Protein Ca und seines Substrats Faktor Va wird die Gerinnungszeit von der Protein-S-Konzentration bestimmt. Der Verbrauch an Faktor V und damit die Verlängerung der Gerinnungszeit korreliert mit der Menge funktionellen Protein S (Fickenscher 1991).

Immunologische Teste

Mit den immunologischen Methoden wird zunächst das gesamte Protein S erfaßt. Durch Zusatz von Polyäthylenglykol (PEG) zum Plasma wird der Protein-S/C4b-bindende Proteinkomplex entfernt, so daß im Überstand das freie Protein S gemessen werden kann, durch

- ELISA-Teste,
- Laurell Elektrophorese.

Möglichkeiten der Fehlinterpretation

Die Anwesenheit von Heparin kann im Aktivitätstest fälschlich hohe Protein-S-Spiegel ergeben.

In der Laurell-Elektrophorese wird die Wanderungsgeschwindigkeit des gesamten Protein S von der Konzentration des C4b-bindenden Proteins beeinflußt, die sehr schwanken kann. Generell beeinträchtigt die PEG Fällung die Präzision weniger als vermutet (VK 8% in der Serie).

Zur Zeit besteht noch keine Übereinstimmung, wie die Konzentration des freien Protein S angegeben werden soll. Meist gebräuchlich ist die Angabe des gemessenen freien Protein S in Prozent, basierend auf dem Gehalt an freiem Protein S eines Normalplasmapools. Eine andere Angabe ist in rel% zum Gesamtprotein S. Die Beurteilung der gemessenen Spiegel an freiem Protein S ist zusätzlich dadurch erschwert, daß das C4b-bindende Protein bei Entzündungen und anderen Prozessen ansteigt und damit vermehrt freies Protein S bindet, bei Neugeborenen hingegen vermindert ist und somit den Mangel an Protein S beim Neugeborenen vermutlich kompensiert. Bei der Interpretation der Befunde muß daher die klinische Situation in die Beurteilung mit einbezogen werden.

Ursachen der Protein-S-Verminderung

Angeborene Ursachen

Beim familiären, heterozygoten Protein-S-Mangel werden drei Typen unterschieden:

- Typ I: gesamtes und freies Protein S vermindert,
- Typ II: Protein-S-Aktivität vermindert, die Antigenkonzentration von freiem und gesamten Protein S jedoch normal,
- Typ III: Protein-S-Aktivität und freies Protein S vermindert, gesamtes Protein-S-Antigen normal.

Der *homozygote* Protein-S-Mangel ist extrem selten. Ein Fall wurde von Mahasandana u. Mitarb. 1990 beschrieben. Der *heterozygote* Protein-S-Mangel scheint hingegen häufiger vorzukommen als der kongenitale Protein-C- oder Antithrombin-III-Mangel. Das klinische Bild ist ähnlich dem kongenitalen Protein-C-Mangel (S. 106) mit vorwiegend venösen Thromboembolien, aber auch oberflächlichen Thrombophlebitiden und arteriellen Verschlüssen (Comp u. Esmon 1984). Egbring und wir beobachteten bei Frauen mit einem Gesamtprotein S um 20% eine Neigung zu Aborten.

Erworbene Ursachen

Synthesestörungen. Seltener und weniger ausgeprägt als der erworbene Protein-C-Mangel kommt der erworbene Protein-S-Mangel vor bei

- Lebererkrankungen, Protein-S-Aktivität $\bar{x} = 66\%$; Spannbreite 25–95%, Gesamtprotein S $\bar{x} = 80\%$, Spannbreite 42–97% (d'Angelo u. Mitarb. 1988);
- Vitamin-K-Mangel;
- Cumarintherapie (Tab. 5.**1**);
- chronisch entzündliche Darmerkrankungen (Morbus Crohn, Colitis ulcerosa), passager, schwankend (Jorens u. Mitarb. 1990);
- Ovulationshemmer, Gesamtprotein S $\bar{x} = 6,6$ mg/l (Malm u. Mitarb. 1988);
- Neugeborene (Tab. 6.**3**), hier allerdings auch C4b-bindendes Protein vermindert (Schwarz 1988).

Umsatzstörungen. Generell kein wesentlicher Abfall bei der Verbrauchskoagulopathie.

- Gelegentlich schwere Mangelzustände mit Purpura fulminans bei septischen Prozessen;
- mit zunehmender Gravidität kontinuierlicher Abfall von freiem Protein S bis 3,7 mg/l bei der Entbindung (Malm u. Mitarb. 1988), d.h. Abfall auf ca. 50% des Ausgangswertes;
- nephrotisches Syndrom: Verminderung von freiem Protein S bei gleichzeitig erhöhtem Gesamtprotein S.

Indikationen zur Protein-S-Bestimmung

Verdacht auf angeborenen oder erworbenen Protein-S-Mangel.

Interpretation der Befunde

Konzentrationen zwischen 60–160% entsprechen dem Normbereich. Allerdings werden bei Konzentrationen zwischen 60–70% auch Fälle mit Thromboseneigung beobachtet. Die Interpretation kann daher im Einzelfall und bei einmaliger Bestimmung schwierig sein. Es ist zu hoffen, daß die routinemäßige Bestimmung der Protein-S-Aktivität Entscheidungshilfen bringt.

Konzentrationen unter 60% bedeuten eine erhöhte Thromboemboliegefährdung.

Weitere Inhibitoren der Gerinnung und Fibrinolyse

In den Systemen der Gerinnung und Fibrinolyse spielen noch weitere Inhibitoren eine zusätzliche, wenn auch untergeordnete Rolle (Übersicht Harpel 1987; Tab. 6.2).

Tissue factor pathway inhibitor (TFPI)
(Übersichten Broze u. Mitarb. 1991, Sandset u. Abildgaard 1991)

Besonders interessant ist ein erst kürzlich näher charakterisierter Inhibitor, der Tissue factor pathway inhibitor (Synonyme: EPI – Extrinsic pathway inhibitor, LACI – Lipoprotein associated coagulation inhibitor). Der TFPI inaktiviert den Faktor Xa, indem er mit ihm einen Komplex bildet, der dann seinerseits den Faktor-VIIa-Thromboplastinkomplex inaktiviert. TFPI ist überwiegend an das Endothel gebunden, von wo er durch Heparin freigesetzt werden kann. Es scheint, als ob der antikoagulatorische Effekt von Heparin nicht nur von Antithrombin III, sondern auch von der TFPI-Freisetzung bestimmt wird. Im Plasma kommt TFPI zu 90% an Lipoproteine gebunden vor und nur zu 10% in freier Form. Bislang wurden bei den verschiedenen Krankheitsbildern nur TFPI-Spiegel innerhalb des Normbereichs gefunden (Lebererkrankungen, venöse Thrombosen, Verbrauchskoagulopathien, Lupusantikoagulantien, Cumarintherapie). Leicht erhöhte Werte wurden bei koronarer Herzkrankheit und mit zunehmender Schwangerschaft gefunden. Nach Heparininjektion kommt es dosisabhängig zu einem Anstieg der TFPI-Aktivität.

Eigenschaften	ein den LD-Lipoproteinen assoziierter Inhibitor, der den Faktor Xa und den Faktor-VIIa-Thromboplastin-Komplex hemmt, ferner Trypsin, weniger Plasmin und Chymotrypsin
Molekulargewicht	34000 – 40000 D
Plasmakonzentration	2,5 nmol bzw. 70 – 130% bzw. 60 – 180 µg/l
Halbwertszeit	100 min
Syntheseort	Endothelzelle
Verminderte Konzentration	Abetalipoproteinämie, postoperativ
Erhöhte Konzentration	mit zunehmendem Alter, Heparintherapie, fortgeschrittene Tumoren

a_2-Makroglobulin

α_2Makroglobulin inaktiviert zahlreiche Proteasen durch Komplexbildungen, jedoch sind Auswirkungen eines Mangels oder erhöhter Konzentrationen in der Klinik nicht bekannt. In den ersten Lebensjahren ist der α_2-Makroglobulinspiegel wesentlich höher als bei Erwachsenen.

Eigenschaften	Inhibitor von Thrombin (ca. 25% der Plasmathrombin-Inhibitoraktivität), Plasmin, Kallikrein, Leukozytenproteasen (Elastase)
Molekulargewicht	725000 D
Serumkonzentration in Abhängigkeit vom Alter (Witt u. Tritschler 1983)	11 Tage – 18 Jahre: 2,7 – 5,4 g/l 1,8 – 16 kU/l 19 Jahre – 25 Jahre: 1,4 – 4,1 g/l 1,4 – 12 kU/l 26 Jahre – 61 Jahre: 1,4 – 2,8 g/l 1,4 – 4 – 8 kU/l

Halbwertszeit	?
Verminderte Konzentrationen	fibrinolytische Therapien mit Streptokinase und Urokinase, Hyperfibrinolysen, 3 Familien mit angeborenem, heterozygoten Mangel (Übersicht Mammen 1983)
Erhöhte Konzentrationen	Schwangerschaft, Ovulationshemmer, nephrotisches Syndrom, Lungenerkrankungen, Diabetes mellitus, Lebererkrankungen

a_1-Proteinasen-Inhibitor
(α_1-Antitrypsin)

Der α_1-Proteinasen-Inhibitor scheint für das Hämostasesystem nur wenig Bedeutung zu haben. Er ist in erster Linie ein Inhibitor der Leukozytenelastase. Interessant ist die beschriebene genetische Variante „Antithrombin Pittsburgh", die als Antithrombin wirkte, u. a. die Thrombinzeit verlängerte und mit einer ausgeprägten Blutungsneigung einherging (Lewis u. Mitarb. 1978).

Eigenschaften	Inhibitor verschiedener Serinproteasen, insbesondere der Leukozytenelastase, weniger Faktor XIa, Thrombin, Trypsin; akutes Phasenprotein
Molekulargewicht	53 000 D
Plasmakonzentration	1 – 1,3 g/l
Halbwertszeit	5 Tage
Syntheseort	Leberzelle, Monozyten
Verminderte Konzentration	genetisch bedingt: Lungen- und Lebererkrankungen
Erhöhte Konzentration	Akute-Phase-Protein

C1-Esterase-Inhibitor (C1-INH)
(Übersicht Bork 1990)

C1-Esterase-Inhibitor ist ein Proteaseninhibitor mit breitem Spektrum, der vor allem die erste Komponente des Komplementsystems hemmt. Der angeborene Mangel oder Fehlstrukturierung bedingen das *hereditäre angioneurotische Ödem*.

Eigenschaften	Inhibitor von C1, Faktor XII und seinen Fragmenten, Faktor XI, Kallikrein, Plasmin
Molekulargewicht	105 000 D
Plasmakonzentration	0,18−0,22 g/l bzw. 1,7−2,0 µmol bzw. 70−130%
Halbwertszeit	64 h
Syntheseort	Leberzelle
Verminderte Konzentration	hereditäres angioneurotisches Ödem

Protein-Ca-Inhibitor

Der Protein-Ca-Inhibitor bildet mit Protein Ca einen Komplex. Als Serinproteaseninhibitor kann er auch tPA (PAI3; S. 325), Thrombin, Faktor Xa, Trypsin und Chymotrypsin inaktivieren. In Gegenwart von Heparin wird der Inaktivierungsprozeß beschleunigt, ferner durch synthetische Dextransulfate.

Eigenschaften	Inhibitor des aktivierten Protein C, und anderer Proteasen
Molekulargewicht	57 000 D
Plasmakonzentration	5,3 ± 2,7 mg/l
Halbwertszeit	?
Syntheseort	Leberzelle
Verminderte Konzentration	Verbrauchskoagulopathie

Plasminogen
(Übersicht Wenzel u. Leipnitz 1988)

Plasminogen, das Proenzym des fibrinolytischen Enzyms Plasmin, kommt im Plasma bzw. Serum in relativ hoher Konzentration vor (21 mg% bzw. 2,5 µmol). Die Aktivierung erfolgt durch verschiedene Aktivatoren, vor allem t-PA, aber auch Urokinase (tc-uPA), über das Kontaktsystem der Gerinnung und durch Streptokinase. Streptokinase (MG 48 000, HWZ 30 min) ist kein Enzym, sondern geht mit

Plasmin(ogen) eine 1:1-Komplexbildung ein. Dieser Streptokinase-Plasminogen-Komplex hat Aktivatoreigenschaft, wobei 1 mol Plasminogen unter In-vitro-Bedingungen 9 mol Plasminogen zu Plasmin umwandeln kann (Abb. 5.**40**).

Plasminogen hat bereits eine hohe Affinität zu Fibrinogen, so daß gereinigtes Fibrinogen mit Plasminogen kontaminiert sein kann. An Fibrin wird Plasminogen über seine lysinbindenden Stellen gebunden und damit am Ort des Bedarfs angereichert. Die Anwesenheit von Fibrin ist wiederum die Voraussetzung für die optimale Aktivierung durch t-PA. Schließlich ist an Fibrin gebundenes Plasmin der Inaktivierung durch α_2-Antiplasmin weitestgehend entzogen. Im Plasma befindliches freies Plasmin wird hingegen sofort an α_2-Antiplasmin gebunden. Erst wenn α_2-Antiplasmin (Plasmakonzentration 1 µmol) weitestgehend verbraucht ist kommt es zur *Plasminämie* und damit zur systemischen Lyse von Fibrinogen und anderen Proteinen.

Eigenschaften	Proenzym der Serinprotease Plasmin, die Fibrin(ogen) zu Fibrin(ogen)spaltprodukten abbaut
Molekulargewicht	92 000 D
Plasmakonzentration	0,2 g/l bzw. 2,5 µmol/l bzw. ca. 3,5 CTA U/ml bzw. 70–140%
Halbwertszeit	2,2 Tage
Syntheseort	Leberzelle

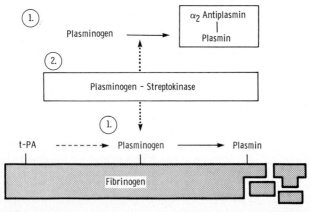

Abb. 5.**40** Aktivierung des fibrinolytischen Systems mittels Streptokinase, 1. hier in der Funktion des Proenzyms, 2. hier in der Funktion des Proaktivators.

Eine *Plasminogenverminderung* findet sich vor allem bei Hyperfibrinolysen (Plasminämien) sowie den systemischen fibrinolytischen Therapien, insbesondere mit Streptokinase. Ein niedriger Plasminogenspiegel ist auch relativ häufig durch eine eingeschränkte Syntheseleistung der Leber bedingt. Ein Plasminogenmangel bedeutet u. U. ein erhöhtes Risiko für venöse Thromboembolien bzw. Reokklusionen (S. 107). *Aszites* enthält Plasminogen, maligner Aszites mehr als Aszites bei portaler Hypertension. Bei niedrigem Plasminogengehalt des Aszites (unter 0,7 CTA U/ml) ist nach Aszitesretransfusionen mit Gerinnungsstörungen im Sinne einer Hyperfibrinolyse zu rechnen (Schölmerich 1988).

Erhöhte Plasminogenkonzentrationen werden in akuten Phasen wie z. B. Entzündungen beobachtet.

Methoden zur Bestimmung

Aktivitätsmessung

Methode der Wahl ist die Messung der „Plasminogenaktivität" mit chromogenen Substraten. Dabei wird das Plasminogen durch Zusatz von Streptokinase im Überschuß vollständig in den Streptokinase-Plasminogen-Komplex umgewandelt. Dieser Komplex spaltet dann seinerseits das chromogene Substrat (z. B. Kabi S2251). Der Inhibitoreffekt wird herausverdünnt.

Konzentrationsmessung

Immunologische Methoden: Laurell-Elektrophorese, Immundiffusionsmethoden.

Ursachen eines Plasminogenmangels

- Angeboren, Dysplasminogenämie, z. B. Plasminogen Frankfurt, Übersicht Scharrer 1986,
- fibrinolytische Therapie (Streptokinase, Urokinase; Abb. 4.27),
- endogene Hyperfibrinolysen,
- Verbrauchskoagulopathie, auch ohne reaktive Fibrinolyse,
- Leberkrankheiten,
- größere operative Eingriffe,
- physiologischer Befund beim Neugeborenen.

Ursachen einer erhöhten Plasminogenkonzentration

Vornehmlich bei Entzündungen wie Fibrinogen und andere akute Phasenproteine.

Indikationen zur Bestimmung des Plasminogens

- Zur Beurteilung des fibrinolytischen Potentials,
- bei Beginn einer fibrinolytischen Therapie,
- bei einer Verbrauchskoagulopathie (Wiedereröffnung der Mikrozirkulation),
- Prognostische Beurteilung der Aszitesreperfusion (Plasminogen im Aszites, Schölmerich 1985).

Möglichkeiten der Fehlinterpretation

Durch Anwesenheit von tPA in Citratplasma fällt Plasminogen um ca. 50% ab. Dieses kann durch den Zusatz des (toxischen!) synthetischen Tripeptid-Inhibitors P-PACK, nicht jedoch durch Aprotinin verhindert werden (Seifried u. Tanswell 1987). Aprotininhaltige Plasmaproben können die t-PA-Wirkung nicht vollständig verhüten und ergeben darüber hinaus infolge der Inhibitorwirkung eine fälschlich niedrige Plasminogenaktivität.

Interpretation der Befunde

Bei der relativ hohen Konzentration des Plasminogens im Blut tritt eine Plasminogenverminderung nur bei Plasminämie auf. Daher findet man Plasminogenspiegel zwischen 60-70% nur infolge ausgeprägter, d.h. systemischer Fibrinolyse. Spiegel dieser Größenordnung sind eher durch eine eingeschränkte Syntheseleistung der Leber bedingt. Ein Plasminogenmangel bedeutet u.U. ein erhöhtes Risiko für venöse Thromboembolien bzw. Reokklusionen (Phase III der Streptokinasetherapie, S. 170) sowie eine verminderte Ansprechbarkeit auf fibrinolytische Therapien (z.B. Plasminogenmangel beim Budd-Chiari Syndrom).

Während der fibrinolytischen Therapie mit Streptokinase kann der Plasminogenspiegel unter die Nachweisgrenze absinken, bei der Urokinasetherapie ist der Abfall weniger ausgeprägt.

Tissue-Plasminogen-Aktivator (t-PA)

(Übersicht Bachmann 1987)

Der t-PA ist der bedeutendste physiologische Plasminogenaktivator. Er wird im Endothel gebildet und als bereits aktives Enzym freigesetzt. Stimuli sind u. a. Streß, Venenstau (!) und vasoaktive Substanzen (z. B. DDAVP).

t-PA wird, wie auch Plasminogen, an Fibrin gebunden. Durch Fibrin und/oder Fibrinderivate wird die enzymatische Aktivität von t-PA verstärkt. Im Plasma ist t-PA größtenteils an seinen Inhibitor gebunden. Rekombinanter t-PA wird zur fibrinolytischen Therapie des Herzinfarktes eingesetzt (S. 179).

Eigenschaften	einkettige Serinprotease, die Plasminogen in Gegenwart von Fibrin und seinen Derivaten zu Plasmin aktiviert
Molekulargewicht	67 000 D
Plasmakonzentration	5 µg/l (1 – 12 µg/l) bzw. 0 – 3,08 IU/ml bzw. 70 pmol
Halbwertszeit	ca. 5 min
Syntheseort	Endothelzellen

Methoden zur Bestimmung

Aktivitätsmessungen

- mit chromogenen Substraten (z. B. S. 2322),
- mit Fibrinplattenmethoden mit Verwendung von Euglobulinfraktionen des zu untersuchenden Plasmas (Nilsson 1978).

Immunologische Bestimmungen

- ELISA-Teste,
- Laurell-Elektrophorese.

Möglichkeiten der Fehlbestimmung

Die Bestimmung der t-PA-Aktivität ist schwierig, da das Enzym nach Freisetzung sofort an seinen Inhibitor gebunden wird. Die Aktivitätsmessung müßte praktisch als Bedside-Test erfolgen. Für den klinischen Alltag empfiehlt sich daher die immunologische Bestimmung.

Ursachen der t-PA Verminderung

Angeborene Ursachen

Nicht gesichert.

Erworbene Ursachen

Eine verminderte t-PA Freisetzung nach Venenstau oder DDAVP-Infusion wurde bei verschiedenen Patientengruppen mit erhöhtem Risiko zu okkludierenden Gefäßkrankheiten beobachtet, z.B. bei venösen oder arteriellen Verschlußkrankheiten, Apoplexien, Diabetes mellitus, koronaren Herzkrankheiten, bei adipösen Patienten, bei Patienten mit Hypertriglyzeridämien und unter Ovulationshemmern (Übersicht Bachmann 1987, Grimaudo u. Mitarb. 1992).

Ursachen einer erhöhten t-PA-Konzentration

Angeborene Ursachen

Zwei Familien wurden beschrieben, in denen sehr wahrscheinlich eine erhöhte t-PA-Konzentration eine Blutungsneigung bedingte (Booth u. Mitarb. 1983, Aznar u. Mitarb. 1984).

Erworbene Ursachen

- Streß,
- anhaltender Venenstau (Venous-occlusion-Test zur Prüfung der t-PA-Freisetzung),
- Tumoren (metastasierendes Prostatakarzinom; (Walther u. Mitarb. 1984),
- in der anhepatischen Phase bei Lebertransplantationen,
- bei schwerem Leberversagen

Indikationen zur t-PA-Bestimmung

- Bei normalem Ausfall der meistgebräuchlichen Gerinnungsteste zum Ausschluß eines angeborenen oder erworbenen Blutungsleidens,
- bei Verdacht auf herabgesetztes fibrinolytisches Potential, insbesondere bei Verschlußkrankheiten (Venous-occlusion-Test),
- bei Verdacht auf erhöhtes fibrinolytisches Potential.

Interpretation der Befunde

Bei der Beurteilung muß berücksichtigt werden, daß die immunologischen t-PA-Bestimmungen auch den an den Inhibitor gebundenen t-PA miterfassen. Die Bestimmung des t-PA Inhibitors sollte daher stets miterfolgen. Bei der Diagnose „herabgesetzte fibrinolytische Aktivität" sollte ferner berücksichtigt werden,

- daß die physiologische Spannbreite des t-PA bereits praktisch bis an die untere Nachweisgrenze reicht (s. o.).
- Auf Fibrinplatten wird zwar vorzugsweise die t-PA-Aktivität mit der Euglobulinfraktion erfaßt, aber auch andere Plasminogenaktivatoren sowie teilweise noch restliche Inhibitoren.

a_2-Antiplasmin
(Übersicht Collen 1980, Pâques u. Heimburger 1986)

Der wichtigste Plasmininhibitor ist das „fast acting" α_2-Antiplasmin. Er bindet freies Plasmin schlagartig, jedoch praktisch nicht das an Fibrin gebundene Plasmin. α_2-Antiplasmin wird durch Faktor XIII an Fibrin quervernetzt.

Eigenschaften	sofort wirkender Inhibitor des freien Plasmins
Molekulargewicht	70 000 D
Plasmakonzentration	0,07 g/l bzw. 1 µmol bzw. 70 – 120 % bzw. 0,7 – 1,2 E/ml
Halbwertszeit	2,6 Tage
Syntheseort	Leberzelle

Methoden zur Bestimmung

- Chromogenes Substrat zur Bestimmung des α_2-Antiplasmins,
- Laurell-Elektrophorese.

Möglichkeiten der Fehlinterpretation

Durch Zusatz von t-PA zu Citratplasma in vitro fällt α_2-Antiplasmin ab. Dieses kann durch Zusatz des (toxischen), synthetischen Tripeptidinhibitors P-PACK, nicht jedoch durch Aprotinin verhindert werden (Seifried u. Transwell 1987). Aprotininhaltige Plasmaproben ergeben darüber hinaus infolge der Inhibitorwirkung fälschlich hohe α_2-Antiplasminaktivitäten, so daß der α_2-Antiplasmin-Abfall bei erhöhter fibrinolytischer Aktivität unterschätzt werden kann.

Ursachen eines α_2-Antiplasminmangels

Angeborene Ursachen

Erstbeschreibung eines angeborenen α_2-Antiplasmin-Mangels durch Koie u. Mitarb. 1978. Der Blutungstyp entspricht demjenigen einer schweren Hämophilie.

Erworbene Ursachen

- Erhöhte fibrinolytische Aktivität, insbesondere infolge Streptokinasetherapie (Abb. **4.33**),
- fortgeschrittene Lebererkrankungen (Leberzirrhose),
- ausgeprägter Mangel an α_2-Antiplasmin bei akuter Promyelozytenleukämie (Ten Cate 1984),
- größere operative Eingriffe,
- u. a. bei Hämodilution.

Indikationen zur Bestimmung von α_2-Antiplasmin

- Verdacht auf eine erhöhte fibrinolytische Aktivität als Ursache einer bestehenden oder drohenden Blutungsneigung. Fast immer handelt es sich dabei um einen erworbenen Mangel. Der angeborene Mangel ist extrem selten.
- Der α_2-Antiplasmin-Mangel zeigt die bestehende oder drohende Plasminämie an, unabhängig von der auslösenden Ursache, und ist daher als Suchtest besonders geeignet. Neuerdings läßt sich die Plasminämie besser erfassen durch die Bestimmung des *Plasmin-α_2-Antiplasmin-Komplexes.*

Plasminogenaktivator-Inhibitor (PAI)
(Übersichten Loskutoff u. Mitarb. 1989, Kienast u. Mitarb. 1991)

In den letzten Jahren wurden mehrere Inhibitoren des Plasminogenaktivator t-PA entdeckt, von denen *PAI 1* der eigentliche Inhibitor von t-PA und Urokinase ist. Er stammt aus dem Endothel, Thrombozyten, Hepatozyten und anderen Zellen und kommt im Plasma in einer freien und einer gebundenen Form vor, wobei nur erstere wirksam ist. PAI-1 findet man in zahlreichen Gewebezellen und besonders reichlich in Thrombozyten, aus denen er – analog den anderen Releasefaktoren durch Thrombin, Kollagen oder ADP oder Einfrieren und Wiederauftauen von Plättchen freigesetzt werden kann. *PAI 2* scheint hauptsächlich ein Urokinaseinhibitor zu sein und ist nur während der Schwangerschaft im Blut nachweisbar. *PAI 3* ist mit dem Protein-Ca-Inhibitor identisch.

PAI ist ein sofort wirkender Inhibitor, ein einkettiges Polypeptid, das zur Gruppe der Serinproteaseninhibitoren (Serpine) gehört. PAI kann durch verschiedene Proteasen inaktiviert werden, z. B. durch Komplexbildung mit t-PA oder Urokinase, oder durch Thrombin oder Elastase zerstört werden. Wie auch andere Serpine wird PAI durch Oxidanzien wie Chloramin T inaktiviert.

Der *Normalbereich* des PAI (PAI 1) ist noch nicht einheitlich festgelegt. Zum einen hat er eine große Spannbreite, sofern das Normalkollektiv groß ist. Zum anderen unterliegt die Bestimmung des PAI zahlreichen Einflußgrößen und Störfaktoren. So wird der PAI-Spiegel des Bluts von Hormonen (Corticosteroide, Insulin), Zytokinen, akuten Phasen, Körpergewicht, Triglyceriden, der Schwangerschaft und vermutlich auch dem Alter beeinflußt. Wesentlich sind aber auch die diurnalen Schwankungen mit einem Minimum in den frühen Nachmittagsstunden und einem Maximum zwischen 2 und 6 Uhr morgens. Wichtig ist ferner die Methodik, angefangen vom Venenstau, der die fibrinolytische Aktivität beeinflußt (s. u.). Bei Durchsicht der Literatur stellt man fest, daß sich die Normbereiche um das 10fache unterscheiden können. Eine Beurteilung von pathologischen Meßergebnissen ist daher z. Z. nur im Vergleich zum jeweiligen Normalkollektiv möglich.

Der PAI ist bei einer Vielzahl von Erkrankungen erhöht, so in der postoperativen Phase, bei Sepsis, Malignomen, Lebererkrankungen. Leicht erhöhte PAI-Werte wurden bei venösen thromboembolischen Erkrankungen gefunden. Seit Mitte der 80er Jahre wurde in vielen Studien bei Patienten mit koronarer Herzkrankheit erhöhte PAI-Spiegel beschrieben, vorzugsweise bei Patienten mit einem Infarkt in der Anamnese. Die Unterschiede zum jeweiligen Kontrollkollektiv waren signifikant, wenngleich mit breiten Überlappungen beider Kollektive.

Eigenschaften	PAI 1 ist der sofort wirkende Inhibitor von t-PA und Urokinase
Molekulargewicht	50000 D
Plasmakonzentration	Aktivität: median 10 t-PA AU/ml (0–24) Konzentration: median 9,8 ng/ml (3–40) (Grimaudo u. Mitarb. 1992)
Halbwertszeit	?
Syntheseort	Endothel, Hepatozyten, Thrombozyten, Tumorzellen, verschiedenste Gewebezellen

Methoden zur PAI-Bestimmung

Aktivitätsmessungen

Die Aktivitätsmessungen erfolgen z. Z. mit kommerziell erhältlichen chromogenen Substrat-Testkits, die Angaben in Arbitrary units (AU/ml). Eine AU/ml inaktiviert entweder eine IE Urokinase oder eine IE t-PA. Die Meßergebnisse korrelieren miteinander, sind aber nicht identisch. Mit einem Umrechnungsfaktor von 7,8 können die Urokinaseinhibitoreinheiten in t-PA Inhibitoreinheiten umgerechnet werden.

Immunologische Bestimmungen

Mit ihnen wird nicht nur der aktive PAI, sondern auch der inaktive, im Komplex gebundene PAI gemessen. Nach Grimaudo u. Mitarb. (1992) läßt sich mittels Bestimmung der PAI-Konzentration eine herabgesetzte fibrinolytische Aktivität bei venösen Thromboembolien besser erfassen als mit den herkömmlichen Testen, insbesondere dem Venenstautest:

- ELISA-Teste,
- Laurell-Elektrophorese.

Möglichkeiten der Fehlinterpretation

Die Höhe des PAI-Spiegels im Plasma wird von zahlreichen Einflußgrößen und Störfaktoren bestimmt (s. o.). Wichtig ist daher die Standardisierung der Methodik, die mit der Tageszeit und dem Venenstau beginnt und insbesondere den aus den Plättchen stammenden PAI ausschaltet (Empfehlungen der Leiden Fibrinolysis Working Party 1990).

Ursachen einer PAI-Verminderung

Angeborene Ursachen

Ein fraglicher Fall (Details Loskutoff u. Mitarb. 1989).

Erworbene Ursachen

- 1 Fall mit einem Autoantikörper gegen PAI 1 wurde im Rahmen einer Amyloidose festgestellt (Francis 1986);
- anhepatische Phase bei Lebertransplantationen (Grosse u. Mitarb. 1991);
- Ovulationshemmer.

Ursachen einer erhöhten PAI-1-Konzentration

Details Loskutoff u. Mitarb. 1989, Klienast u. Mitarb. 1991. Erhöhte PAI-1-Konzentrationen findet man bei:

- venösen thromboembolischen Erkrankungen (4,5–225 ng/ml, Grimaudo 1992),
- Lebererkrankungen, insbesondere Leberzirrhose und alkoholtoxischer Leberzellschaden,
- Tumoren,
- in der postoperativen Phase,
- nach Polytrauma (um das 20fache des Normalbereichs; Kluft u. Mitarb. 1988; Abb. 5.41),
- bei extrakorporalem Kreislauf,
- bei Sepsis,
- bei koronarer Herzkrankheit (Übersicht Kienast u. Mitarb. 1991),
- während der Schwangerschaft (um das 2-) bis 10fache der Norm in der 34. SSW),
- nach der Menopause,
- Korrelation mit zunehmendem Alter, Körpergewicht, Triglyceridspiegeln,
- medikamentös: Hydrocortison, Dexamethason, Tumornekrosefaktor, Interleukin I.

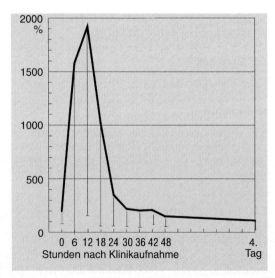

Abb. 5.41 Verhalten des PAI 1 nach Polytrauma (aus Kluft u. Mitarb. 1988).

Indikationen zur Bestimmung von PAI 1

Verdacht auf herabgesetztes oder erhöhtes fibrinolytisches Potential. Grimaudo u. Mitarb. (1992) fanden, daß die immunologische Bestimmung von PAI 1 im Plasma am besten geeignet war, eine herabgesetzte fibrinolytische Aktivität zu erfassen.

Interpretation der Befunde

Die bei einer Vielfalt von Erkrankungen und relativ häufig beobachteten kurzzeitig erhöhten PAI-1-Spiegel geben keinen Hinweis auf eine unmittelbare Thrombosegefährdung. Eine längerfristige Erhöhung der PAI-Aktivität begünstigt wahrscheinlich das Thromboserisiko. Erhöhte PAI-1-Konzentrationen bei venösen Thromboembolien und koronarer Herzkrankheit s. obige Ausführungen.

Prothrombinfragmente 1 und 2 (F 1+2)
(Übersicht Pelzer 1991)

Bei der Umwandlung von Prothrombin zu Thrombin spaltet Faktor Xa 2 Peptidbindungen. Der dabei freiwerdende N-terminale Anteil des Prothrombins wird als Fragment 1+2 (F 1+2) bezeichnet (S. 10), das jetzt mit spezifischen Antikörpern nachgewiesen werden kann. Fragment 1 enthält den calcium- und phospholipidbindenden Anteil des Prothrombins; Fragment 2 ist für die Interaktion mit Faktor V zuständig. Je mehr Thrombin gebildet wird, desto höher ist die F 1+2-Konzentration. Es hat sich gezeigt, daß die Bestimmung der F 1+2 im Plasma auch zum Nachweis einer In-vivo-Thrombinbildung benutzt werden kann. Erhöhte F-1+2-Konzentrationen wurden bislang gemessen bei der Verbrauchskoagulopathie, dem Antithrombin-III-Mangel, dem Protein-C-Mangel und bei einzelnen Patienten, die Vitamin-K-Antagonisten erhalten. Es scheint sich abzuzeichnen, daß die Qualität der Cumarintherapie durch die zusätzliche Bestimmung von F 1+2 besser beurteilt werden kann.

```
Molekulargewicht       35 000 D
Plasmakonzentration    0,32 – 1,2 nmol/l
```

Methoden zur Bestimmung von F 1+2

Die Messung von F 1+2 im Plasma bei klinischen Fragestellungen ist jetzt mittels ELISA-Testen möglich. Im ersten Schritt wird F 1+2 an fixierte Antikörper gebunden, die nur das Neoantigen F 1+2 erkennen. Im zweiten Schritt bildet das gebundene F 1+2 mit peroxidasehaltigen Antikörpern einen Komplex, wobei die zweiten Antikörper gegen Prothrombin bzw. monoklonal gegen F 1+2 gerichtet sind (Shi u. Mitarb. 1989).

Möglichkeiten der Fehlinterpretation

Vermutlich gering. Präanalytische Fehler durch In-vitro-Thrombinbildung, z. B. bei erschwerter Blutentnahme möglich.

Ursachen einer erhöhten Konzentration der F 1+2

- Antithrombin-III-Mangel,
- Protein-C-Mangel,
- Verbrauchskoagulopathie,
- Gerinnungsaktivierung durch Tumornekrosefaktor (Poll u. Mitarb. 1990),
- aber auch frische Wundflächen (!),
- in Einzelfällen während der Cumarintherapie. Mannucci u. Mitarb. zeigten, daß die Konzentration der F 1+2 innerhalb des Normbereichs um so niedriger ist, je ausgeprägter die Antikoagulation (1991).

Indikationen zur Bestimmung der F 1+2

- Erfassung der intravasalen Thrombinbildung, z. B. Verbrauchskoagulopathie,
- Überwachung von Antikoagulanzientherapien (Qualitätskontrolle),
- Überwachung von Inhibitormangelzuständen.

Interpretation der Befunde

Normalbereich 0,32–1,2 nmol/l (Pelzer u. Mitarb. 1991), bei venösen Thromboembolien 1,5–9,5 nmol/l.

Voraussichtlich dürfte für die Interpretation dasselbe gelten wie für den Thrombin-Antithrombin-Komplex (s. u.)

Thrombin-Antithrombin-Komplex (TAT)

(Pelzer u. Mitarb. 1988, Übersichten Seitz u. Egbring 1990, Barthels u. Mitarb. 1991)

Thrombin kommt im Blut in freier Form praktisch nicht vor, sondern fast ausschließlich gebunden, und zwar überwiegend an Antithrombin III in einem 1:1-Komplex. Die Anwesenheit von Heparin beschleunigt die Komplexbildung. Die quantitative Bestimmung des Thrombin-Antithrombin-Komplexes sollte daher das Ausmaß thrombinspezifischer, intravasaler Gerinnungsprozesse widerspiegeln, und zwar unabhängig davon, ob diese auf physiologischen oder auf pathologischen Mechanismen beruhen.

Der Thrombin-Antithrombin-Komplex-Test (TAT) erfaßt nach eigenen In-vitro-Untersuchungen bereits sehr geringe Thrombinmengen. So entspricht der Normalbereich von 2 µg TAT/l Plasma einer Thrombinaktivität von 0,001 IE/ml.

Plasmakonzentration <5 µg/l,
Halbwertszeit <10 min

Methoden zur Bestimmung des TAT

ELISA-Test. Hierbei wird zunächst Thrombin an einen fixierten, thrombinspezifischen Antikörper gebunden. Im zweiten Schritt wird dann das Antithrombin III des Komplexes an einen peroxidasehaltigen Antithrombinantikörper angekoppelt.

Möglichkeiten der Fehlinterpretation

Aus bislang ungeklärten Gründen wird ganz vereinzelt sporadisch eine stark erhöhte Konzentration gemessen, die sich bei Kontrolle nicht bestätigt. Erhöhte Konzentrationen können in vitro entstehen, insbesondere bei erschwerter Blutentnahme!

Ursachen einer erhöhten Konzentration des TAT

- Verbrauchskoagulopathien (leicht erhöht bis über 100 µg/l Plasma),
- venöse und arterielle Verschlußkrankheiten: im Median um 8 µg/l, Spannbreite 2–25 µg/l. Hoek u. Mitarb. (1989) fanden am 1. Tag nach Hüftendoprothesenoperationen TAT-Spiegel im Median von 10,8 bei Patienten, die tiefe Beinvenenthrombosen entwickelten, bei Patienten ohne Thrombosen TAT-Spiegel im Median von 7,9 µg/l.
- Polytrauma: ca. 1 Stunde nach Trauma im Median 65 µg/l, Spannbereite 12–275 µg/l (n = 26; Abb. 3.4),
- frische Wundflächen: 1 Stunde nach kleineren orthopädischen Eingriffen: $\bar{x}$ = 14 µg/l (5–122), 1 Stunde nach Hüftendoprothesen $\bar{x}$ = 48 µg/l (6–109) (jeweils n = 20),
- septischer oder kardiogener Schock (um 17 µg/l),
- akutes Leberversagen (10–160 µg/l),
- akuter Herzinfarkt (um 7 µg/l),
- Einstellungs- und Absetzungsphase der Cumarintherapie,
- während fibrinolytischer Therapien (Übersicht Schmutzler 1989; Werte um 10 µg/l).

Indikationen zur Bestimmung des TAT

- Erfassung der intravasalen Thrombinbildung, z.B. bei Verbrauchskoagulopathien, Gefäßerkrankungen,
- Überwachung von Antikoagulanzientherapien (hierbei hat sich der TAT als weniger empfindlich erwiesen als F 1+2),
- Überwachung von Inhibitormangelzuständen,
- Überwachung von fibrinolytischen Therapien bei besonderen Fragestellungen (z.B. Freisetzung von Thrombin).

Interpretation der Befunde

Normbereich bis 3 µg/l (3 ng/ml). Beachte aber, daß ein erhöhter TAT-Spiegel infolge der kurzen Halbwertszeit innerhalb weniger Stunden in den Normbereich abfallen kann, z. B. bei Heparintherapie.

TAT-Konzentrationen um 10 µg/l bzw. ab 5 µg/l sind Zeichen einer erhöhten intravasalen Thrombinbildung. Bei massiver Dilutionstherapie dürften Werte dieser Größenordnung noch ausgeprägtere Gerinnungsprozesse repräsentieren.

TAT-Konzentrationen um 60 µg/l und mehr sind Zeichen einer ausgeprägten intravasalen Thrombinbildung, die als pathologisch anzusehen ist, sofern nicht (s. o.) gleichzeitig frische Wundflächen vorhanden sind.

Fibrinopeptid A (FPA)

(Übersicht Nossel 1980)

Thrombin spaltet die Fibrinopeptide A von den α-Ketten des Fibrinogens und die Fibrinopeptide B von den β-Ketten. Erhöhte Fibrinopeptid-A-Spiegel sind daher Hinweis auf eine vermehrte intravasale Fibrinbildung. Enzyme wie Reptilase (Batroxobin), Arwin, Thrombinkoagulase spalten nur Fibrinopeptid A von Fibrinogen ab. Allerdings wird auch durch Plasmin Fibrinopeptid-A-reaktives Material freigesetzt, was bei der Befundinterpretation zu beachten ist (0,5 CU Plasmin spaltet von 0,4 g/l Fibrinogen 0,2 mg/l FPA-reaktives Material ab).

Die Halbwertszeit von FPA ist sehr kurz. Nach Beginn einer Heparintherapie kann es sehr schnell zum Abfall der FPA kommen.

Molekulargewicht	50 D
Plasmakonzentration	<0,3 ng/ml bzw. <0,6 pmol
Halbwertszeit	3 min

Methoden zur Bestimmung der FPA

Die FPA-Bestimmung erfordert zunächst eine besondere Behandlung der Blutproben, die nicht nur mit Citrat, sondern auch mit Heparin antikoaguliert werden müssen in Gegenwart von Aprotinin. Ferner muß vor der FPA-Bestimmung das Fibrinogen mit Bentonit entfernt werden. Dauer der Bestimmung: 2 Tage.

- ELISA-Test,
- RIA.

Möglichkeiten der Fehlinterpretation

Bedingt durch die sehr kurze Halbwertszeit der FPA findet man häufig Schwankungen in den Verlaufskontrollen. Ferner ist ein erhöhter Fibrinopeptid-A-Spiegel nicht ausschließlich auf eine Thrombineinwirkung zurückzuführen, sondern kann auch plasminbedingt sein.

Ursachen einer erhöhten FPA-Konzentration

- Verbrauchskoagulopathien,
- thromboembolische Erkrankungen,
- frische Wundflächen,
- fibrinolytische Therapien.

Indikationen zur Bestimmung der FPA

Nachweis thrombinbedingter Fibrinbildung bei verschiedenen Erkrankungen mit erhöhter intravasaler Gerinnung. Die für den Kliniker relevanten Aussagen werden jedoch rascher und besser mit Bestimmung der F 1+2 bzw. des TAT erhalten.

Interpretation der Befunde

Je höher die gemessene FPA-Konzentration, desto ausgeprägter die intravasale Fibrinbildung. Aus den verschiedenen o.g. Gründen ist jedoch die Interpretation sehr kritisch durchzuführen.

Fibrinmonomere

(Übersichten Müller-Berghaus 1980, Wiman u. Rånby 1986)

Fibrinmonomere (*lösliches Fibrin*) entstehen aus Fibrinogen dadurch, daß Thrombin oder thrombinähnliche Enzyme wie Arwin Fibrinopeptid A abspalten. In niedrigen Konzentrationen, bzw. durch thrombinähnliche Enzyme oder geringe Thrombinkonzentrationen, bleibt das AA-Fibrin in Lösung. Der Nachweis von Fibrinmonomeren erfolgte früher semiquantitativ durch Präzipitation mit Äthanol, Protaminsulfat oder durch aufwendige Gel-Trenn-Verfahren. Heutzutage steht ein kommerzieller Test zur Verfügung, der die Fibrinmonomere quantitativ mittels ihrer tPA-akzelerierenden Eigenschaft mißt. Fibrinogenspaltprodukte können prinzipiell das Testergebnis beeinflussen, jedoch erst in hohen Konzentrationen (um die Fibrinomonomerkonzentration scheinbar um 0,1 nmol zu erhöhen, muß die Fibrinogen-Spaltproduktkonzentration mindestens 4000 µg/l betragen). Die Verwendung dieses Testes hat allerdings gezeigt, daß erhöhte Fibrin-Monomerkonzentrationen nicht nur bei der disseminierten intravasalen Gerinnung als pathologischem Geschehen vorkommen, sondern sich auch bei frischen Wundflächen (Operationen) bilden (Diss. Lummert-Brüning 1993).

Molekulargewicht	ca. 330000 D (wie Fibrinogen)
Plasmakonzentration	$\bar{x} = 2{,}0 \pm SD = 4{,}9$ nmol/l
Halbwertszeit	(Angaben des Testherstellers weniger als 1 h)

Methoden zur Fibrinmonomerbestimmung

- Äthanoltest (Godal u. Abildgaard 1966; veraltet)
- Protaminsulfattest (Niewiarowski u. Gurewich 1971, veraltet),

- quantitative Bestimmung mit chromogenem Substrat.
  Prinzip: Bei Vorgabe einer standardisierten Konzentration von t-PA korreliert die Menge des gebildeten Plasmins mit der Menge löslichen Fibrins,
- Kryofibrinogen (Barthels u. Mitarb. 1979). Prinzip: Analog zur Hitzefibrinbestimmung wird Plasma 24 h bei +4 °C aufbewahrt, zentrifugiert und in einem graduierten Nissl-Röhrchen (Fa. Assistent) die Menge des Präzipitats abgelesen. Der Fibrinogengehalt des Präzipitats wird immunologisch bestimmt.

Möglichkeiten der Fehlinterpretation

Prinzipiell kann die Anwesenheit sehr hoher Konzentrationen an Fibrinogenspaltprodukten das Testergebnis des photometrischen Testes beeinflussen (s. o.), nicht jedoch Schwankungen der Fibrinogenkonzentration. Äthanol- und Protaminsulfattest sind unempfindlich und gehen oft mit falsch negativen (zu niedrige Fibrinogenkonzentrationen) oder mit falsch positiven (zu hohe Fibrinogenkonzentrationen) Testergebnissen einher. Tiefgefrorene Proben können zu falsch niedrigen Ergebnissen führen (Wiman u. Ranby 1986).

Ursachen einer erhöhten Konzentration an Fibrinmonomeren

- Verbrauchskoagulopathien ($\bar{x}$ = 53 nmol/l, 5−247 nmol/l),
- venöse Thromboembolien,
- Myokardinfarkt,
- Tumoren (Ovarialkarzinom),
- Therapien mit Arwin, Defibrase o. ä.,
- postoperativ, und zwar auch nach kleineren chirurgischen Eingriffen bis zum 5. Tag post-operativ $\bar{x}$ = 50 ± SD = 115 nmol/l.

Indikationen zur Bestimmung der Fibrinmonomere

Nachweis einer abnormen intravasalen Gerinnung (Verbrauchskoagulopathie), vorbehaltlich, daß keine frischen Wundflächen vorliegen.

Interpretation der Befunde

Normbereich bis zu 10 nmol/l.

Konzentrationen über 10 nmol/l sind Ausdruck einer erhöhten intravasalen Gerinnung im Rahmen einer disseminierten intravasalen Gerinnung, aber auch infolge frischer Wundflächen, venöser und arterieller Verschlußkrankheiten.

Fibrinogen-/Fibrinspaltprodukte

(Übersichten Nieuwenhuizen 1988, Gaffney u. Perry 1985)

Die Terminologie Fibrinogenspaltprodukte (FSP, Synonym: Degradationsprodukte, FDP) bzw. Fibrinspaltprodukte (Synonym: *D-Dimere*) wird im klinischen Sprachgebrauch für die plasmininduzierten Abbauprodukte des Fibrin(ogen)s verwendet. Ihre Konzentration im Blut spiegelt das Ausmaß der fibrinolytischen Aktivität wider, sei es bei der systemischen Fibrinogenolyse, sei es bei der Lyse von Fibrin. Teste der jüngsten Generation unter Verwendung von monoklonalen Antikörpern erlauben die Differenzierung zwischen Abbauprodukten des Fibrinogens und des quervernetzten Fibrins.

Fibrinogen wird durch Plasmin zunächst in großmolekulare, dann in zunehmend kleiner molekulare Spaltprodukte abgebaut, bis aus einem Molekül Fibrinogen 2 D- und 1 E-Spaltprodukt entstanden sind (Abb. 5.42 u. S. 18). Der Abbau des quervernetzten Fibrins verläuft ähnlich, nur daß durch die Quervernetzung z. T. hochmolekulare Fragment-X-Oligomere bis hin zu den kleinmolekularen D-Dimeren entstehen.

Erhöhte Konzentrationen an Fibrin(ogen)spaltprodukten findet man bei zahlreichen, unterschiedlichsten Krankheitsbildern, insbe-

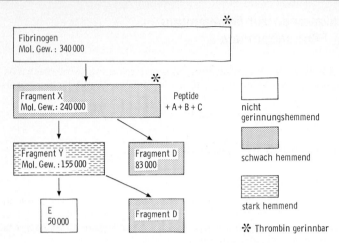

Abb. 5.42 Entstehung und Eigenschaften der Fibrinogenspaltprodukte.

sondere bei den fibrinolytischen Therapien. Es handelt sich um hochempfindliche Meßgrößen, die bereits bei schwachen oder lokal begrenzten fibrinolytischen Aktivitäten signifikant erhöht sind, wenn mit einem Abfall von Fibrinogen, α_2-Antiplasmin oder Plasminogen nicht zu rechnen ist.

Im *Urin* sind FSP bei erhöhter fibrinolytischer Aktivität, aber auch bei bestimmten Nierenerkrankungen, insbesondere beim *hämolytisch urämischen Syndrom* (HUS), nachweisbar, wo sie zur Differentialdiagnose herangezogen werden.

Molekulargewichte	Fragment X	240 000 D
	Fragment Y	155 000 D
	Fragment D	83 000 D
	Fragment E	50 000 D
	D-Dimer:	160 000 – 200 000 D
Plasmakonzentration	< 500 µg/l	

Methoden zur Bestimmung der Fibrin(ogen)spaltprodukte

Die FSP wurden jahrelang entweder immunologisch mittels polyklonaler Antikörper oder mittels des *Staphylococcal clumping test* (Hawiger 1970) bestimmt. Da sowohl die polyklonalen Antikörper als auch das Staphylokokkenreagenz mit den Muttermolekülen Fibrinogen und Fibrin reagieren, kann die Bestimmung nur im Serum nach zuvor sorgfältiger, zeitaufwendiger Defibrinierung durchgeführt werden. Diese ist zudem mit hohen Fehlerquellen behaftet (Gaffney 1985).

Heutzutage stehen *Teste mit monoklonalen Antikörpern* zur Verfügung, die nicht nur die Bestimmung im Plasma erlauben, sondern auch die Differenzierung zwischen Fibrinogen- und Fibrinspaltprodukten. Ihre Empfindlichkeit (>10 µg/l) und Präzision sind um ein Vielfaches höher als die der alten Teste (>1000 µg/l).

- ELISA-Teste zur Bestimmung der
  - Fibrinogenspaltprodukte (FbgDP),
  - Fibrinspaltprodukte (FbDP),
  - Fibrinogen- und Fibrinspaltprodukte (TDP),
- ELISA-D-Dimer (Fibrinspaltprodukte),
- Latex-D-Dimer Teste (semiquantitativ, Schnellteste, erfassen meist auch Fibrinogenspaltprodukte).
- Latex-Teste mit polyklonalen Antikörpern,
- Laurell-Elektrophorese.

Möglichkeiten der Fehlinterpretation

Das zu untersuchende Blut sollte sofort nach der Entnahme mit einem Fibrinolyseinhibitor vermischt werden, um ein Fortschreiten der Fibrinolyse in vitro zu verhindern (z. B. Aprotinin 200–400 KIE/ml, ε-Amino-capronsäure, bei t-PA-Therapien P-PACK [Seifried u. Tanswell 1987]).

Die Teste zur D-Dimer Bestimmung können z. T. noch mit Fibrinogenspaltprodukten kreuzreagieren und sind bei Bearbeitung wissenschaftlicher Fragestellungen vorher zu prüfen (Gulba u. Mitarb. 1991). Für die klinischen Fragestellungen, insbesondere in der Notfalldiagnostik, sind die Testergebnisse jedoch verwertbar.

Falls noch FSP-Bestimmungen im Serum mit den älteren Tests erfolgen, so ist mit fälschlich hohen Konzentrationen infolge unzureichender Defibrinierung (Heparin!) oder mit zu niedrigen Konzentrationen infolge Einbaus der FSP in das Gerinnsel zu rechnen (Gaffney 1985).

Ursachen einer erhöhten Konzentration an Fibrin(ogen)spaltprodukten
(Übersicht Hedner u. Nilsson 1971)

Im Blut. Erhöhte Fibrin(ogen)spaltprodukt-Konzentrationen findet man im Blut bei einer Vielzahl von Erkrankungen und insbesondere bei fibrinolytischen Therapien. Sie wurden bei den nachfolgend aufgelisteten Grundleiden bereits vor Jahren mittels der immunologischen, polyklonalen FSP-Bestimmungen nachgewiesen und beinhalten daher Fibrinogen- und Fibrinspaltprodukte:

- fibrinolytische Therapien (Streptokinase, Urokinase, t-PA, Prourokinase, APSAC),
- Verbrauchskoagulopathien,
- thromboembolische Erkrankungen (u. a. D-Dimere),
- Leukämien (insbesondere Promyelozytenleukämie),
- Sepsis,
- intra- und postoperativ (Abb. 5.**43**),
- extrakorporaler Kreislauf,
- Tumoren (insbesondere Ovarialkarzinom, Lungentumoren),
- Abstoßungskrisen nach Transplantationen,
- körperlicher und seelischer Streß,
- DDAVP-Therapie ohne Blockierung der Fibrinolyse,
- hämolytisch-urämisches Syndrom (HUS).

Erhöhte Konzentration der D-Dimere (Fibrinspaltprodukte) wurden gleichfalls bei einer Vielzahl von Krankheiten mit vermehrter intravasaler Fibrinbildung gefunden (s. o.). Für sie gilt daher im wesentlichen dasselbe wie für die anderen Reaktionsprodukte der Gerinnung. Die D-Dimere scheinen eher als die anderen Marker eine latente venöse Thrombose zu bestätigen, besser auszuschließen. Von daher könnten sie zu einer Entscheidungshilfe bei der Diagnostik venöser Thrombosen werden (Zurborn u. Bruhn 1991). Die Sensiti-

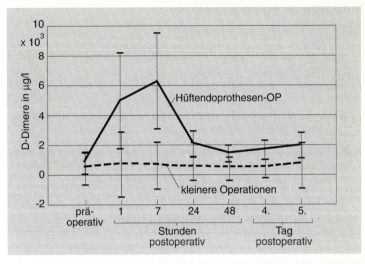

Abb. 5.43 Verhalten der D-Dimere bei größeren und kleineren Operationen. Kollektive je n = 20. Keine manifesten Thromboembolien (aus Scharfenberg u. Lummert-Brünger, Diss., Hannover).

vität wird mit 96% angegeben, die Spezifität allerdings nur mit 58% (Heijboer u. Mitarb. 1991).

- Verbrauchskoagulopathien,
- venöse Thrombosen (500–10000 µg/l),
- postoperativ (Hüftendoprothesen und Kniegelenkoperationen Abb. 5.43),
- nach Polytrauma.

Im Urin:

- fibrinolytische Therapie,
- Hyperfibrinolysen,
- Abstoßungskrisen nach Nierentransplantationen,
- proliferative Glomerulonephritis,
- hämolytisch-urämisches Syndrom,
- fraglich: nephrotisches Syndrom.

Indikationen zur Bestimmung der Fibrin(ogen)spaltprodukte

- Verdacht auf eine Hyperfibrinolyse als Ursache einer hämorrhagischen Diathese,
- Verlaufskontrolle bestimmter Grundleiden, z. B. hämolytisch-urämisches Syndrom, Organtransplantationen,
- Verdacht auf latente Thrombose oder Verbrauchskoagulopathien mit reaktiver Fibrinolyse.

Abb. 5.44 zeigt eine leicht erhöhte fibrinolytische Aktivität mit niedrigen FSP-Konzentrationen ohne gerinnungshemmenden Effekt; die Thrombinzeit blieb bei allen Kontrollen normal.

Interpretation der FSP-Bestimmungen

Im Blut:

Normale Konzentrationen liegen unter 500 µg/l.

Konzentrationen zwischen 500 – 4000 µg/l können sein: Hinweise auf

- eine leicht erhöhte Fibrinolyse beim Gesunden, z. B. infolge Streß,
- eine mäßig ausgeprägte Fibrinolyse, die ohne vorhandene Blutungen eine abwartende Haltung zuläßt, aber bei bestehenden Blutungen therapeutische Maßnahmen erwägen läßt, sofern es sich um eine primäre Fibrinolyse handelt. (Vorsicht bei gleichzeitiger Verbrauchskoagulopathie!),

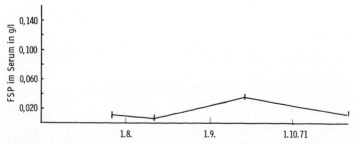

Abb. 5.44 Verhalten der FSP (Immunpräzipitationstest mit Antifibrinogenserum) im Serum einer Patientin nach Nierentransplantation.

- eine Verbrauchskoagulopathie mit mäßig ausgeprägter reaktiver Fibrinolyse,
- ein florides Grundleiden, wie z. B. das hämolytisch-urämische Syndrom, oder Abstoßungskrisen nach Organtransplantationen,
- eine schwache Reaktion bei fibrinolytischer Therapie, die fast immer der zusätzlichen Heparintherapie bedarf (S. 179).

FSP-Konzentrationen über 4000 µg/l deuten auf ausgeprägte Fibrinolysen, bei denen in verstärktem Maß das unter „mäßig ausgeprägte Fibrinolyse" gesagte gilt. Der gerinnungshemmende Effekt macht sich in den Gerinnungstests zunehmend bemerkbar. Trotzdem ist bei intaktem Gefäßsystem keine Therapie erforderlich (Streptokinasetherapie, S. 168). Bestehen jedoch mögliche Blutungsquellen (Tab. 6.6), z. B. i. m. Injektionen, durchgeführt bis zu 8 Tagen vor einer fibrinolytischen Therapie, Traumen, operative Eingriffe, Ulkus u. a. m., so sind bedrohliche Blutungen zu befürchten. Da die pathologisch erhöhte Fibrinolyse fast immer reaktiv im Gefolge einer Verbrauchskoagulopathie auftritt, wobei sie sinnvollerweise verschlossene Bereiche der Mikrozirkulation wiedereröffnen kann (Schornsteinkehrereffekt), ist trotz bestehender Blutung eine antifibrinolytische Therapie nur mit größter Vorsicht einzusetzen.

Im Urin:

Konzentrationen unter 500 µg/l liegen auch hier normalerweise vor. Hinsichtlich erhöhter Konzentrationen S. 341.

Plasmin-α_2-Antiplasmin-Komplex (PAP)

(Übersicht Wada u. Mitarb. 1989)

Der direkte Nachweis einer erfolgten intravasalen Bildung von Plasmin, des eigentlichen fibrinolytischen Enzyms, ist jetzt möglich durch die Bestimmung des Plasmin-α_2-Antiplasmin-Komplexes mittels eines ELISA-Tests (S. 318 u. 323).

Plasmakonzentration: $\bar{x} = 0{,}24 \pm SD = 0{,}13$ µg/ml
Verbrauchskoagulopathien: $\bar{x} = 7{,}95 \pm SD = 3{,}84$ µg/ml
venöse Thromboembolien: $\bar{x} = 3{,}32 \pm SD = 3{,}27$ µg/ml

Clot observation time

Die Beobachtung der Bildung eines Gerinnsels aus Nativblut und seiner eventuellen Wiederauflösungstendenz gibt dem erfahrenen Untersucher im Zusammenhang mit dem klinischen Bild Hinweise auf die mögliche Ursache und das Ausmaß einer Gerinnungsstörung.

> **Beachte**
>
> Eine normale Gerinnung von Nativblut schließt ein Blutungsleiden nicht aus.

Bei der Beobachtung der Gerinnselbildung lassen sich 4 pathologische Verlaufsformen voneinander abgrenzen.

Normalwert: 1 ml Nativblut in einem Glasröhrchen von 1 cm Durchmesser gerinnt bei 22 °C in 8–12 min.

- Verlängerte Gerinnungszeit mit u. U. lockerem Fibringerinnsel, das sich in der darauffolgenden Stunde nicht auflöst.
  Häufigste Ursache: z. B. Hämophilien, Prothrombinkomplexmangel, niedrig dosierte Heparintherapie.
- Normale bis verlängerte Gerinnungszeit mit Wiederauflösung des Gerinnsels innerhalb einer Stunde.
  Häufigste Ursache: Die rasche Wiederauflösung des Gerinnsels ist durch eine Hyperfibrinolyse bedingt; die verlängerte Gerinnungszeit kann durch eine Verminderung plasmatischer Gerinnungsfaktoren (Fibrinogen, Faktoren II, V, VIII u. a. m.) und/oder hohe FSP-Konzentrationen bedingt sein.
- Ungerinnbarkeit des Bluts über 1 h.
  Häufigste Ursache: Heparineffekt, extreme Hyperfibrinolysen, Hämophilien. Der hohe FSP-Anfall bei Hyperfibrinolysen kann dabei bereits die Gerinnselbildung komplett hemmen. Der Fibrinogengehalt kann noch im unteren Normbereich liegen.
- Normal schnelle Gerinnselbildung, aber gestörte Retraktion.
  Häufigste Ursache: Thrombopenien, Thrombasthenie, mittelschwere Hämophilien, Verminderung anderer Gerinnungsfaktoren. Eine Variante ist die *activated coagulation time* (ACT), bei der zum Nativblut ein Oberflächenaktivator gegeben wird und die zur Überwachung der Heparintherapie eingesetzt wird (S. 157).

Rekalzifizierungszeit

Prinzip

Nach Zugabe von Calciumionen wird im Plasma die Zeit bis zur Fibrinbildung gemessen.

Es handelt sich um einen globalen Test, bei dem alle Phasen des Gerinnungsablaufs erfaßt werden. Eine verlängerte Rekalzifizierungzeit sagt lediglich aus, daß irgendeine Gerinnungsstörung vorliegt, die der weiteren Klärung bedarf.

Die Rekalzifizierungszeit ist durch die Testkombination „Quick-Test – PTT – Thrombinzeit" ersetzt worden, womit eine weitergehende Einordnung der Gerinnungsstörung erreicht wird (S. 21).

> **Beachte**
>
> Die Rekalzifizierungszeit erfordert mehr als jeder andere Test eine sorgfältige Standardisierung in Abnahmetechnik, Gerätematerial (Glas oder Plastik) und Zeitpunkt der Bestimmung nach der Blutentnahme.

Die Schwankungsbreite der Rekalzifizierungszeit ist sehr groß. Sie wird nicht unwesentlich von der Plättchenzahl im Plasma beeinflußt (zentrifugationsabhängig; Abb. 5.**45**).

Die Rekalzifizierungszeit ist insbesondere bei der Hämophilie und in Anwesenheit von Heparin verlängert.

> **Beachte**
>
> Die Rekalzifizierungszeit kann z. B. noch bis zu Faktorenkonzentrationen von 10% normale Werte ergeben.

Eine Variante ist die *Kaolin clotting time*. Hier wird zum Plasma außer Calciumionen der Oberflächenaktivator Kaolin gegeben. Im plättchenarmen Milieu des Plasmas sind Lupusantikoagulanzien besonders empfindlich nachweisbar (Exner 1978; S. 95).

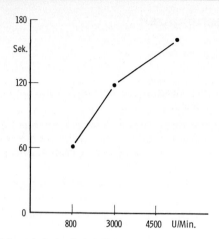

Abb. 5.45 Abhängigkeit der Rekalzifizierungszeit von der Zentrifugationsgeschwindigkeit.

Ursachen einer verlängerten Rekalzifizierungszeit

- Jede Gerinnungsfaktorenverminderung, sofern sie ausgeprägt genug ist. Ausnahme: *Faktor XIII wird nicht erfaßt.*
- Ausgeprägte Thrombozytopenien (Abb. 5.45).
- Anwesenheit von Heparin und/oder FSP sowie anderen gerinnungshemmenden Substanzen.

Indikationen zur Bestimmung

Die Durchführung der Rekalzifizierungszeit ist heute nur noch indiziert

- als Zusatztest bei Verdacht auf eine Hämophilie, da die Rekalzifizierungszeit *gelegentlich* empfindlicher als die PTT auf einen milden Faktorenmangel anspricht.
- zur Kontrolle der Heparintherapie (rascher mit der PTT oder mit der Thrombinzeit durchzuführen),
- als Suchtest zur Erfassung ausgefallener Gerinnungsstörungen bzw. Einflußgrößen.

Interpretation der Rekalzifizierungszeit

Normbereich: 80–120 s.

- **Eine normale Rekalzifizierungszeit** schließt das Vorliegen einer milden Koagulopathie, angeboren oder erworben, nicht aus.
- Mit zunehmendem Faktorendefizit bzw. steigenden Heparinkonzentrationen *verlängert* sich die Rekalzifizierungszeit.
- **Eine nicht mehr meßbare Rekalzifizierungszeit** ist Ausdruck einer schweren Gerinnungsstörung (s. a. Quick-Test, PTT, Thrombinzeit), die operative Eingriffe verbietet, aber kein bedrohlicher Befund bei Heparin- oder Streptokinasetherapie sein muß.
- **Eine verkürzte Rekalzifizierungszeit** kann auf eine Hyperkoagulabilität hinweisen, z. B. bei Hypoglykämie (Hilstedt 1980).

Thrombelastogramm

(Hartert 1948)

Prinzip

Eine mit Nativblut gefüllte Küvette dreht sich konstant um einen kleinen Winkel. Ein in der Küvette hängender Kolben ist mit einem Lichtzeiger verbunden, dessen Lichtstrahl auf einen sich mit konstanter Geschwindigkeit bewegenden Film fällt. Solange das Blut flüssig bleibt, wird die Drehbewegung der Küvette nicht auf den Kolben und damit auf den Lichtzeiger übertragen. Der Lichtstrahl bleibt ruhig und zeichnet auf dem Film lediglich einen Strich (Reaktionszeit r). Mit zunehmender Fibrinbildung werden Scherkräfte am Kolben wirksam, so daß der Kolben die Küvettenbewegungen zunehmend mitmacht, die von dem Lichtstrahl auf dem Film mitgezeichnet werden. Der Zeitraum vom ersten Bewegungsbeginn des Kolbens bis zu einer Amplitudenhöhe von 2 cm wird als Fibrinbildungszeit bezeichnet (k-Zeit). Schließlich wird noch die Maximalamplitude gemessen und als Maximalelastizität (m_E) berechnet. Bei Wiederauflösung des Gerinnsels nimmt die Maximalamplitude ab (Fibrinolyse).

Mit dem Thrombelastogramm erhält man ein objektivierbares Bild des gesamten Gerinnungsablaufs und bei Vorliegen einer Gerinnungsstörung Hinweise, in welchem Bereich die Störung liegen könnte. Welche Gerinnungsfaktoren im einzelnen dabei betroffen sind, läßt sich jedoch daraus nicht ersehen.

Da die Thrombelastographie in Nativblut durchgeführt werden kann, ist sie – abgesehen von der Clot observation time – der einzige gebräuchliche Test, bei dem venöses Blut ohne Zusatz von Citrat oder anderen gerinnungshemmenden Lösungen verwendet wird. Daher reagiert diese Methode besonders empfindlich auf milieubedingte Einflüsse im Blut.

- Inhibitoren wie Heparin werden noch in Konzentrationen erfaßt, bei denen die PTT und die Thrombinzeit bereits normale Werte ergeben können.
- Das Thrombelastogramm kann eine Hyperkoagulabilität aufdecken. Die Ursachen der Hyperkoagulabilität müssen dann allerdings mit anderen Methoden abgeklärt werden (z. B. Hyperfibrinogenämie, Thrombozythämie).

Beachte

Ein normales Thrombelastogramm schließt das Vorliegen einer leichten Koagulopathie nicht aus.

Ursachen eines pathologischen Thrombelastogramms

- Der r-Zeit wird verlängert
  - durch einen Mangel an Gerinnungsfaktoren, insbesondere der Vorphase (Hämophilien, Willebrand-Syndrom, Abb. 5.46),
  - durch den gerinnungshemmenden Effekt von Heparin und/oder FSP.
- Die k-Zeit wird verlängert
  - gleichfalls durch einen Mangel an Gerinnungsfaktoren, insbesondere des Prothrombinkomplexes,
  - gleichfalls durch den Hemmeffekt von Heparin und/oder FSP.
- Die Maximalamplitude wird sowohl von Faktoren des plasmatischen Gerinnungssystems als auch von der Anzahl und Funktion der Thrombozyten beeinflußt.

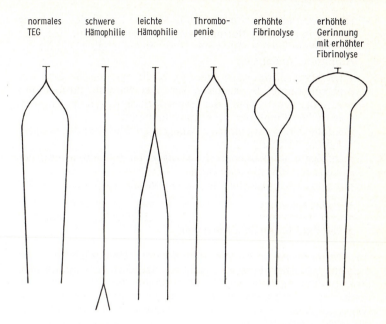

Abb. 5.46 Thrombelastogramme (TEG) bei verschiedenen hämorrhagischen Diathesen.

Sie ist vermindert

- bei Faktorenmangel, insbesondere Faktor XIII und α_2-Antiplasmin,
- bei Fibrinogenmangel,
- bei Dysfibrinogenämien,
- durch den Hemmeffekt von Heparin und/oder FSP,
- bei Thrombopenien,
- bei Thrombasthenien.

Beachte

Der Plättchen-Aggregationshemmer Acetylsalicylsäure beeinflußt **nicht** die Maximalamplitude, d. h. die Retraktion (Maess u. Nugel 1976)!

- Die Amplitudenabnahme zeigt die Kinetik der Wiederauflösung des Gerinnsels an. Normalerweise beträgt die Abnahme über Stunden nur wenige Millimeter. Eine beschleunigte Abnahme der Amplitude findet sich
  - bei Hyperfibrinolysen (häufig), s. die systemische Lyse mit Streptokinase. Bewährt hat sich das Thromboelastogramm zum raschen Nachweis der Hyperfibrinolyse, z. B. in der anhepatischen Phase der Lebertransplantation.
  - infolge eines ausgeprägten Mangels an fibrinstabilisierendem Faktor XIII (selten),
  - infolge eines ausgeprägten Mangels an α_2-Antiplasmin, der dann zur Plasminämie führt.
- Die Hyperkoagulabilität ist charakterisiert durch eine
  - verkürzte r-Zeit,
  - verkürzte k-Zeit,   } „Kleiderbügelphänomen"
  - verbreiterte Maximalelastizität.

Im klinischen Alltag ist das *pathologische Thrombelastogramm* meistens eine *Mischform* aus den hier angegebenen Grundformen. So kann man mit Hilfe der Thrombelastographie die verschiedenen Stadien einer Verbrauchskoagulopathie mit reaktiver Hyperfibrinolyse gut dokumentieren (wegen des Zeitaufwands zur Notfalldiagnostik nicht geeignet), z. B.:

- Verkürzte r- und k-Zeit, verbreiterte Maximalamplitude als Zeichen der Hyperkoagulabilität mit rascher Amplitudenabnahme als Zeichen der reaktiven Hyperfibrinolyse (Rettichform).
- Normale r- und k-Zeit, herabgesetzte Maximalamplitude und rasche Amplitudenabnahme als Zeichen dafür, daß die zunehmenden Konzentrationen an FSP einen gerinnungshemmenden Effekt ausüben. Die Ursache der verminderten Maximalamplitude ist dabei meist vielschichtig: Hemmwirkung durch FSP, Fibrinogenmangel Thrombozytenmangel, Faktorenmangel.
- Verlängerte r- und k-Zeit, sehr kleine Amplitude (nur noch angedeutete Spindelform) als Zeichen der Faktorenverminderung und einer ausgeprägten sekundären Hyperfibrinolyse mit dem Hemmeffekt der FSP.
- Ein strichförmiges Thrombelastogramm wird schon bei relativ geringen Heparinkonzentrationen erreicht; über die ersten 2 Stunden gilt es als Zeichen des völligen Ausbleibens der Gerinnung bei fortgeschrittener Verbrauchskoagulopathie. Dieser Befund ist auch bei weniger ausgeprägter Verbrauchskoagulopathie, aber schon laufender Heparintherapie zu registrieren.

Indikationen zur Durchführung

Das *Thrombelastogramm ist stets ein Zusatztest.* Es ist

- ein Suchtest bei Verdacht auf hämorrhagische Diathesen, insbesondere bei Thrombozytenfunktionsstörungen (z. B. Thrombasthenie Glanzmann),
- ein zusätzlicher Sicherheitstest im Falle von Blutungen, wenn trotz weitgehend normaler Gerinnungsteste und normaler Plättchenzahl der klinische Verdacht auf eine Störung der Blutstillung weiterhin besteht (z. B. unterschwellige Heparintherapie, Hämodilutionseffekt durch Dextrane, Summationseffekt subnormaler Gerinnungsfaktorkonzentrationen, ausgeprägter Mangel an Faktor XIII oder α_2-Antiplasmin usw.),
- ein Suchtest zur Erfassung einer unspezifischen Hyperkoagulabilität.

Interpretation des Thrombelastogramms

Normalwerte bei Verwendung von Nativblut: r-Zeit: 7–15 min, k-Zeit: 2,5–5 min, m_E: 90–120.

- Ein normales Thrombelastogramm schließt eine milde hämorrhagische Diathese nicht aus.
- Ein pathologisches Thrombelastogramm bedarf immer einer weiteren Diagnostik, vornehmlich präoperativ (s. o.; Abb. 5.46).

Prothrombinverbrauchstest

Prinzip

Dieser von Quick stammende globale Test hat sich auch heute noch als nützlich erwiesen, um seltene Plättchenfunktionsstörungen aufzudecken. Während normalerweise nach abgelaufener Spontangerinnung im Serum nur noch 2–4% restliches Prothrombin nachweisbar sind, finden sich bei unzureichender Prothrombinaktivierung wesentlich höhere Prothrombinkonzentrationen im Serum. Dieser Test wird nicht mehr zur Hämophiliediagnostik eingesetzt (unzureichende Bildung von Faktor Xa bei den Hämophilien), wohl aber um Störungen an den Verbindungsstellen zwischen Plättchen und plasmatischem Gerinnungssystem aufzudecken.

Ursachen eines pathologischen Prothrombinverbrauchstestes

- Alle Faktorenmangelzustände, die letztlich die Prothrombinaktivierung beeinflussen,
- Mangel an Plättchenfaktor 3,
- Mangel an Plättchenbindungsstellen für Faktoren Xa und Va mit dadurch bedingter hämorrhagischer Diathese (Miletich u. Mitarb. 1979),
- Bernard Soulier-Syndrom.

Plättchenfaktoren

(Übersichten Kaplan 1978, Messmore u. Mitarb. 1984)

Prinzip

Die wichtigsten Plättchenfaktoren sind:

- **Plättchenfaktor 3,** der gerinnungsaktive Phospholipidkomplex, der in vivo bei der Aggregation der Plättchen und in vitro z. B. durch Tiefffieren der Thrombozyten an die Außenseite der Plättchenmembran gelangt.
- Die bei dem Plättchenzerfall freigesetzten „Plättchen-Release-Faktoren", der **Plättchenfaktor 4** und *β*-**Thromboglobulin**. Erhöhte Konzentrationen beider Faktoren wurden bei den verschiedensten – im Grunde bei allen – Erkrankungen mit manifesten oder drohenden Gefäßverschlüssen festgestellt. Plättchenfaktor 4 ist ein in der Wirkung dem Protaminsulfat vergleichbares *Antiheparin,* eine wichtige Einflußgröße und mehr noch Störfaktor (Lagerung von Blutproben!) bei der Heparinbestimmung im Plasma (S. 147). Plättchenfaktor 4 wird nach seiner Freisetzung reversibel an das Endothel gebunden und kann von dort durch i. v. Gabe von Heparin wieder freigesetzt werden. Seine Halbwertszeit beträgt nur 20 min, die von *β*-Thromboglobulin 100 min.

Methoden zur Bestimmung

- Plättchenfaktor 3 mit der sog. Stypven-Zeit bzw. dem 2-Phasen-Thromboplastinbildungstest nach Biggs,
- Plättchenfaktor 4 mit RIA, ELISA oder funktionellen Testen,
- β-Thromboglobulin mit RIA.

Ursachen eines verminderten Plättchenfaktors 3

Plättchenfaktor-3-Freisetzungsstörungen wurden bei verschiedenen Thrombopathien beschrieben, u. a. beim Willebrand-Syndrom.

Ursachen einer erhöhten Konzentration von Plättchenfaktor 4 und β-Thromboglobulin
(Übersicht Kaplan 1978, Messmore u. Mitarb. 1984)

- Beide Release-Proteine sind bei vermehrtem Plättchenzerfall, d. h. vor allem bei Verbrauchskoagulopathien, Gefäßkrankheiten, insbesondere bei TIA und koronarer Herzkrankheit, im Plasma erhöht nachweisbar.
- Ein erhöhter Plättchenfaktor-4-Spiegel ist kurzfristig und konzentrationsabhängig nach i. v. Heparingabe im Plasma nachweisbar. Besonders bedeutsam ist die In-vitro-Freisetzung in nicht gekühltem Blut oder aus tiefgefrorenen Thrombozyten.

Blutungszeit
(Übersichten Harker u. Slichten 1972, Burns u. Lawrence 1989, Channing Rodgers 1990)

Prinzip

Bei einer stichförmigen Verletzung des Gewebes hängt die Dauer der Blutung von der Bildungsgeschwindigkeit und Festigkeit des Plättchenthrombus ab. Die Dauer der Blutungszeit wird daher in erster Linie von der Zahl und Funktion der Plättchen bestimmt.

Ursachen einer verlängerten Blutungszeit

- Thrombozytopenie,
- Thrombozytenfunktionsstörungen,
  - erworben durch:
    Dextrane, erhöhte FSP-Konzentrationen, gelegentlich Acetylsalicylsäure, Penicilline in sehr hohen Konzentrationen, Thrombozythämie, Natriumvalproinat,
  - angeboren:
    Willebrand-Syndrom,
    Thrombasthenie Glanzmann,
    Thrombopathien (Plättchenfaktor-3-Freisetzungsstörungen),
    Faktor-V-Mangel (Roberts u. Foster 1987),
    extrem selten:
    Ehlers-Danlos-Syndrom,
    Bernard-Soulier-Syndrom,
    Storage pool diseases (Weiss 1975),
- schwere Hypo- bis Afibrinogenämien (angeboren),
- hohe Heparinkonzentrationen.

Möglichkeiten der Fehlinterpretation

Die Blutungszeitbestimmung ist eine relativ grobe klinische Methode, die nur bedingt standardisiert werden kann. Die meist verwendete Methode, nämlich Stichinzision in Ohrläppchen oder Fingerbeere und Messen der Zeit bis zum Blutungsstillstand durch Abtupfen des Blutes mit Filterpapier, ergibt häufig zu kurze Zeiten und kann eine leichte Störung der Plättchenfunktion überdecken.

Die „hämostyptische" Wirkung des Filterpapiers entfällt bei der subaqualen Blutungszeit nach Marx und Ressel. Diese Methode ist daher vorzuziehen.

Indikationen zur Bestimmung

Da die Blutungszeit die einzige In-vivo-Methode zur Erfassung des Blutstillungspotentials der Plättchen ist, besitzt sie einen hohen klinischen Stellenwert und sollte bei folgenden klinischen Situationen durchgeführt werden:

- Vor jeder Blindpunktion und vor Operationen bei klinischem Verdacht auf eine hämorrhagische Diathese.
- Bei jedem unbekannten Blutungsleiden.
- Zur Beurteilung und Klassifikation des Willebrand-Syndroms.
- Zur Beurteilung der Blutungsgefährdung der Patienten mit Thrombozytopenien. Die Blutungszeit kann eine Entscheidungshilfe bei der Frage sein, ob eine Thrombozytentransfusion indiziert ist. So kann eine Thrombozytenzahl von 30000/µl nach Massivtransfusion von Konservenblut und damit funktionsfähigen Thrombozyten die Blutungszeit stärker verlängern als die gleiche Zahl bei einem Morbus Werlhof. Die Blutungszeit betrug aber auch in einem Einzelfall bei einer im 10. Monat Graviden bei 5000/mm^3 nur 7 min! (Harker u. Slichten 1972).
- Zur Verlaufskontrolle der Substitutionstherapie bei Patienten mit Willebrand-Syndrom, Thrombozytopenie oder Thrombozytenfunktionsstörungen.

Beachte

Bei schweren Thrombozytopenien und mehr bei noch schweren Thrombozytenfunktionsstörungen (z.B. schweres Willebrand-Syndrom) können Stichinzisionen am Ohrläppchen bedrohliche Blutungen bewirken (Landbeck 1976).

Differentialdiagnostik

Quick-Test	PTT	Thrombinzeit	Blutungszeit	Ursachen
norm.	**path.**	norm.	norm.	Hämophilien
norm.	**path.**	norm.	**path.**	Willebrand-Syndrom
path.	**path.**	**path.**	**path.**	Heparin, FSP Afibrinogenämien
norm.	norm.	norm.	**path.**	Thrombozytopenien, Thrombasthenien

Interpretation der Blutungszeit

Normalbereich: 1.5–5 min (subaquale Blutungszeit).

Die Interpretation der verlängerten Blutungszeit erfordert die gleichzeitige Berücksichtigung von Thrombozytenzahl und Funktionszustand der Gefäßwand. So ist z. B. eine verlängerte Blutungszeit infolge Thrombozytopenie bei intakter Gefäßwand weniger bedrohlich als bei erhöhter Gefäßbrüchigkeit gleich welcher Ursache (z. B. erhöhte Gefäßpermeabilität [Rumpel-Leede-Versuch], Wundflächen, toxische Kapillarschäden usw.).

Der einmalige Befund einer normalen Blutungszeit schließt, wenn entsprechende klinische Hinweise bestehen, ein Blutungsleiden wie das Willebrand-Syndrom nicht aus!

Eine leicht verlängerte Blutungszeit gilt als Zeichen einer nicht mehr optimalen Blutstillung. Blindpunktionen sind in solchen Fällen kontraindiziert (Leber-, Nierenbiopsien), nicht jedoch Sternalpunktionen.

Eine stark verlängerte Blutungszeit zeigt immer eine bedrohliche Blutungsneigung an. Solange das Gefäßsystem intakt ist, manifestiert sich die Blutungsneigung in der Regel nicht. Treten jedoch Läsionen am Gefäßsystem auf, wie z. B. durch Traumatisierung, Operationen, infektiöse Gefäßschädigung, kommt es meist zu schweren Blutungen.

6 Übersichtstabellen

Im folgenden werden Daten tabellarisch aufgelistet, die erfahrungsgemäß in Klinik und Labor gelegentlich benötigt werden, zumeist rasch und kommentarlos, wie z.B. die Halbwertszeit von Gerinnungsfaktoren oder die Zusammensetzung von Faktorenkonzentraten:

Tab. 6.1
Synonyma, Halbwertszeit und Molekulargewicht der Hämostasekomponenten S. 358, 359, 360.

Tab. 6.2
Inhibitoren und ihre Substrate S. 361.

Tab. 6.3
Gerinnungsfaktoren und Inhibitoren bei Säuglingen S. 362 f.

Tab. 6.4
Präparate zur Substitution von Gerinnungsfaktoren und -inhibitoren (nach Angaben der Hersteller) S. 364 ff.

Tab. 6.5
Schemata der intravenösen fibrinolytischen Therapie S. 368.

Tab. 6.6
Kontraindikationen zur fibrinolytischen Therapie S. 369.

Tab. 6.7
Liste der bisher erschienenen DIN-Normen und DIN-Norm-Entwürfe auf dem Gebiet der Hämostaseologie S. 370.

Tabelle 6.1 Synonyma, Halbwertszeit und Molekulargewicht der Hämostasekomponenten

Faktoren	Synonyma	Plasma-konzentration (bzw. -aktivität)	Serum-konzentration (bzw. -aktivität)	Halb-wertszeit (Std.)	Molekulargewicht (D)
Faktor I	Fibrinogen	2 – 3 g/l	fehlt	96 – 120	340000
Faktor II	Prothrombin	10 – 15 mg/dl	unter 2%	41 – 72	72000
Faktor V	Akzeleratorglobulin	4 – 14 mg/dl	zunächst erhöht, dann fehlend	12 – 15	350000
Faktor VII	Proconvertin, Autoprothrombin I	0,5 mg/l	wie Plasma, ggf. erhöht	2 – 5	63000
Faktor VIII	F. VIII : C antihämophiles Globulin A	0,15 mg/l	fehlt	8 – 12	280000
Willebrand-Faktor	vWF : Ag	5 – 10 mg/l	wie Plasma	6 – 12	500 – 2000 kD
Ristocetin-Cofaktor	vWF : RiCof.	–	wie Plasma	6 (bei Typ III)	–
Faktor IX	antihämophiles Globulin B, Christmas-Faktor, Autoprothrombin II, Plasma thromboplastin component (PTC)	4 mg/l	wie im Plasma	18 – 30	55400

Tabelle 6.1 (Fortsetzung)

Faktor X	inaktiver Faktor X Autoprothrombin III, Stuart-Prower-Faktor	10 mg/l	wie im Plasma, eher erhöht	20 – 42 55 000
Faktor Xa	Autoprothrombin C	–		
Faktor XI	Rosenthal-Faktor, Plasmathromboplastin-antecedent (PTA)	2 – 7 mg/l	vorhanden, eher höher als im Plasma	10 – 20 160 000
Faktor XII	Hageman-Faktor	27 – 45 mg/l 50 – 150%	vorhanden, eher höher als im Plasma	90 000
Faktor XIII	fibrinstabilisierender Faktor, Fibrinoligase	10 – 20 mg/l 50 – 150%	unter 10%	100 – 120 320 000
Thrombozytenfaktor 3	partielles Thromboplastin, gerinnungsaktives Phospholipid	–	–	
Thrombozytenfaktor 4	Antiheparinfaktor	18 µg/10^9 Thrombozyten 2 – 16 ng/ml	wie Plasma	10 min 380 000
t-PA	tissue-type plasminogen activator	5 µg/l	–	5 min 70 000
Pro-Urokinase	(sc-u-PA)	5 µg/l	–	3,5 – 8 min 55 000
Plasminogen	–	210 mg/l	etwas niedriger	48 – 36 90 000

Tabelle 6.1 (Fortsetzung)

Faktoren	Synonyma	Plasma-konzentration (bzw. -aktivität)	Serum-konzentration (bzw. -aktivität)	Halb-wertszeit (Std.)	Molekulargewicht (D)
Antithrombin III	Heparin-Cofaktor	14 – 39 mg/dl 4,5 µmol	etwas niedriger als im Plasma	36	65000
$α_2$-Antiplasmin	$α_2$-Plasmininhibitor	6 – 10 mg/dl 1,0 µmol	–	36	70000
Protein C	Autoprothrombin IIa	2 – 6 mg/l	–	6 – 8	62000
Protein S	–	gesamt: 20 – 25 mg/l frei: 7 – 10 mg/l		24 – 58	69000
Tissue type plasminogen activator inhibitor	PAI-1	9,8 µg/l 10 tPA AU/ml			50000
Tissue factor pathway inhibitor (TFPI)		2,5 µM, bzw. 60 – 180 µg/ml			34000 – 40000

Tabelle 6.2 Inhibitoren und ihre Substrate

Inhibitor	Substrat
Antithrombin II	Thrombin, Faktoren Xa, IXa, XIa, XIIa, kaum VIIa, Plasmin, Kallikrein
Heparin-Cofaktor II	Thrombin
a_2-Makroglobulin	Thrombin, Faktor Xa, Protein Ca, Plasmin, Kallikrein
a_1-Proteinaseinhibitor (a_1-Antitrypsin)	Thrombin, Faktor Xa, Protein Ca, Plasmin, Kallikrein, Faktor XIa
Tissue factor pathway inhibitor (TFPI)	Faktoren Xa, VIIa
Protein Ca	Faktoren Va, VIIIa
C1-Inhibitor	Faktoren XIIa, XIa, Kallikrein, Plasmin
a_2-Antiplasmin	Plasmin, Kallikrein, a-Chymotrypsin, Thrombin, Faktor Xa
PAI-1	t-PA, Urokinase
PAI-2	Urokinase
PAI-3 = Protein Ca Inhibitor	Protein Ca

Tabelle 6.3 Gerinnungsfaktoren und Inhibitoren bei Säuglingen (Andrew u. Mitarb. 1987)

Teste/Methoden*	1. Tag x	±SD	5. Tag x	±SD	30. Tag x	±SD	90. Tag x	±SD	180. Tag x	±SD	Erwachsene x	±SD
Fibrinogen g/l	2,83	0,58	3,12	0,75	2,70	0,54	2,43	0,68	2,51	0,68	2,78	0,61
II %	48	11	63	15	68	17	75	15	88	14	108	19
V %	72	18	95	25	98	18	90	21	91	18	106	22
VII %	66	19	89	27	90	24	91	26	87	20	105	19
VIII %	100	39	88	33	91	33	79	23	73	18	99	25
Willebrand-Faktor, immunologisch	153	67	140	57	128	59	118	44	107	45	92	33
IX %	53	19	53	19	51	15	67	23	86	25	109	27
X %	40	14	49	15	59	14	71	18	78	20	106	23
XI %	38	14	55	16	53	13	69	14	86	24	97	15
XII %	53	20	47	18	49	16	67	21	77	19	108	28
Präkallikrein %	37	16	48	14	57	17	73	16	86	15	112	25
HMWK %	54	24	74	28	77	22	82	32	82	23	92	22
XIIIA %, immunologisch	79	26	94	25	93	27	104	34	104	29	105	25
XIIIS %, immunologisch	76	23	106	37	111	36	116	34	110	30	97	20

Tabelle 6.3 (Fortsetzung)

Antithrombin III %, immunologisch	63	12	67	13	78	15	97	12	104	10	105	13
α$_2$-Makroglobulin %, immunologisch	139	22	148	25	150	22	176	25	191	21	86	17
α$_2$-Antiplasmin %, immunologisch	85	15	100	15	100	12	108	16	111	14	102	17
Protein C %, immunologisch	35	9	42	11	43	11	54	13	59	11	96	16
Protein S %, immunologisch	36	12	50	14	63	15	86	16	87	16	92	15

* Sofern keine immunologischen Bestimmungen, handelt es sich um Gerinnungsteste mit Aktivitätsmessungen.

Tabelle 6.4 Präparate zur Substitution von Gerinnungsfaktoren und -inhibitoren (nach Angaben der Hersteller)

Präparat	Zusammensetzung	Isolierungsverfahren (Virusinaktivierungsverfahren)	Hersteller
Faktor-VIII-Konzentrate			
Profilate	Faktor VIII, Albumin	chromatographisch (Solvent-Detergent)	Alpha, Langen
Monoclate P	Faktor VIII, Albumin	monoklonale Antikörper (10 Std. 60 °C in Lösung)	Amour Pharma, Eschwege
Hemofil M	Faktor VIII, Albumin	monoklonale Antikörper (Solvent-Detergent)	Baxter, Unterschleißheim
Beriate HS	Faktor VIII	chromatographisch (10 Std. 60 °C in wäßriger Lösung)	Behringwerke, Marburg
Haemate HS	Faktor VIII, Willebrand-Faktor, hochmolekulare Anteile, Albumin	Glycin-NaCl-Fällungen (10 Std. 60 °C in wäßriger Lösung)	Behringwerke, Marburg
Immunate STIM plus	Faktor VIII, Albumin	chromatographisch (10 Std. 60 °C Dampfbehandlung 1200 mbar und weitere virusreduzierende Schritte)	Immuno, Heidelberg
Faktor-VIII-S-Konzentrat S-TIM 3	Faktor VIII, Albumin	chromatographisch (Dampfbehandlung 10 Std. 60 °C 1200 mbar)	Immuno, Heidelberg

Tabelle 6.4 (Fortsetzung)

Octa V.I.	Faktor VIII	Glycin-NaCl-Fällung (Solvent-Detergent)	Octapharma, Düsseldorf
Koate SD	Faktor VIII, Albumin Willebrand-Faktor	chromatographisch (Solvent-Detergent)	Troponwerke, Köln
Hyate C	Faktor VIII vom Schwein	chromatographisch	Paesel, Frankfurt Speywood, Wrexham U.K.
Faktor-IX-Konzentrate			
Alphanine	Faktor IX, Heparin Spuren II, VII, X	chromatographisch (Solvent-Detergent)	Alpha, Langen
Mononine TM	Faktor IX	monoklonale Antikörper (Ultrafiltration)	Amour Pharma, Eschwege
Berinin HS	Faktor IX (Heparin, Antithrombin III)	Chromatographie, Fällung, Adsorption (10 Std. 60 °C in wäßriger Lösung)	Behringwerke, Marburg
Immunine STIM plus	Faktor IX (Heparin, Antithrombin III)	– (Zweistufen-Dampfbehandlung, 10 Std. 60 °C, 1200 mbar, 1 Std. 80 °C 1375 mbar und weitere virusreduzierende Schritte)	Immuno, Heidelberg
Faktor-VIII-Inhibitor umgehende Präparate			
Autoplex T	–	Tricalciumphosphat-Adsorption von Fraktion VIII (Hitzebehandlung, 144 Std. 60 °C)	Baxter, Unterschleißheim

Tabelle 6.4 (Fortsetzung)

Präparat	Zusammensetzung	Isolierungsverfahren (Virusinaktivierungsverfahren)	Hersteller
Feiba S-TIM 4	–	– (Zweistufen-Dampfbehandlung, 10 Std. 60 °C 1200 mbar, 1 Std. 80 °C 1375 mbar)	Immuno, Heidelberg
Faktor-VII-Konzentrat			
Faktor VII S-TIM 4	Faktor VII, Heparin	– (Zweistufen-Dampfbehandlung, 10 Std. 60 °C 1200 mbar, 1 Std. 80 °C 1375 mbar)	Immuno, Heidelberg
Prothrombinkomplex-Konzentrate			
PPSB Alpha	II, VII, IX, X (Heparin)	– (Solvent-Detergent)	Alpha, Langen
Prothrombinkomplex (PPSB) Human	II, VII, IX, X (Heparin)	–	Baxter, Unterschleißheim
Beriplex HS	II, VII, IX, X (Heparin, Antithrombin III)	Chromatographie, Fällung, Adsorption (10 Std. 60 °C in wäßriger Lösung)	Behringwerke, Marburg
Prothromplex S-TIM 4	II, VII, IX, X (Heparin, Antithrombin III)	– (Zweistufen-Dampfbehandlung, 10 Std. 60 °C 1200 mbar, 1 Std. 80 °C 1375 mbar)	Immuno, Heidelberg

Tabelle 6.4 (Fortsetzung)

PPSB Human	II, VII, IX, X (Heparin)	– (Solvent-Detergent)	Serapharm, Münster
Antithrombin-III-Konzentrate			
Antithrombin III Alpha	Antithrombin III	–	Alpha, Langen
Kybernin HS	Antithrombin III	(10 Std. 60 °C in Lösung) Chromatographie, Fällung (10 Std. 60 °C in wäßriger Lösung)	Behringwerke, Marburg
AT III thermoinaktiviert	Antithrombin III	– (Erhitzung 10 Std. 60 °C in wäßriger Lösung in Gegenwart von 0,6 mol Na-Citrat)	Immuno, Heidelberg
ATenativ	Antithrombin III	Affinitätschromatographie (10 Std. 60 °C in Lösung)	Kabi Pharmacia, Erlangen
Fibrinogen			
Haemocomplettan HS	Fibrinogen	Fällung (20 Std. 60 °C in wäßriger Lösung)	Behringwerke, Marburg
Faktor-XIII-Konzentrat			
Fibrogammin HS	Faktor XIII	Chromatographie, Fällung (10 Std. 60 °C in wäßriger Lösung)	Behringwerke, Marburg

Tabelle 6.5 Schemata der intravenösen fibrinolytischen Therapie

Indikation	Therapieform	Bolusinjektion	Erhaltungsdosis	Therapiedauer	Halbwertszeit
Tiefe Beinvenenthrombosen	Streptokinase				
	– klassische Therapie	250 000 E/30 min	100 000 E/Std.	3 – 5 Tage	30 min
	– ultrahochdosierte Therapie	250 000 E/20 min	9 Mill. E/6 Std. 1 × tägl.	1 bis ggf. 5 Tage	
	– bei Kindern	4000 E/kg KG/ 30 min	1000 E/kg KG/ Std.	12 – 24 Std.	(Sutor u. Künzer 1977)
	Urokinase	250 000 E/30 min	2,5 Mill. E/Tag	3 – 5 Tage	30 min
Lungenembolien	wie oben			ggf. nur 12 Std.	
Myokardinfarkt (nicht älter als 6 Stunden)	Streptokinase	–	1,5 Mill. E	60 min	
	Urokinase	1,5 Mill. E	1,5 Mill. E	90 min	
	rt-PA (Actilyse)	10 mg	70 – 100 mg total: 50 mg 10 mg ggf. noch 30 mg	60 min 30 min 90 min	5 min
	scu-PA (Prourokinase, Saruplase)	20 mg	60 mg	60 min	5 min
	APSAC (anisoylierter Plasminogen-Streptokinase-Aktivator-Komplex)	30 mg (bzw. 30 E)	–	5 min	75 min

Tabelle 6.6   Kontraindikationen zur fibrinolytischen Therapie

Absolute Arrhythmie bei Vorhofflimmern
Floride Magen-Darm-Ulzera
Hypertonus mit insbesondere diastolischen Werten über 100 mmHg
Alter (relativ, über 65 J.)
Zustand nach
- Apoplex
- weniger als 4 Wochen zurückliegenden Operationen
- arteriellen Punktionen, die weniger als 7 Tage zurückliegen
- i.m.-Injektionen, die weniger als 10 Tage zurückliegen
- Schädel-Hirn-Operationen, die weniger als 8 Wochen zurückliegen
Gefäßaneurysmen
Hämorrhagische Diathesen, insbesondere Thrombozytopenien
Retinablutungen (Diabetes mellitus)
Leberinsuffizienz
Niereninsuffizienz
Karzinome und andere Tumoren
Gravidität (bei vitaler Indikation in der 2. Hälfte möglich, in der 1. Hälfte Abortgefahr)

Tabelle 6.7 Liste der bisher erschienenen DIN-Normen und DIN-Norm-Entwürfe auf dem Gebiet der Hämostaseologie*

DIN 58905 Teil 1	Hämostaseologie; Blutentnahme; Gewinnung von Citratplasma für hämostaseologische Analysen
DIN 58906 Teil 1	Hämostaseologie; Fibrinogenbestimmung; Bestimmung des gerinnbaren Fibrinogens in venösem Citratplasma (z.Z. Entwurf)
DIN 58907 Teil 1	Hämostaseologie; Bestimmung der Faktor-IX-Gerinnungsaktivität (F IX C); Einstufenmethode (z.Z. Entwurf)
DIN 58908	Hämostaseologie; Bestimmung der aktivierten partiellen Thromboplastinzeit (APTZ)
DIN 58909 Teil 1	Hämostaseologie; Bestimmung der Faktor-VIII-Gerinnungsaktivität (F VIII C); Einstufenmethode
DIN 58910 Teil 1	Hämostaseologie; Thromboplastinzeitbestimmung; Bestimmung in venösem Citratplasma
DIN 58910 Teil 2	Gerinnungsanalytik; Thromboplastinzeitbestimmung; Bestimmung in venösem Citratblut
DIN 58910 Teil 3	Gerinnungsanalytik; Thromboplastinzeitbestimmung; Bestimmung in Kapillarcitratblut
DIN 58910 Teil 4	Gerinnungsanalytik; Thromboplastinzeitbestimmung; Bestimmung in Kapillarvollblut
DIN 58911	Gerinnungsanalytik; Kalibrierung von Gerinnungszeit-Meßverfahren
DIN 58912 Teil 1	Hämostaseologie; Bestimmung der Antithrombin-III-Aktivität; Bestimmung mit einem synthetischen Peptidsubstrat (z.Z. Entwurf)
DIN 58913 Teil 1	Hämostaseologie; Bestimmung der Faktor-II-(F-II-C-)- und Faktor-X-(F-X-C-)-Gerinnungsaktivität; Einstufenmethode (z.Z. Entwurf)
DIN 58939 Teil 1	Gerinnungsanalytik; Referenzplasma; Begriffe, Anforderungen, Herstellung

* Zu beziehen beim Beuth Verlag, Burggrafenstr. 6, 1000 Berlin 30

Literatur

Amer, L., W. Kisiel, R. P. Searles: Impairment of the protein c anticoagulant pathway in a patient with systemic lupus erythematosus, anticardiolipin antibodies and thrombosis. Thromb. Res. 57 (1990) 247

Andrassy, K.: Blutgerinnungsstörungen unter Beta-Lactam-Antibiotica. Arzneimitteltherapie 3 (1985) 66

Andrassy, K., E. Weischedel, E. Ritz, T. Andrassy: Bleeding in uremic patients after carbenicillin. Thromb. Haemost. 36 (1976) 115

Andrew, M., B. Paes, R. Milner et al.: Development of the human coagulation system in the full term infant. Blood 70 (1987) 165

D'Angelo, A., S. Vigano-D'Angelo, C. T. Esmon, P. Comp: Acquired deficiencies of protein S. J. clin. Invest. 81 (1988) 1445

Aoki, N., T. Yamanaka: The α_2-plasmin inhibitor levels in liver disease. Clin. chim. Acta 84 (1978) 99

Asakai, R., D. W. Chung: The molecular genetics of factor XI deficiency. Baillères Clin. Haematol. 2 (1989) 787

Avenarius, H. J., J. Deinhardt: Durchführung und Auswertung von Aggregationstesten. In von Voss, H., U. Göbel: Praktische Anwendung der Thrombozytenfunktionsdiagnostik. Thieme, Stuttgart 1980

Aznar, J., A. Estellés, V. Vila et al.: Inherited fibrinolytic disorder due to an enhanced plasminogen activator level. Thromb. Haemost. 52 (1984) 196

Bachmann, F.: Plasminogen activators. In Colman, R. W., J. Hirsh, V. J. Marder, E. W. Salzmann: Haemostasis and Thrombosis. Basic Principles and Clinical Practice, 2nd ed. Lippincott, Philadelphia 1987

Bain, B., T. Forster, B. Sleigh: Heparin and the activated partial thromboplastin time – a difference between the in vitro and in vivo effects and implications for the therapeutic range. Amer. J. clin. Path. 74 (1980) 668

Baker, W. F.: Clinical aspects of disseminated intravascular coagulation: a clinician's point of view. Semin. Thromb. Hemost. 15 (1989) 1

Baker, M. R., G. M. Tate, J. A. Davies, M. R. Lee: Two cases of the nephrotic syndrome with a reversible coagulation defect. Postgrad. med. J. 55 (1979) 757

Balleisen, L., J. Bailey, P. H. Epping et al.: Epidemiological study on factor VII, factor VIII and fibrinogen in an industrial population: I. Baseline data on the relation to age, gender, weight, body weight, smoking, alcohol, pill-using, and menopause. Thromb. Haemost. 54 (1985) 475

Bang, N. U., F. K. Beller, E. Deutsch, E. F. Mammen: Thrombosis and Bleeding Disorders. Thieme, Stuttgart 1971

Bark, C. J., M. J. Orloff: The partial thromboplastin time and factor VIII therapy. Amer. J. clin. Path. 57 (1972) 478

Barthels, M., M. Kretzlin, P. Fuhge: Die Diagnostik des v. Willebrand Syndroms. Laboratoriums-Bl. 33 (1983) 107

Barthels, M., N. Heimburger: Acquired thrombin inhibitor in a patient with liver cirrhosis. Haemostasis (Basel) 15 (1985) 395

Barthels, M., M. Poniewierski, H. Poliwoda: Verhalten des Faktor-VIII-assoziierten Antigens bei thrombophilen Zuständen. Folia haemat. (Lpz.) 111 (1984) 468

Barthels, M., W. Möller, C. Oestereich et al.: Thrombin/Antithrombin III Komplex (TAT) Plasminogen-Aktivator-Inhibitor (PAI): Neue Erkenntnisse zur klinischen Relevanz. In Wisser, H.: Neue Methoden in der Labordiagnostik. Medizinische Verlagsgesellschaft, Marburg 1990

Barthels, M., H. Poliwoda: Angeborener Faktor-V-Mangel. Haemostaseologie 7 (1987) 24

Barthels, M., Ch. Ellendorff, H. H. Peter, I. Schedel: Hämorrhagische Diathese bei Kryofibrinogenämie. 23. Jahrestagung der Deutschen Arbeitsgemeinschaft für Blutgerinnungsforschung, Heidelberg 1979

Batlle, J., F. del Rio, M. F. López Fernández et al.: Effect of dextran on factor VIII/v. Willebrand factor structure and function. Thromb. Haemost. 54 (1985) 697

Bauer, K. A., R. D. Rosenberg: The pathophysiology of the prethrombotic state in humans: Insights gained from studies using markers of hemostatic system activation. Blood 70 (1987) 343

Becker, U., K. Bartl, A. W. Wahlefeld: A functional photometric assay for plasma fibrinogen. Thromb. Res. 35 (1984) 475

Béguin, S., T. Lindhout, H. C. Hemker: The mode of action of heparin in plasma. Thromb. Haemost. 60 (1988) 457

Bergqvist, D., U. Hedner, E. Sjörin, E. Holmer: Anticoagulant effects of two types of low molecular weight heparin administered subcutaneously. Thromb. Res. 32 (1983) 381

Bertina, R. M.: Hereditary protein S deficiency. Haemostasis (Basel) 15 (1985 241)

Bertina, R. M., K. van der Linden, L. Engesser et al.: Hereditary heparin cofactor II deficiency and the risk of development of thrombosis. Thromb. Haemost. 57 (1987) 196

Van den Besselaar, A. M. H. P., H. R. Gralnick, S. M. Lewis: Thromboplastin Calibration and Oral Anticoagulant Control. Nijhoff, Boston 1984

Van den Besselaar, A. M. H. P., J. Meeuvisse-Braun, R. Jansen-Grüter, R. M. Bertina: Monitoring heparin therapy by the activated partial thromboplastin time – The effect of pre-analytical conditions. Thromb. Haemost. 57 (1987) 226

Van den Besselaar, A. M. H. P.: The significance of the international normalized ratio (INR) for oral anticoagulant therapy. JIFCC 3 (1991) 146

Bick, R. L.: Alterations of hemostasis associated with malignancy. In Murano, G., R. L. Bick: Basic Concepts of Hemostasis and Thrombosis. CRP Press, Boca Raton/Fl. 1980 (p. 215)

Bick, R. L.: Disseminated intravascular coagulation and related syndromes. Semin. Thromb. Hemost. 14 (1988) 299

Biland, L., F. Duckert, S. Prisender, D. Nymann: Quantitative estimation of coagulation factors in liver disease. The diagnostic and prognostic value of factor XIII, factor V and plasminogen. Thromb. Haemost. 39 (1978) 646

Von Blohm, G., P. Hellstern, M. Köhler, P. Scheffer, E. Wenzel: Klinische Gesichtspunkte des erworbenen Antithrombin-II-Mangels. Behring Inst. Mitt. 79 (1986) 200

Blondel-Hill, E., M. J. Mant: The pregnant antithrombin III deficient patient: management without antithrombin III concentrate. Thromb. Res. 65 (1992) 193

Bode, J. C., C. Kuhn: Protein-C-Mangel bei Colitis ulcerosa. Dtsch. med. Wschr. 117 (1992) 1130

Booth, N. A., B. Bennet, G. Wijngaards et al.: A new lifelong hemorrhagic disorder due to excess plasminogen activator. Blood 61 (1983) 267

Bork, K.: Angioödeme durch CI-Esterase-Inhibitor-Mangel. Gelb. H. 30 (1990) 118

Briginshaw, G. F., Shanberge, J. N.: Identification of two distinct heparin cofactors in human plasma II: Inhibition of thrombin and activated factor X. Thromb. Res. 4 (1974) 463

Brinkhous, K. M., F. A. Dombrose: Partial thromboplastin time. CRC Handbook Series in Clinical Laboratory Science Section I: Hematology, vol. III (1980)

Brockhaus, W.: Erworbener Hemmkörper gegen Faktor V bei einem Patienten mit Leberzirrhose. In Breddin, H. K.: 22. Jahrestagung der Deutschen Arbeitsgemeinschaft für Blutgerinnungsforschung, Frankfurt 1978. Schattauer, Stuttgart 1978

Brody, J. J., M. E. Haidar, R. E. Rossman: A hemorrhagic syndrome in Waldenstrome's macroglobulinemia secondary to immunoadsorption of factor VIII. New Engl. J. Med. 300 (1979) 408

Brommer, E. J. P., A. L. Boks, S. W. Schalm, D. J. Rijken, J. H. Verheijen: Inhibitoren von Gerinnung und Fibrinolyse bei akuter und dekompensierter chronischer Leberinsuffizienz. In Tilsner, V., F. R. Matthias: Leber, Blutgerinnung und Hämostase. Roche, Basel 1984

Broze jr., G. J., T. J. Girard, W. F. Novotny: The lipoprotein associated inhibitor. Progr. Hemost. Thromb. 10 (1991) 243

Bruhn, H. D.: Thrombolyse-Therapie. Medizinische Verlagsgesellschaft, Marburg 1976

Budde, U., G. Schäfer, N. Müller, H. Egli, J. Dent, Z. Ruggeri, T. Zimmermann: Acquired von Willebrand's disease in the myeloproliferative syndrome. Blood 64 (1984) 981

Budde, U., G. Schäfer, N. Müller et al.: Vorkommen milder Formen des v. Willebrand Syndroms Typ I in der Normalbevölkerung. Van den Loo, J., F. Asbeck: Berichtband 2. Kongreß für Thrombose und Hämostase, Münster 1982. Schattauer, Stuttgart 1982 (p. 505)

Burns, E. R., C. Lawrence: Bleeding time: a guide to its diagnostic and clinical utility. Arch. Pathol. Lab. Med. 113 (1989) 1219

Bussel, J. B., P. G. Steinherz, D. R. Miller, M. W. Hilgartner: A heparin-like anticoagulant in an 8 month-old boy with acute monoblastic leukemia. Amer. J. Hemat. 16 (1984) 83

Caballero, F. M., G. R. Buchanan: Abetalipoproteinemia presenting as severe Vitamin K deficiency. Pediatrics 65 (1980) 161

Cederblad, G.: Observations of increased levels of blood coagulation factors and other plasma proteins in cholestatic liver disease. Scand. J. Gastroenterol. 8 (1976) 19

Ceriello, A., A. Quartraro, P. Dello Russo et al.: Protein C deficiency in insulin dependent diabetes: a hyperglycemia related phenomenon. Thromb. Haemost. 64 (1990) 104

Channing Rodgers, R. P.: A critical reappraisal of the bleeding time. Semin. Thromb. Hemost. 16 (1990) 1

Christe, M., J. Fritschi, B. Lämmle et al.: Fifteen coagulation and fibrinolysis parameters in diabetes mellitus and in patients with vasculopathy. Thromb. Haemost. 52 (1984) 138

Chung, K. S., A. Bezeaud, J. G. Goldsmith, W. McMillan, D. Ménaché, H. R. Roberts: Congenital deficiency of blood clotting factors II, VII, IX, and X. Blood 53 (1979) 776

Clauss, A.: Gerinnungsphysiologische Schnellmethode zur Bestimmung des Fibrinogens. Acta haemat. (Basel) (1957), 237

Clayton, J. K., J. A. Anderson, G. P. McNicol: Preoperative prediction of postoperative deep vein thrombosis. Brit. med. J. 2 (1976) 910

Clouse, L. H., P. C. Comp: The regulation of hemostasis: the protein C system. New Engl. J. Med. 314 (1986) 1298

Cohen, J. A.: Activated coagulation time method for control of heparin is reliable during cardiopulmonary bypass. Anesthesiology 60 (1984) 121

Coleman, M., E. M. Vigliano, M. E. Weksler, R. L. Nachman: Inhibition of fibrin monomer polymerization by lambda myeloma globulins. Blood 39 (1972) 210

Coller, B. S.: von Willebrand Disease. In Colman, R. W., J. Hirsh, V. J. Marder, E. W. Salzman: Hemostasis and Thrombosis, 2nd ed. Lippinscott, Philadelphia 1987 (pp. 60)

Collins, H. W., M. F. Gonzales: Acquired factor IX inhibitor in a patient with adenocarcinoma of the colon. Acta haemat. (Basel) 71 (1984) 49

Colman, R. W.: Factor V. In Colman R. W., J. Hirsh, V. J. Marder, E. W. Salzman: Hemostasis and Thrombosis, 2nd ed. Lippincott, Philadelphia 1987 (pp. 120)

Colombi, A., H. Thölen, G. Engelhart, F. Duckert, Y. Hecht, F. Koller: Blutgerinnungsfaktoren als Index für den Schweregrad einer akuten Hepatitis. Schweiz. med. Wschr. 97 (1967) 1716

Comp, P. C., C. T. Esmon: Recurrent venous thromboembolism in patients with a partial deficiency of protein S. New Engl. J. Med. 311 (1984) 1525

Comp, P. C.: Laboratory evaluation of protein S status. Semin. Thromb. Hemost. 16 (1990) 177

Conard, J., L. Bara, M. H. Horellon, M. M. Samama: Bovine or human thrombin in amidolytic AT III Assays. Influence of heparin cofactor II. Thromb. Res. 41 (1986) 873

Costa, J. M., J. N. Fiessinger, L. Capron, M. Aiach: Partial characterization of an autoantibody recognizing the secondary site(s) of thrombin in a patient with recurrent spontaneous arterial thrombosis. Thromb. Haemost. 67 (1992) 193

Dalton, R. G., G. F. Savidge, K. B. Matthews et al.: Hypothyreoidism as a cause of acquired von Willebrand's disease. Lancet 1987/I, 1007

Dang, C. V., W. R. Bell, M. Shuman: The normal and morbid biology of fibrinogen. Amer. J. Med. 87 (1989) 567

Dawson, N. A., C. F. Barr, B. M. Alving: Acquired dysfibrinogenemia, paraneoplastic syndrome in renal cell carcinoma. Amer. J. Med. 78 (1985) 682

Denson, K. W. E.: The ratio of factor VIII-related antigen and factor VIII biological activity as an index of hypercoagulability and intravascular clotting. Thromb. Res. 10 (1977) 107

Deutsch, E., K. Lechner: Gerinnungsstörungen bei paraproteinämischen Hämoblastosen. Wien. klin. Wschr. 84 (1972) 253

Dolan, G., J. Ball, F. E. Preston: Protein C and protein S. Baillières clin. Haematol. 2 (1989) 999

Donati, M. B., J. Vermylen, M. Verstraete: Fibrinogen degradation products and a fibrinogen assay based on clotting kinetics. Scand. J. Haemat., Suppl. 13 (1971) 255

Duckert, F., J. E. Jung, D. H. Schmerling: Hitherto undescribed congenital hemorrhagic diathesis probably due to fibrin-stabilizing factor deficiency. Thrombos. Diathes. haemorrh. 5 (1960) 179

Duran-Suarez, J. R., M. Vila, S. Rodriguez-Bueno, J. Triginer: Circulating anticoagulant against factor XII in smoldering leukemia. Acta haemat. (Basel) 67 (1982) 128

Egbring, R., W. Schmidt, K. Havemann: Die vereinfachte radiologische Faktor-XIII-Bestimmung und ihre klinische Anwendung bei kongenitalem Faktor-XIII-Mangel. Blut 27 (1973) 6

Egeberg, O.: Inherited antithrombin III deficiency causing thrombophilia. Thrombos. Diathes. haemorrh. (Stuttg.) 13 (1965) 516

Ehrly, A. M.: Hämorrheologische Therapie durch Fibrinogen senkende Maßnahmen. Haemostaseologie 4 (1984) 32

Entes, K., F. M. La Duca, K. D. Tourbaf: Fletcher factor deficiency, source of variations of the activated partial thromboplastin time test. Amer. J. clin. Path. 65 (1981) 626

Espana, F., A. Estelles, J. H. Griffin: Aprotinin (Trasylol) is a competitive inhibitor of activated protein C. Thromb. Res. 56 (1989) 751

Exner, T., K. A. Richard, H. Kronenberg: A sensitive test demonstrating lupus anticoagulant and its behavioral pattern. Brit. J. Haemat. 40 (1978) 143

Feinstein, D. J.: Acquired inhibitors against factor VIII and other clotting proteins. In Colman, R. W., J. Hirsh, V. J. Marder, E. W. Salzman: Hemostasis and Thrombosis. Basic Principles and Clinical Practice, 2nd ed. Lippinscott, Philadelphia 1987 (pp 825)

Fickenscher, K., A. Aab, W. Stüber: A photometric assay for blood coagulation factor XIII. Thromb. Haemost. 65 (1991) 535

Francis, R. B. J., H. Liebmann, S. Koehler, D. I. Feinstein: Accelerated fibrinolysis in amyloidosis. Specific binding of tissue plasminogen activator inhibitor by an amyloidogenic monoclonal IgG. Blood 68 (1986) 333a

Friedman, P. A.: Vitamin K-dependent proteins. New Engl. J. Med. 310 (1984) 1458

Fritz, H., G. Wunderer, M. Jochum: Biochemie und Anwendung des Kallikreininhibitors Aprotinin aus Rinderorganen. Arzneimittel-Forsch. 33 (1983) 479

Fuhrer, G., M. J. Gallimore, W. Heller, H. E. Hoffmeister: Faktor XII. Blut 61 (1990) 258

Furie, B., L. Voo, P. W. J. McAdam, B. C. Furie: Mechanism of factor X deficiency in systemic amyloidosis. New Engl. J. Med. 304 (1981) 827

Gadner, H., H. Riehm: Veränderungen der Hämostase während der Induktionstherapie akuter lymphatischer Leukämien. In Göbel, U.: Erworbene Gerinnungsstörungen im Kindesalter. Enke, Stuttgart 1977

Gaffney, P. J., M. J. Perry: Unreliability of current serum fibrin degradation product (FDP) assays. Thromb. Haemost. 53 (1985) 301

Galanakis, D. K., E. M. Ginzler, S. M. Fikrig: Monoclonal IgG anticoagulants delaying fibrin aggregation in two patients with systemic lupus erythematosus. Blood 52 (1978a) 1037

Galanakis, D. K., J. Newman, D. Summers: Circulating thrombin time anticoagulant in a procainamide-induced syndrome. J. Amer. med. Ass. 239 (1978b) 1873

George, J. N., S. J. Shattil: The clinical importance of acquired abnormalities of platelet function. New. Engl. J. Med. 324 (1991) 27

Girault, C., V. Gufflet, A. Robert: The effect of lupus anticoagulant (LA) on clotting assay of protein C (PC). Thrombos. and Haemost. 66 (1991) 389

Girolami, A., A. Brunetti, L. De Marco: Congenital combined factor V and factor VIII deficiency in a male born from a brother-sister incest. Blut 28 (1974) 33

Gjønnaes, H.: Cold promoted activation of factor VII. Thrombos. Diathes. haemorrh. (Stuttg.) 28 (1972) 155

Gjønnaes, H., M. D. Stormorken: Blood clotting, plasma kinins and fibrinolysis. Thromb. Haemost. 24 (1970) 308

Glynn, M. F.: Heparin monitoring and thrombosis. Amer J. clin. Path. 71 (1979) 397

Godal, H. C., U. Abildgaard: Gelation of soluble fibrin in plasma by ethanol. Scand. J. Haematol. 3 (1966) 342

Göbel, U., P. Riech: Partielle Thromboplastinzeit, Thromboplastinzeit, Fibrinogen, Thrombinzeit und Thrombozytenzahl bei gesunden und kranken Neugeborenen. Mschr. Kinderheilk. 120 (1972) 484

Görge, G., J. Meyer: Wahl des Thrombolyticums und Erfolg der Thrombolyse beim Myocardinfarkt. Hämostaseologie 12 (1992) 57

Goldsmith, G. H., R. E. Pence, O. D. Ratnoff, D. J. Adelstein, B. Furie: Studies on a family with combined functional deficiencies of vitamin K-dependent coagulation factors. J. clin. Invest. 69 (1982) 1253

Gomperts, E. D., M. L. Zucker: Heparin, brain thromboplastin and the insensitivity of the prothrombin time to heparin activity. Thromb. Res. 12 (1978) 105

Gonzales, R., I. Albera, V. Vicente: Protein C levels in late pregnancy and in women on oral contraceptives. Thromb. Res. 39 (1985) 637

Goodnough, L. T., H. Saito, O. D. Ratnoff: Thrombosis or myocardial infarction in congenital clotting factor abnormalities and chronic thrombocytopenias: a report of 21 patients and a review of previously reported cases. Medicine 62 (1983) 248

Gordon, E. M., H. K. Hellerstein, O. D. Ratnoff et al.: Augmented Hageman factor and prolactin titers, enhanced cold activation of factor VII, and spontaneous shortening of prothrombin time in survivors of myocardial infarction. J. Lab. Clin. Med. 109 (1987) 409

Van der Graaf, F., F. J. A. Keus, R. A. A. Vlooswijk, B. N. Bouma: The contact activation mechanism in human plasma: Activation induced by dextran sulfate. Blood 59 (1982) 1225

Graeff, H.: Klinische und prognostische Bedeutung der tumorassoziierten Fibrinolyse in der Onkologie. Fibrinolyse 3 (1991) 1

Graham, J. B.: Mode of inheritance and current research. In Brinkhous, K. M., H. C. Hemker: Handbook of Hemophilia. Elsevier, Amsterdam 1975

Green, D., K. Lechner: A survey of 215 nonhemophilic patients with inhibitors to factor VIII. Thromb. Haemost. 45 (1981) 200

Green, G., J. M. Thomson, L. Poller, J. W. Dymock: Abnormal fibrin monomer polymerization in liver disease. Gut 16 (1975) 827

Greinacher, A., C. Müller-Eckhardt: Diagnostik der heparinassoziierten Thrombozytopenie. Dtsch. med. Wschr. 116 (1991) 1479

Greinacher, A., C. Müller-Eckhardt: Therapie der heparinisierten Thrombozytopenie. Dtsch. med. Wschr. 116 (1991) 1483

Grimaudo, V., F. Bachmann, J. Hauert et al.: Hypofibrinolysis in patients with a history of idiopathic deep vein thrombosis and/or pulmonary embolism. Thromb. Haemost. 67 (1992) 397

Gröticke, J., B. Dehner, G. Booken, H. Rasche, M. Barthels: Blutgerinnungsfaktor-X-Mangel bei Amyloidose. Landbeck, G., I. Scharrer, W. Schramm: 21. Hämophilie-Symposium Hamburg 1990. Springer, Berlin 1991 (S. 389)

Grosse, H., W. Lobbes, M. Frambach et al.: The use of high dose aprotinin in liver transplantation: the influence of fibrinolysis and blood loss. Thromb. Res. 63 (1991) 287

Gürten, E. V.: Untersuchungen zur Blutungsneigung bei heterozygoten Anlageträgern eines congenitalen partiellen Faktor-XIII-Mangels. Inauguraldissertation, Marburg 1986

Gulba, D. C., M. Barthels, G. Claus et al.: Beurteilung der thrombolytischen Wirkung neuer Thrombolytika durch Bestimmung der spezifischen Fibrinspaltprodukte (D-Dimere). Hämostaseologie 11 (1991) 208

Hager, K., D. Platt: Hämostase im Alter. Med. Welt 41 (1990) 786

Hanowell, S. T., D. K. Young, V. Rattan, T. E. MacNamara: Increased heparin requirement with hypereosinophilic syndrome. Anaesthesiology 55 (1981) 450

Hansten, Ph. D.: Drug Interactions, 3rd ed. Lea & Febiger, Philadelphia 1975

Harenberg, J.: Klinische Pharmakologie von Heparinen. Hämostaseologie 12 (1992) 23

Harenberg, J., G. Stehle, J. Augustin, R. Zimmerman: Comparative human pharmacology of low molecular weight heparins. Semin. Thromb. Hemost. 15 (1989) 414

Harpel, P. C.: Blood proteolytic enzyme inhibitors: Their role in modulating blood coagulation and fibrinolytic enzyme pathways. In Colman, R. W., J. Hirsh, V. J. Marder, E. W. Salzmann: Hemostasis and Thrombosis. Basic Principles and Clinical Practice, 2nd ed. Lippincott, Philadelphia 1987 (p. 219)

Harkness, J.: The viscosity of human blood plasma; its measurement in health and disease. Biorheology 8 (1971) 171

Harker, L. A., S. J. Slichter: The bleeding time as a screening test for evaluation of platelet function. New Engl. J. Med. 287 (1972) (Z 199) 155

Hartert, H.: Blutgerinnungsstudien mit der Thrombelastographie. Klin. Wschr. 26 (1948) 577

Hasegawa, D. K., A. J. Bennett, P. F. Coccia, N. K. Ramsay, M. E. Nesbit, W. Krivit, J. R. Edson: Factor V deficiency in Philadelphia-positive chronic myelogenous leukemia. Blood 56 (1980) 585

Hattersley, P.: Activated coagulation time of whole blood. J. Amer. med. Ass. 136 (1971) 369

Haustein, K. O., F. Markwardt: Cumarin und Indandion-Derivate. In: Handbuch der experimentellen Pharmakologie, Bd. XXVII. Springer, Berlin 1971

Hawiger, J., S. Niewiarowski, V. Gurewich, D. P. Thomas: Measurement of fibrinogen and fibrin degradation products in serum by staphylococcal clumping test. J. Lab. clin. Med. 75 (1970) 93

Heene, D. L., H. G. Lasch: Clinical and therapeutical aspects of diffuse intravascular coagulation. In: Current concepts of coagulation and hemostasis. Thrombos. Diathes. haemorrh. (Stuttg.), Suppl. 46 (1971) 139

Heijboer, H., J. W. ten Cate, H. R. Büller: Diagnosis of venous thrombosis. Semin. Thromb. Hemost. 17, Suppl. 3 (1991) 259

Hemker, H. C., H. Kessels: Feedback mechanisms in coagulation. Haemostasis 21 (1991) 189

Hess, H.: Lokale Lyse bei peripheren arteriellen Verschlüssen. Fibrinolyse 3 (1990) 1

Hilsted, J., S. Madsbad, I. D. Nielsen et al.: Hypoglycemia and hemostatic parameters in juvenile onset diabetes. Diabet. Care 3 (1980) 675

Himmelreich, G., H. Riess: Klinische Bedeutung des Fibrinolysesystems. Dtsch. med. Wschr. 116 (1991) 426

Hirsh, J.: Hypercoagulability. Semin. Hemat. 14 (1977) 409

Hirsh, J.: Heparin. New Engl. J. Med. 324 (1991a) 1565

Hirsh, J.: Oral anticoagulant drugs. New Engl. J. Med. 324 (1991b) 1865

Hirsh, J., M. N. Levine: Low molecular weight heparin. Blood 79 (1992) 1

Hirsh, J., W. G. van Aken, A. S. Gallus, C. T. Dollery, J. F. Cade, W. L. Yung: Heparin kinetics in venous thrombosis and pulmonary embolism. Circulation 53 (1976) 691

Hirsh, J., F. Poivella, M. Pini: Congenital antithrombin III deficiency. Amer. J. Med. 87, Suppl. 3 B (1989) 34 S

Hoek, J. A., M. T. Nurmohamed, J. W. ten Cate et al.: Thrombin-antithrombin III complexes in the prediction of deep vein thrombosis following total hip replacement. Thromb. Haemost. 62 (1989) 1050

Hollenbeck, M., B. Grabensee: Hämolytisch-urämisches Syndrom und thrombotisch-thrombozytopenische Purpura im Erwachsenenalter. Dtsch. med. Wschr. 118 (1993) 69

Hommes, D. W., A. Bura, L. Mazzolai et al.: Subcutaneous heparin compared with continuous intravenous heparin administration in the initial treatment of deep vein thrombosis. A meta-analysis. Ann. intern. Med. 116 (1992) 279

Hougie, C.: Circulating anticoagulants. In: Recent Advances in Blood Coagulation, vol. IV. Churchill Livingstone, Edinburgh 1985 (p. 63)

Hougie, C.: Von Willebrand disease, San Diego. Lancet 1977/I, 93

Huchzermeyer, H.: Hellp-Syndrom. Dtsch. med. Wschr. 117 (1992) 1898

Hull, R. D., G. E. Rascob, G. F. Pineo et al.: Subcutaneous low-molecular-weight heparin compared with continuous intravenous heparin in the treatment of proximal vein thrombosis. New Engl. J. Med. 326 (1992) 975

Hultin, M. B.: Fibrinogen and factor VII as risk factors in vascular disease. Progr. Hemost. Thrombos. 10 (1991) 215

Hurtubise, P. E., M. C. Coots, D. J. Jacob, A. F. Muhleman, H. J. Glueck: A monoclonal IgG_4 (lambda) with factor V inhibitory activity. J. Immunol. 122 (1979) 2119

Isacson, S.: Effect of prednisone on the coagulation and fibrinolytic systems. Scand. J. Haematol. 7 (1970) 212

Isacson, S., J. M. Nilsson: Defective fibrinolysis in blood and vein walls in recurrent "idiopathic" venous thrombosis. Acta chir. scand. 138 (1972) 313

Jaenecke, J.: Antikoagulantien- und Fibrinolysetherapie, 4. Aufl. Thieme, Stuttgart 1991

Jaques, L. B.: Heparin. Semin. Thromb. Hemost. 4 (1978) 4

Jespersen, J., G. Kluft: Increased euglobulin fibrinolytic potential in women on oral contraceptives low in estrogen-levels of extrinsic and intrinsic plasminogen activators, prekallicrein, factor XII, and C_1 inactivator. Thromb. Haemost. 54 (1985) 454

Johansson, L., U. Hedner, J. M. Nilsson: A family with thromboembolic disease associated with deficient fibrinolytic activity in vessel wall. Acta med. scand. 203 (1978) 477

Jorens, P. G., C. R. Hermans, J. Haber: Acquired protein C and S deficiency, inflammatory bowel disease and cerebral arterial thrombosis. Blut 61 (1990) 307

Jürgens, J.: Über das Verhalten antithrombotischer Substanzen bei Erkrankungen der Leber. Dtsch. Arch. klin. Med. 200 (1952) 67

Kapiotis, S., W. Speiser, J. Pabinger-Fasching et al.: Anticardiolipin antibodies in patients with venous thrombosis. Haemostasis 21 (1991) 19

Kaplan, K. L.: Proteins secreted by platelets significance in detecting thrombosis. Advanc. exp. Med. Biol. 102 (1978) 105

Kasper, C. K., L. M. Aledort, R. B. Counts et al.: A more uniform measurement of factor VIII inhibitors. Thrombos. Diathes. haemorrh. 34 (1975) 869

Kasper, W., T. Meinertz, H. Just: Intravenöse fibrinolytische Therapie beim akuten Myocardinfarkt: Neue Perspektiven von Plasminogen-Aktivatoren? Klin. Wschr. 64 (1986) 301

von Kaulla, K. N., E. von Kaulla: Thrombin generation on normal subjects and cardiac patients. Circulat Res. 14 (1964) 436

von Kaulla, K. N., E. von Kaulla: Diagnostik der sepsisbedingten Hämostaseopathien. In Marx, R., M. A. Thies: Infektion, Blutgerinnung und Hämostase. Schattauer, Stuttgart 1977

Kienast, J., M. Leppelmann, J. van de Loo: Hämostasefaktoren und koronare Herzkrankheit. Fibrinogen, Faktor VII und Plasminogenaktivator-Inhibitor. Hämostaseologie 11 (1991) 172

Kingdon, H. S., R. L. Lundblad, J. J. Veltkamp, D. L. Aronson: Potentially thrombogenic materials in factor IX concentrates. Thrombos. Diathes. haemorrh. (Stuttg.) 33 (1975) 617

Kirsch, W., M. Büttner, E. Wenzel: Differentialdiagnostische Probleme der Abgrenzung von Gerinnungsstörungen Neugeborener. In Göbel, U.: Erworbene Gerinnungsstörungen im Kindesalter. Enke, Stuttgart 1977

Kitchens, C. S.: Concept of hypercoagulability: A review of its development, clinical application and recent progress. Semin. Thromb. Hemost. 11 (1985) 293

Klingemann, H. G.: Fibronectin. Gelbe H. 22 (1982) 154

Klingemann, H. G., R. Egbring, K. Havemann: Incomplete fibrin formation and highly elevated factor XIII activity in multiple myeloma. Scand J. Haematol. 27 (1982) 253

Kluft, C., A. C. W. de Bart, M. Barthels et al.: Short term extreme increases in plasminogen activator inhibitor (PAI-1) in plasma of polytrauma patients. Fibrinolysis 2 (1988) 223

Kluft, C., H. K. Nieuwenhuizen, D. C. Rijken et al.: Diurnal fluctuations in the activity of the fast acting t-PA inhibitor. Progr. Fibrinol. 7 (1985) 117

Kluft, C., J. H. Verheijen: Leiden fibrinolysis party: blood collection and handling procedures for assessment of tissue-type plasminogen activator (t-PA) and plasminogen activator inhibitor-1 (PAI-1). Fibrinolysis 4, Suppl 2 (1990) 155

Kluft, C., D. Dooijewaard: Faktor XII (Hageman-Faktor). Seine Rolle bei der Blutgerinnung und Fibrinolyse. Hämostaseologie 11 (1988) 102

Koie, K., T. Kamiya, D. Ogata, J. Takamatsu: α_2-Plasmin inhibitor deficiency (Miyasato disease). Lancet 1978/II, 1334

Komp, D. M., A. W. Sparrow: Quantitation of secondary fibrinolysis in cyanotic heart disease. J. Pediat. 77 (1970) 679

Kreuz, W., R. Linde, M. Funk et al.: Induction of von Willebrand disease type I by valproic acid. Lancet 335 (1990) 1350

v. Kries, R., E. Öllers, P. Kiefer, U. Göbel: Protein C bei gesunden Neugeborenen. In Wenzel, E. et al.: Rationelle Therapie und Diagnose von hämorrhagischen und thrombophilen Diathesen. Schattauer, Stuttgart 1986 (S. 5.4)

Krulder, J. W. M., A. de Boer, A. M. H. P. van den Besselaar: Diurnal rhythm in anticoagulant effect of heparin during a low dose constant rate infusion. Thromb. Haemost. 68 (1992) 30

Kuhn, W., H. Graeff: Gerinnungsstörungen in der Geburtshilfe, 2. Aufl. Thieme, Stuttgart 1977

Künzer, W., H. Niederhoff, H. Pancochar, A. H. Sutor: Das Neugeborene und Vitamin K. Dtsch. med. Wschr. 108 (1983) 1623

Lämmle, B., W. A. Wuillemin, J. Huber et al.: Thromboembolism and bleeding tendency in congenital Factor XII deficiency – a study on 74 subjects from 14 swiss families. Thromb. Haemost. 65 (1991) 117

Landbeck, G.: Diskussionsbemerkungen. In: 7. Hämophilie-Symposium, Hamburg 1976. Immuno Schriftenreihe

Landbeck, G., A. Kurme: Regeln und Richtlinien zur Therapie der Hämophilie. Fortschr. Med. 90 (1972) 542

Lane, D. A., M. F. Scully, D. P. Thomas, V. V. Kakkar, I. L. Woolf, R. Williams: Acquired dysfibrinogenaemia in acute and chronic liver disease. Brit. J. Haematol. 35 (1977) 301

Lane, D. A., R. Caso: Antithrombin: structure, genomic organization, function and inherited deficiency. Baillières clin. Haematol. 2 (1989) p. 961

Lasch, H. G., K. Huth, D. L. Heene, G. Müller-Berghaus, M.-H. Hörder, H. Janzarik, C. Mittermayer, W. Sandritter: Die Klinik der Verbrauchskoagulopathie. Dtsch. med. Wschr. 96 (1971) 715

Lasch, H. G., G. Oehler: Das Syndrom der disseminierten intravasalen Koagulation und Fibrinolyse (DICFS): Bedeutung von Laborergebnissen für Vorbeugung, Diagnose und Behandlung. In Wenzel, E. et al.: Rationelle Therapie und Diagnose von hämorrhagischen und thrombophilen Diathesen. Schattauer, Stuttgart 1986 (S. 2.71)

Lautz, H. U., M. Barthels, E. Schmidt, F. W. Schmidt: Präprothrombin bei akuter Virus Hepatitis B. Klin. Wschr. 60 (1982) 1423

Lawson, J. H., B. J. Penell, J. D. Olson, K. G. Mann: Isolation and characterization of an acquired antithrombin antibody. Blood 76 (1990) 2249

Laurell, C. B.: Quantitative estimation of proteins by electrophoresis in agarose gel containing antibodies. Ann. Biochem. 15 (1966) 45

Lechler, E.: Prothrombinkomplexkonzentrate (Faktor II-VII-IX-X-Komplex). Eigenschaften und klinische Anwendung. Hämostaseologie 2 (1982) 116

Lechner, K.: Acquired inhibitors in nonhemophilic patients. Haemostasis 3 (1974) 65

Lechner, K.: Blutgerinnungsstörungen. Springer, Berlin 1982

Lechner, K.: Gesichertes und Ungesichertes in der Diagnostik der Thrombophilie. Med. Welt (Stuttg.) 34 (1983) 103

Lechner, K.: Lupus anticoagulants and thrombosis. In Verstraete, M., J. Vermylen et al.: Thrombosis and Haemostasis. University Press, Leuven, 1987

Lechner, K., H. Niessner, E. Thaler: Coagulation abnormalities in liver disease. Semin. Thromb. Hemost. 4 (1977) 40

Leichtman, D. A., G. J. Brewer: A plasma inhibitor of ristocetin induced platelet aggregation in patients with sickle hemoglobinopathies. Amer. J. Hematol. 2 (1977) 251

Lessels, S. E., M. Allardyce, R. J. C. Davidson: Unwanted clots in the haematology laboratory. Med. Lab. Sci. 34 (1977) 359

Lijnen, H. R., M. Hoylaerts, D. Collen: Neutralization of heparin activity by binding to human histidin rich glycoprotein. Thromb. Res. 29 (1983) 443

Loeliger, E. A.: ICSH/ICTH recommendations for reporting prothrombin time in oral anticoagulant control. Thromb. Haemost. 53 (1985) 155

Loeliger, E. A., A. M. H. P. van den Besselaar, S. M. Lewis: Reliability and clinical impact of the normalization of the prothrombin times in oral anticoagulant control. Thromb. Haemost. 53 (1985) 148

Loeliger, E. A., A. W. Broekmans: Optimal therapeutic anticoagulation. Haemostasis 15 (1985) 283

Loskutoff, D. J., M. Sawdey, J. Mimuro: Type 1 plasminogen activator inhibitor. Progr. Hemost. Thrombos. 9 (1989) 87

Lutze, G., D. Franke: Hämostaseologische Untersuchungen bei konventioneller fibrinolytischer Therapie mit Streptokinase (Awelysin®). Hämostaseologie 11 (1991) 39

Maess, M., E. Nugel: Thrombelastogramm und Aggregationshemmer. Z. exp. Chir. 9 (1976) 36

Mahasandana, C., V. Suvalte, A. Chuansumrit et al.: Homozygous protein S deficiency in an infant with purpura. J. Pediat. 117 (1990) 750

Malm, J., M. Laurell, B. Dahlbäck: Changes in plasma levels of vitamin K-dependent proteins C and S and of C4b-binding proteins during pregnancy and oral conception. Brit. J. Haematol. 68 (1988) 437

Mammen, E. F.: Congenital coagulation disorders. Semin. Thromb. Hemost. 9 (1983) 1

Mammen, E. F.: Protein C und S. Hämostaseologie 4 (1984) 138

Mammen, E. F., K. P. Schmidt, M. I. Barnhart: Thrombophlebitis migrans associated with circulating antibodies against fibrinogen − a case report. Thrombos. Diathes. haemorrh. (Stuttg.) 28 (1967) 605

Mannucci, P. M., M. T. Canciani, D. Mari, P. Meucci: The varied sensitivity of partial thromboplastin and prothrombin time reagents in the demonstration of the lupus like anticoagulant. Scand. J. Haematol. 22 (1979) 423

Mannucci, P. M., B. Bottasso, A. Tripodi, A. Bianchi Bonomi: Prothrombin fragment 1+2 and intensity of treatment with oral anticoagulants. Thromb. Haemost. 66 (1991) 741

Marciniak, E.: Factor Xa inactivation by antithrombin III: evidence for biological stabilization of factor Xa by factor V-phospholipid complex. Brit. J. Haematol. 24 (1973) 391

Marciniak, E., M. F. Greenwood: Acquired coagulation inhibitor delaying fibrinopeptide release. Blood 53 (1979) 81

Marciniak, E., C. H. Farley, P. A. De Simone: Familial thrombosis due to antithrombin III deficiency. Blood 43 (1974) 219

Marciniak, E., E. H. Romond: Impaired catalytic function of activated protein C: a new in vitro manifestation of lupus anticoagulant. Blood 74 (1989) 2426

Marder, V. J., F. O. Butler, G. H. Barlow: Antifibrinolytic therapy. In Colman, R. W., J. V. Marder, E. W. Salzman: Hemostasis and Thrombosis. Basic Principles and Therapy, 2nd ed. Lippincott, Philadelphia 1987 (p. 380)

Markwardt, F.: Gentechnologie führt zum Comeback von Hirudin als Antikoagulans. Hämostaseologie 11 (1991) 103

Martin, M., B. J. O. Fiebach: Die Kurzzeitlyse mit ultrahoher Streptokinase-Dosierung zur Behandlung peripherer Arterien- und Venenverschlüsse. Huber, Bern 1988

Marx, R.: s. Literatur in Hiemeyer V., H. Rasche, K. Diehl: Hämorrhagische Diathesen. Thieme, Stuttgart 1972

McDonagh, J.: Structure and function of factor XIII. In Colman, R. W., J. Hirsh, V. J. Marder, E. W. Salzman: Hemostasis and Thrombosis. Basic Principles and Therapy, 2nd ed. Lippincott, Philadelphia 1987 (p. 289)

McDonagh, J., N. Carell: Disorders of fibrinogen structure and function. In Colman, R. W., J. Hirsh, V. J. Marder, E. W. Salzman: Hemostasis and Thrombosis. Basic Principles and Therapy, 2nd ed. Lippincott, Philadelphia 1987 (p. 301)

McDonagh, J., R. Seitz, R. Egbring: Factor XIII. Second international conference Marburg 1991. Schattauer, Stuttgart 1993

Messmore, H. L., J. Walenga, J. Fareed: Molecular markers of platelet activation. Semin. Thromb. Hemost. 10 (1984) 264

Meyer, D., D. Frommel, M. J. Larrieu, T. S. Zimmermann: Selective absence of large forms of factor VIII/von Willebrand factor in acquired von Willebrand syndrome. Response to transfusion. Blood 54 (1979) 600

Meyer, J., F. Bär, H. Barth et al.: Randomized double blind trial of recombinant pro-urokinase against streptokinase in acute myocardial infarction. Lancet 1989/I, 863

Miletich, J. P.: Laboratory diagnosis of protein C deficiency. Semin. Thromb. Hemost. 16 (1990) 169

Miletich, J. P., W. H. Kane, S. L. Hofmann, N. Stanford, P. W. Majerus: Deficiency of factor X_a-factor V_a binding sites on the platelets of a patient with a bleeding disorder. Blood 54 (1979) 1015

Mingers, A. M., A. H. Sutor: Lupusinhibitoren im Kindesalter. Hämostaseologie 12 (1992) 101

Mohasandana, C., V. Suvalte, A. Chuansumnits et al.: Homozygous protein S deficiency in an infant with purpura. J. Pediat. 117 (1990) 750

Mosher, D. F.: Fibronectin-relevance to hemostasis and thrombosis. In Colman, R. W., J. Hirsh, V. J. Marder, E. W. Salzman: Hemostasis and Thrombosis. Basic Principles and Therapy, 2nd ed. Lippincott, Philadelphia 1987 (p. 210)

Müller-Berghaus, G.: Die Bedeutung des löslichen Fibrins für die Thrombophilie. In Deutsch, E., K. Lechner: 1. Kongreß für Thrombose und Blutgerinnung, Wien 1980. Schattauer, Stuttgart (p. 112)

Müller-Berghaus, G., U. Scheefers-Borschel, E. Selmayr, A. Henschen: Fibrinogen and its derivatives. Excerpta med. int. Congr. Ser. 722 (1986)

Müller-Berghaus, M.: Pathophysiologic and biochemical events in disseminated intravascular coagulation: dysregulation of procoagulant and anticoagulant pathways. Semin. Thromb. Hemost. 15 (1989) 58

Muller, A. D., J. M. van Doorm, H. C. Hemker: Heparin-like inhibitor of blood coagulation in normal newborn. Nature (Lond) 267 (1977) 616

Muntean, W., W. Petek: Untersuchungen über Faktor-II-assoziiertes Antigen bei Neugeborenen. In Göbel, U.: Erworbene Gerinnungsstörungen im Kindesalter. Enke, Stuttgart 1977

Neidhardt, B., K. T. Schricker, D. Sailer: Hämostase bei Hyperlipidämie und Fettapplikation. Med. Welt (Stuttg.) 31 (1980) 1686

Neidhardt, B., H. U. Maeder, H. Flügel, K. Th. Schricker: Kongenitaler Faktor-XIII-Mangel. Fortschr. Med. 94 (1976) 1319

Neu, H. C.: Adverse effects of new cephalosporins. Ann. intern. Med. 98 (1983) 415

Niessner, H.: Das v. Willebrand Syndrom. In Heene, D. L.: Handbuch der inneren Medizin II/9 Blutgerinnung und hämorrhagische Diathesen II: Angeborene und erworbene Koagulopathien. Springer, Berlin 1985

Niessner, H., H. Czembirek, K. Lechner, Ch. Nowotny, E. Thaler: Grundlagen der Dosierung von Urokinase und Therapieüberwachung. In Tilsner, V.: Urokinase Workshop 1977. Papillon, Freiburg 1978

Niewenhuizen, W.: Plasma assays for derivatives of fibrin and fibrinogen, based on monoclonal antibodies. Review. Fibrinolysis 2 (1988) 1

Niewiarowski, S., V. Gurewich: Laboratory identification of intravascular coagulation. The serial dilution protamine sulfate test for the detection of fibrin monomer and fibrin degradation products. J. Lab. Clin. Med. 77 (1971) 665

Nilsson, I. M., U. Hedner, M. Pandolfi: The measurement of fibrinolytic activities. In Markwardt, F. N.: Fibrinolytics and Antifibrinolytics. Handbuch der experimentellen Pharmakologie, vol. 43. Springer, Berlin 1978

Nossel, H. L.: The measurement of fibrinopeptides A and B in the study of the proteolysis of fibrinogen in clinical disease. In Seligson, S.: CRC Handbook Series in Clinical Laboratory Science, section I, vol. 3. CRC Press, Boca Raton/Florida 1980 (p. 253)

Ofosu, F. A., F. Fernandez, D. Gauthier, M. R. Buchanan: Heparin cofactor II and other endogenous factors in mediation of the antithrombotic and anticoagulant effects of heparin and dermatan sulfate. Semin. Thromb. Hemost. 16 (1985) 133

Olson, R. E.: Vitamin K. In Colman, R. W., J. Hirsh, V. J. Marder, E. W. Salzman: Hemostasis and Thrombosis. Basic Principles and Therapy, 2nd ed. Lippincott, Philadelphia 1987 (p. 846)

Orris, D. J., J. H. Lewis, J. A. Spero, U. Hasiba: Blocking coagulation inhibitors in children taking penicillin. J. Pediat. 97 (1980) 426

O'Reilly, R. A.: Hereditary resistance to oral anticoagulant drugs: second reported kindred. Clin. Res. 17 (1969) 317

O'Reilly, R. A., P. M. Aggeler: Covert anticoagulant ingestion: study of 25 patients and review of world literature. Medicine 55 (1976) 389

Ott, R., U. Brandl, D. Wenzel: Erworbenes von-Willebrand-Jürgens-Syndrom durch Natrium Valproinat. In Landbeck, G., R. Marx: 14. Hämophilie Symposium Hamburg 1983. Schattauer, Stuttgart 1986

Owen, M. C., S. O. Brennan, J. H. Lewis, R. W. Carell: Mutation of antitrypsin to antithrombin: α_1-antitrypsin Pittsburgh (358 Met-Arg), a fatal bleeding disorder. New Engl. J. Med. 309 (1983) 694

Owren, P. A.: Parahaemophilia, haemorrhagic diathesis due to absence of a previously unknown clotting factor. Lancet 1947/I, 446

Pabinger, I., P. A. Kyrle, W. Speiser et al.: Diagnosis of protein C deficiency in patients on oral anticoagulant. Thromb. Haemost. 63 (1990) 407

Palmer, R. N., M. E. Rick, P. D. Rick, J. A. Zeller, H. R. Gralnick: Circulating heparin sulfate anticoagulant in a patient with a fatal bleeding disorder. New Engl. J. Med. 310 (1984) 1696

Pâques, E. P., N. Heimburger: Das Fibrinolytische System. Hämostaseologie 6 (1986) 139

Payne, N. R., D. K. Hasegawa: Vitamin K deficiency in newborns: A case report in α_1-antitrypsin deficiency and a review of factors predisposing to hemorrhage. Pediatrics 73 (1984) 712

Payne, B. A., R. V. Pierre: Pseudothrombocytopenia: A laboratory artifact with potentially serious consequences. Mayo Clin. Proc. 59 (1984) 123

Pelzer, H., A. Schwarz, N. Heimburger: Determination of human thrombin-antithrombin III complex in plasma with an enzyme-linked immunosorbent assay. Thromb. Haemost. 59 (1988) 101

Pelzer, H., A. Schwarz, W. Stüber: Determination of human prothrombin activation fragment 1+2 in plasma with an antibody against a synthetic peptide. Thromb. Haemost. 65 (1991) 153

Perry, P. J., G. R. Herron, J. C. King: Heparin half life in normal and impaired renal function. Clin. Pharmacol. Ther. 16 (1974) 514

Peters, M., J. w. ten Cate, C. Breederveld: Low antithrombin III levels in neonates with idiopathic respiratory distress syndrome: poor prognosis. Pediat. Res. 18 (1984) 273

Petersen, D., M. Barthels, G. Schumann, J. Büttner: Monitoring phenprocoumon concentrations in serum and serum water by HPLC. Fresenius Z. anal. Chem. 343 (1992) 110

Peterson, P., E. L. Gottfried: The effects of inaccurate blood sample volume on prothrombin time (PT) and activated partial thromboplastin time (aPTT). Thromb. Haemost. 47 (1982) 101

Pineo, G. F., M. C. Brain, A. S. Gallus: Tumors, mucus production and hypercoagulability. Ann. N.Y. Acad. Sci. 230 (1984) 230

Plaut, G., M. Barthels, H. Oelert, H. Poliwoda: Veränderungen des Gerinnungspotentials nach Implantation biologischer Herzklappen in Aorten- und Mitralposition unter besonderer Berücksichtigung des Thrombelastogramms. In Schreiber, R.: Hämostase bei Herzfehlern und Angiopathien. Müller & Steinicke, München 1981 (S. 227)

Poliwoda, H., J. Deinhardt, H. Avenarius: Eine neue Methode zur Erfassung des aktuellen Abscheidungspotentials im strömenden Nativblut. In von Voss, H., U. Göbel: Praktische Anwendung der Thrombozytenfunktionsdiagnostik. Thieme, Stuttgart 1980

van der Poll, T., H. R. Büller, H. ten Cate et al.: Activation of coagulation after administration of tumor necrosis factor to normal subjects. New Engl. J. Med. 322 (1990) 1622

Poller, L.: Oral contraceptives, blood clotting and thrombosis. Brit. med. Bull. 34 (1978) 151

Popòv-Cenić, S., H. P. Dankworth, G. Noe: Antithrombin-III und Heparinbestimmung mit chromogenem Substrat. In Breddin, H. K.: Prostaglandine und Plättchenfunktion. Schattauer, Stuttgart 1978

Preissner, K. T., G. Müller-Berghaus: Neutralization and binding of heparin by S-protein/vitronectin in the inhibition of factor Xa by antithrombin III. J. biol. Chem. 262 (1987) 12247

Proctor, R. R., S. J. Rapaport: The partial thromboplastin time with Kaolin: a simple screening test for first stage plasma clotting factor deficiencies. Amer. J. clin. Path. 36 (1961) 212

Quick, A. J.: The prothrombin in hemophilia and in obstructive jaundice. J. biol. Chem. 109 (1935) 73

Ragaz, S., G. Kemp, M. Furlan, E. Beck: Bleeding disorder with abnormal healing, acid soluble clots and normal factor XIII. Thromb. Haemost. 36 (1976) 537

Rao, A. K., C. Pratt, A. Berke et al.: Thrombolysis in myocardial infarction (TIMI) trial-phase I: hemorrhagic manifestations and changes in plasma fibrinogen and the fibrinolytic system in patients treated with recombinant tissue plasminogen activator and streptokinase. J. Amer. Coll. Cardiol. 11 (1988) 1

Rasche, H.: Blutgerinnungsfaktor XIII und Fibrinstabilisierung. Klin. Wschr. 53 (1975) 1137

Ratnoff, O. D., J. E. Colopy: A familial hemorrhagic trait associated with deficiency of clot promoting fraction of plasma. J. clin. Invest. 34 (1955) 602

Ratnoff, O. D., C. Menzie: In Bang, N. U., F. K. Beller, E. Deutsch, E. F. Mammen: Thrombosis and Bleeding Disorders. Thieme, Stuttgart 1971

Roberts, H. R., A. J. Cederbaum: The liver and blood coagulation: physiology and pathology. Gastroenterology 63 (1972) 297

Roberts, H. R., P. A. Foster: Inherited disorders of prothrombin conversion. In Colman, R. W., J. Hirsh, V. J. Marder, E. W. Salzman: Hemostasis and Thrombosis. Basic Principles and Therapy, 2nd ed. Lippincott, Philadelphia 1987 (p. 162)

Rodeghiero, F., G. Castaman, M. Ruggeri, A. Tosetto. Thrombosis in subjects with homozygous and heterozygous factor XII deficiency: Thromb. Haemost. 67 (1992) 590

Róka, L.: Grundlagen und Grenzen der low dose Heparin-Prophylaxe. In Thies, V., F. R. Matthias: Probleme der low dose Heparin-Thromboseprophylaxe. XXVI. Hamburger Symposion. Roche, Grenzach 1983 (S. 5–12)

Róka, L., H. Bleyl: Die Rolle von Antithrombin bei gestörter Hämostase. Folia haemat. (Lpz.) 104 (1977) 707

Routledge, P. A., P. H. Chapman, D. M. Davies, M. D. Rawlins: Factors affecting warfarin requirement. Europ. J. clin. Pharmacol. 15 (1979) 319

Rosenberg, R. D.: Action and interactions of antithrombin and heparin. New Engl. J. Med. 292 (1975) 146

Rosenberg, R. D.: Biochemistry of heparin antithrombin interactions, and the physiologic role of this natural anticoagulant mechanism. Amer. J. Med. 87, Suppl. 3B (1989) 25

Rosenthal, R. H., O. H. Dreskin, N. Rosenthal: Plasma thromboplastin antecedent (PTA) deficiency: clinical, coagulation, therapeutic and hereditary aspects of a new haemophilia-like disease. Blood 10 (1955) 120

van Royen, E. A., J. E. de Boer, J. M. Wilmink, C. S. Jenkins, J. W. ten Cate: Acquired factor XII deficiency in a patient with nephrotic syndrome. Acta med. scand. 205 (1979) 535

Ruggeri, Z. M.: Structure and function of von Willebrand factor relationship to von Willebrand's disease. Mayo Clin. Proc. 66 (1991) 847

Ruggeri, Z. M., J. Ware: The structure and function of von Willebrand factor. Thromb. Haemost. 67 (1992) 594

Saito, H., L. T. Goodnough, J. M. Boyle, N. Heimburger: Reduced histidine-rich glycoprotein levels in plasma of patients with advanced liver cirrhosis. Possible implications for enhanced fibrinolysis. Amer. J. Med. 73 (1982) 179

Sandset, P. M., U. Abildgaard: Extrinsic pathway inhibitor – the key to feedback control of blood coagulation initiated by tissue thromboplastin. Haemostasis 21 (1991) 219

Scharrer, I.: Bedeutung des Ristocetin-Cofaktors und der Ristocetin-induzierten Plättchenaggregation. In Landbeck, G., R. Marx, H. P. Stolte: 10. Hämophilie Symposium Hamburg 1979. Pharmazeutische Verlagsgesellschaft, München (S. 57)

Schmaier, A. H., M. Silverberg, A. P. Kaplan: Contact activation and its abnormalities. In Colman, R. W., J. Hirsh, V. J. Marder, E. W. Salzman: Hemostasis and Thrombosis. Basic Principles and Therapy, 2nd ed. Lippincott, Philadelphia 1987 (p. 301)

Schmidt, W., R. Egbring, K. Havemann: Effect of elastase-like and chymotrypsin-like neutral proteases from human granulocytes on isolated clotting factors. Thromb. Res. 6 (1974) 315

Schmitt, Y., J. Ramirez, B. Denzler, H. J. Kolde: Die simultane funktionelle Bestimmung des Fibrinogens und der Thromboplastinzeit mit einem turbidometrischen Verfahren auf Electra 1000C. Labor-Med. 17 (1993) 13

Schmitz-Huebner, U., L. Balleisen, B. Kirchhof, I. van de Loo: Spontanes Auftreten eines Hemmkörpers gegen Faktor V. In Landbeck, G., R. Marx: 13. Hämophilie Symposion, Hamburg 1982. Schattauer, Stuttgart 1986

Schmutzler, R.: Zur Prophylaxe des Reinfarkts nach Thrombolyse in der Reperfusionsphase sowie nach perkutaner transluminärer koronarer Angioplastie (PTCA) mit Heparin, Acetylsalicylsäure (ASS) oder deren Kombination. Hämostaseologie 9 (1989) 182

Schofield, K. P., J. M. Thomson, L. Poller: Protein C response to induction and withdrawal of oral anticoagulant treatment. Clin. Lab. Hematol. 9 (1987) 255

Schölmerich, J.: Diagnostik und Therapie des Ascites. Internist 28 (1987) 448

Schramm, W.: In Marx, R., H. A. Thies: Klinische und ambulante Anwendung klassischer Antikoagulantien. Schattauer, Stuttgart 1977 (S. 140f.)

Schued, J. F., J. C. Gris, N. Nevev et al.: Variations of factor XII level during pregnancy in a woman with Hageman factor deficiency. Thromb. Haemost. 60 (1988) 526

Schultze, H. E., G. Schwick: Quantitative immunologische Bestimmung von Plasmaproteinen. Clin. chim. Acta 4 (1959) 15

Schulz, F. H.: Eine einfache Bewertung von Leberparenchymschäden (volumetrische Fibrinbestimmung). Acta hepat. 3 (1955) 306

Schwarz, H. P., W. Muntean, H. Watzke et al.: Low total protein S antigen but high protein S activity due to decreased C4b binding protein in neonates. Blood 71 (1988) 562

Schwarz, R. S., K. A. Bauer, R. D. Rosenberg et al.: Clinical experience with antithrombin III concentrate in treatment of congenital and acquired deficiency of antithrombin. Amer. J. Med. 87, Suppl. 3B (1989) 53S

Scrobohaci, M. L., L. Drouet, A. Monem-Mansi et al.: Liver veno-occlusive disease after bone marrow transplantation changes in coagulation parameters and endothelial markers. Thromb. Res. 63 (1991) 509

Seegers, W. H.: Coagulation of the blood. Harvey Lect. 47 (1952) 180

Seifried, E.: Fibrinolytische Therapie tiefer venöser Thrombosen. Fibrinolyse 1/2 (1992) 3

Seifried, E., P. Tanswell: Comparison of specific antibody, D-Phe-Pro-Arg-CH_2Cl and aprotinin for prevention of in vitro effects of recombinant tissue-type plasminogen activator on hemostasis parameters. Thromb. Haemost. 58 (1987) 921

Seitz, R., R. Egbring: Diagnostische Erfassung einer Aktivierung des Gerinnungssystems durch Messung der Antithrombin-III-Komplexe. In Bruhn, H. D.: 6. Kongreß der Gesellschaft für Thrombose- und Hämostaseforschung. Schattauer, Stuttgart 1990 (p. 109)

Seligson, U., A. Berger, M. Abend, L. Rubin, D. Attias, A. Zivelin, S. J. Rapaport: Homozygous protein C deficiency manifested by massive venous thrombosis in the newborn. New Engl. J. Med. 310 (1984) 559

Shapiro, S. S., M. Hultin: Acquired inhibitors to the blood coagulation factors. Semin. Thromb. Haemost. 1 (1975) 336

Shaulian, E., Y. Shoenfeld, S. Berliner, M. Shaklai, J. Pinkhas: Surgery in patients with circulating lupus anticoagulant. Int. Surg. 66 (1981) 157

Shi, Q., J. A. Ruiz, L. M. Perez et al.: Detection of prothrombin activation with a two-site enzyme immunoassay for the fragment F 1.2. Thromb. Haemost. 62 (1989) 165

Shiggekkiyo, T., Y. Uno, A. Tomonari et al.: Type I congenital plasminogen deficiency is not a risk factor for thrombosis. Thromb. Haemost. 67 (1992) 189

Soff, G. A., J. Levin: Familial multiple coagulation factor deficiencies. Semin. Thromb. Hemost. 7 (1981) 112

Sorensen, P. J., F. Knudsen, A. H. Nielsen, J. Dyerberg: Protein C activity in renal disease. Thromb. Res. 38 (1985) 243

Soria, J., G. Soria, J. Yver, M. Samama: Temps de reptilase. Étude de la polymérisation de la fibrine en présence de reptilase. Coagulation 2 (1969) 173

Soulier, J. P., O. Prou, L. Halle: Further studies on thrombin-coagulase. Thrombos. Diathes. haemorrh. (Stuttg.) 23 (1970) 37

Spero, J. A., J. H. Lewis, E. Hasiba: Disseminated intravascular coagulation. Findings in 346 patients. Thromb. Haemost. 43 (1980) 28

Stathakis, N. E., M. W. Mosesson, A. B. Chen, N. D. Galanakis: Cryoprecipitation of fibrin-fibrinogen complexes induced by the cold-insoluble globulin of plasma. Blood 51 (1978) 1211

Steinbuch, M.: Thrombinkoagulase (Staphylokokken-Thrombin). Thrombos. Diathes. haemorrh. (Stuttg.) Suppl. 38 (1970) 117

De Stefano, V., G. Leone, D. de Martini et al.: Effect of oral anticoagulant treatment on plasma and serum antithrombin III: a study on 172 patients at different levels of anticoagulation. Haemostasis 17 (1987) 195

Stenflo, J.: Vitamin K, Prothrombin- and γ-carboxyglutamic acid. New Engl. J. Med. 296 (1977) 624

Sting, H. U., B. Rahtz, M. Barthels: Vorherbestimmbarkeit der Heparineffektivität bei Patienten mit akuten venösen Thrombosen. In Van de Loo, J., F. Asbeck: Hämostase, Thrombophilie und Arteriosklerose. 2. Kongreß für Thrombose und Hämostase, Münster 1982. Schattauer, Stuttgart 1982 (S. 300)

Ströder, J., W. Künzer, G. Thoenes, Z. Hossbein: Gallensaures Natrium und Blutgerinnung. Klin. Wschr. 42 (1964) 295

Stump, D. C., F. B. Taylor, M. E. Nesheim et al.: Pathologic fibrinolysis as a cause of clinical bleeding. Semin. Thromb. Hemost. 16 (1990) 260

Sultan, Y.: French Hemophilia Study Group: Prevalence of inhibitors in a population of 3435 hemophilia patients in France. Thromb. Haemost. 67 (1992) 600

Sutor, A. H., W. Künzer: Zur Problematik der Streptokinasedosierung im Kindesalter. Mschr. Kinderheilk. 125 (1977) 533

Sutor, A. H., J. Niemann, H. Pancochar: Zellulär bedingte Veränderung der Heparinwirkung. In Tilsner, V., F. R. Matthias: Probleme der low dose Heparin-Thromboseprophylaxe. XXVI. Hamburger Symposium. Roche, Grenzach 1983 a (S. 262 – 267)

Sutor, A. H., H. Pancochar, H. Niederhoff, H. Pollmann, F. Hilgenberg, D. Palm, W. Künzer: Vitamin-K-Mangelblutungen bei vier vollgestillten Säuglingen im Alter von 4 – 6 Lebenswochen. Dtsch. med. Wschr. 108 (1983 b) 1635

Suzuki, R., H. Toda, Y. Takamura: Dynamics of blood coagulation factor XIII in ulcerative colitis and preliminary study of the factor XIII concentrate. Blut 59 (1989) 162

Tabernero, D., F. Espana, V. Vicente et al.: Protein C inhibitor and other components of the protein C pathway in patients with acute deep vein thrombosis during heparin treatment. Thromb. Haemost. 63 (1990) 380

Talstadt, J.: Problems by using whole blood in heparin measurements. Thromb. Haemost. 47 (1982) 177

Tans, G., J. H. Griffin: Properties of sulfatides in factor XII-dependent contact activation. Blood 59 (1982) 69

Teien, A. N.: Heparin elimination in patients with liver cirrhosis. Thromb. Haemost. 38 (1977) 701

Ten Cate, J. W.: In Tilsner, V., F. R. Matthias: Leber, Blutgerinnung und Hämostase. Roche, Basel 1984 (S. 207)

Thaler, E.: Antithrombin III Konzentrate: Klinische Anwendung. Hämostaseologie 3 (1982) 128

Thaler, E.: Antithrombin-III-Mangel und Thrombophilie. Hämostaseologie 5 (1985) 127

Thaler, H., K. Lechner: Einsatz von Blutgerinnungstesten bei der Diagnostik und Überwachung von Patienten mit Lebererkrankungen. Hämostaseologie 4 (1984) 39

Theiss, W., E. Sauer: DDAVP: Alternative zur Substitutionsbehandlung bei leichter Hämophilie A und von-Willebrand-Jürgens-Syndrom. Dtsch. med. Wschr. 102 (1977) 1769

Thompson, S. G., J. C. Martin, T. W. Meade: Sources of variability in coagulation factor assays. Thromb. Haemost. 58 (1987) 1073

Tilsner, V.: Antithrombin III. Bedeutung, Diagnostik und Therapie. Med. Welt 36 (1985) 534

Tilsner, V.: Bestimmung der Protein-C-Aktivität in der Klinik. Med. Welt 39 (1988) 425

Tirindelli, M. C., F. Franchi, A. Tripodi et al.: Familial dysfunctional protein C. Thromb. Res. 44 (1986) 893

Tolefson, D. M., D. W. Majerus, M. K. Blank: Heparin cofactor II. Purification and properties of a heparin dependent inhibitor of thrombin in human plasma. J. biol. Chem. 257 (1982) 2162

Toulon, P., J. M. Bardin, N. Blumenfeld: Increased heparin cofactor II levels in woman taking oral contraceptives. Thromb. Haemost. 64 (1990) 365

Toulon, P., L. Malongvet-Doleris, J. M. Costa, M. Aaiad: Heparin cofactor II deficiency in renal allograft recipients: no correlation with the development of thrombosis. Thromb. Haemost. 65 (1991) 20

Tracy, P. B., A. R. Giles, K. G. Mann, L. L. Eide, H. Hoogendoorn, G. E. Rivard: Factor V (Quebec) a bleeding diathesis associated with a qualitative platelet factor V deficiency. J. clin. Invest. 74 (1984) 1221

Tran, T. H., F. Duckert: Heparin-cofactor determination-levels in normals and patients with hereditary antithrombin III deficiency and disseminated intravascular coagulation. Thromb. Haemost. 52 (1984) 112

Trobisch, H., D. Gebhardt: Untersuchungen von Qualitäts-Kontrollplasmen für Blutgerinnungsanalysen. Med. Lab. 34 (1981) 322

Violi, F., D. Ferro, S. Basill et al.: Hyperfibrinolysis increases the risk of gastrointestinal hemorrhage in patients with advanced cirrhosis. Hepatology 15 (1992) 672

Wada, K., H. Takahashi, W. Tatewaki: Plasmin-α_2-plasmin inhibitor complex in plasma of patients with thromboembolic diseases. Thromb. Res. 56 (1989) 661

Walenga, J. M., D. Hoppenstaedt, M. Koza et al.: Vergleichende Studien verschiedener Methoden zur Bestimmung von r-Hirudin in vitro. Hämostaseologie 11 (1991) 144

Walker, J. D., J. F. Davidson, J. Hutton: "Fibrinolytic potential" – the response to a 5 minute venous occlusion test. Thromb. Res. 8 (1976) 629

Walther, P. J., M. Gore, S. V. Pizzo: Increased releasable vascular plasminogen activator and a bleeding diathesis. Amer. J. Med. 77 (1984) 566

Wankmüller, H., D. Ellbrück, E. Seifried: Pathophysiologie, Klinik und Therapie der Cumarin-Nekrose. Dtsch. med. Wschr. 116 (1991) 1322

Watts, R. G., R. P. Castleberry, J. A. Sadowski: Accidental poisoning with a superwarfarin compound (Brodifacoum) in a child. Pediat. 86 (1990) 883

Weiss, H. J.: Platelets: physiology and abnormalities of function. New Engl. J. Med. 293 (1975) 531; 580

Weiss, H. J.: Congenital disorders of platelet function. Semin. Hemat. 17 (1980) 228

Weiss, H. J., L. L. Phillips, W. S. Hopewell, G. Phillips, N. P. Christy, J. F. Nitti: Heparin therapy in a patient bitten by a saw-scaled viper (Echis carinatus), a snake whose venom activates prothrombin. Amer. J. Med. 54 (1973) 653

Wenzel, E., H. Holzhüter, F. Muschietti, B. Angelkort, H. G. Ochs, S. Pusztai, S. Markos, H. Nowak, H. Stürner: Zuverlässigkeit des Fibrinogen-(Fibrin)-Spaltproduktnachweises im Plasma mit Thrombinkoagulase-, Reptilase- und Thrombin-Gerinnungszeit. Dtsch. med. Wschr. 99 (1974) 746

Wenzel, E., G. Leipnitz: Plasminogen, function, assay and clinical significance. Haemostasis 18, Suppl. 1 (1988)

Wilf, J., J.A. Gladner, A.P. Mintou: Acceleration of fibrin gel formation by unrelated proteins. Thromb. Res. 37 (1985) 681

Wilhelmsen, L., K. Svärdsudd, K. Korsan-Bengtsen, B. Larsson, L. Welin, G. Tibblin: Fibrinogen as a risk factor for stroke and myocardial infarction. New Engl. J. Med. 311 (1984) 501

Wiman, B., A. Hamsten: The fibrinolytic enzyme system and its role in the etiology of thromboembolic disease. Semin. Thromb. Haemost. 16 (1990) 207

Wiman, B., M. Ranby: Determination of soluble fibrin in plasma by a rapid and quantitative spectrophotometric assay. Thromb. Haemost. 55 (1986) 189

Winckelmann, G., J. Wollenweber: Reversible biochemische Serumveränderungen bei Patienten mit hypernephroidem Karzinom. Dtsch. med. Wschr. 98 (1973) 1656

Wintrobe, M.M.: Clinical Hematology, 9th ed. Lea & Febiger, Philadelphia 1974

Witt, J., W. Tritschler: α_2 Makroglobulin in Serum und Plasma: Referenzwerte mit Carbobenzoxy-valyl-glycyl-arginin-p-nitroamilid, einem chromogenen Substrat. J. clin. Chem. clin. Biochem. 21 (1983) 429

de Wolff, F.A., J.W. ten Cate: Transient acquired resistance to the coumarin anticoagulants phenprocoumon and acenocoumarol. Scand. J. Haematol. 23 (1979) 437

Zurborn, K.H., H.D. Bruhn: Biochemische Marker der Gerinnungsaktivierung und der Fibrinbildung als Risikoindikatoren. Hämostaseologie 11 (1991) 200

Editorial: Familial antithrombin III deficiency. Lancet 1983/I, 1021

Sachverzeichnis

A

Abetalipoproteinämie 84, 315
Abstoßungskrisen 340
Acetylsalicylsäure 120, 349, 354
Activated coagulation time 157, 187
ADP = Adenosindiphosphat 7, 120
Afibrinogenämie s. Fibrinogenmangel
Aktivitätsminderung, Ursachen 252
Akute-Phase-Proteine 237, 269, 284, 316
– Antithrombin III 300
– α_1-Antitrypsin 84, 230, 284, 304, 316
– Faktor III 113, 269
– Fibrinogen 237, 249
– Willebrand-Faktor 281, 284
Albumin 230, 299
Altersabhängigkeit, Cumarintherapie 163
– Fibrinogen 239
– Gerinnungsfaktoren 259, 303
– α_2-Makroglobulin 315
– PAI 1 328
– Ristocetin-Cofaktor 288
– TFPI 315
AMCHA 74
Σ-Aminocapronsäure 74, 107, 339
Amyloidose 257, 275, 327
Ancrod 181 f., 291, 333
Antibiotika, erworbene Inhibitoren 99, 265
Antifibrinolytika 74, 107
Antikörper s. Inhibitoren
α_2-Antiplasmin 19, 66, 78, 88, 168 f., 318, 323 f.
– Bestimmung 324
– Biochemie 19, 323
– Faktor XIII 291, 323
– fibrinolytische Therapien 168 f., 175, 178, 323

– Mangel 324 f.
– Physiologie 19, 318, 323
– Streptokinasetherapie 168 f., 318, 324
Antithrombin III 4, 9, 16 f., 134 f., 296 ff.
– – Bestimmungen 137, 298
– – Biochemie 16
– – Cumarintherapie 134 f., 300
– – erhöhte Konzentrationen 134 f., 300
– – Gefäßwand 4, 9
– – Halbwertszeit 298
– – Heparin 135, 150 f., 296 ff.
– – Substitutionstherapie 133 ff.
Antithrombin-III-Konzentrat 131, 133 f.
– PPSB-Gabe 131
Antithrombin-III-Mangel 104 f., 133 f., 296
– angeborener 104, 296, 299
– erworbener 105, 299
– Lebererkrankungen 88
– nephrotisches Syndrom 299, 301
– Substitutionstherapie 131, 133 f.
– Thromboserisiko 104, 134
– Verbrauchskoagulopathie 63
α_1-Antitrypsin 84, 230, 284, 304, 316
– Fehlbildung 230
– Mangel 84
Apoplex 108, 249, 322
Aprotinin 74, 117, 218, 221, 339
– Heparin 147, 218, 221
– PTT 221
– Thrombinzeit 221
APSAC 181, 368
Arterielle Verschlußkrankheiten 105 ff., 249
Arwin s. Ancrod

Arzneimittelinteraktionen 164 f.
Asparaginasetherapie 257, 268, 293, 295, 307
Aszites 296, 298, 319
Äthanoltest 335
Autoimmunerkrankungen 93, 99, 107, 288

B

Bassen-Kornzweig-Syndrom 84
Batroxobin 181, 245
Batroxobinzeit s. Reptilasezeit
Befundkombinationen 26 ff., 187 f.
Bernard-Soulier-Syndrom 120, 287, 352
Blutentnahmetechnik 191
Blutstillung 1 ff.
- Fibrinbildung 17
- Fibrinolyse 18 f.
- Gefäße 1 f.
Blutungsleiden, schwerfaßbare 50
Blutungszeit 120, 353 ff.
- Differentialdiagnose 355
- Faktor-VIII-Substitution 128
- Fehlerquellen 354
- Fibrinogenmangel 354 f.
- Fibrinogenspaltprodukte 354
- Heparin 354
- Thrombopathien 120, 354
- Willebrand-Syndrom 116, 128, 355

C

C4b-bindendes Protein 310
Carbenicillin 229
γ-Carboxylierung 79
Celit 212, 274
Cephalosporine 83
Cerebrosidsulfatide 212
C1-Esterase-Inhibitor 274, 278, 316 f.
Chloramin T 326
Cholestase 83, 266, 300
Chromogene Substrate 186
– – α_2-Antiplasminbestimmung 324
– – Antithrombin-III-Bestimmung 298 f.
– – Bezugskurve 187
– – Heparinbestimmung 158
– – Plasminogenbestimmung 319
– – Protein-C-Bestimmung 305 f.

– – Quick-Test 317
Chymotrypsin 315, 317
Clarke-Freeman Elektrophorese 80, 116
Clot observation time 187, 344
Colitis ulcerosa 293, 307, 313
Colombi-Index 89
Corticosteroide 259, 325, 328
Coumadin 160
Cumarinintoxikation 84 f., 164, 202
Cumarinnekrose 162
Cumarintherapie 84, 160 ff.
- Abbruch 166 ff., 332
- Dosierung 162
- Einflußgrößen 163 ff.
- Erhaltungstherapie 163
- Induktionsperiode 162, 332
- INR 160 f.
- Intoxikation 84 f., 164, 202
- Protein C und Protein S 160, 166
- Prothrombinfragmente 330
- Quick-Test 160
- Resistenz 166
- therapeutischer Bereich 160 ff., 200, 262
- Thrombin-Antithrombin-III-Komplex 332
- Verlaufskontrollen 160
Cyclosporin 283

D

DDAVP 78, 127 f., 270, 283, 288, 340
D-Dimere 18, 27, 104, 337 ff.
- Verbrauchskoagulopathie 27, 63
Defibrase s. Batroxobin
Dermatansulfat 302
Descarboxyprothrombin 81
Dextrane 268, 283, 351
Dextransulfat 212, 274, 317
Diabetes mellitus 249, 283, 307, 316, 322
Diphenylhydantoin 84
Dipyridamol 120, 201
Dosierungsrichtlinien 121 ff.
- Faktorenkonzentrate 122 f.
- Heparin 154 ff.
Dysfibrinogenämien 32, 106, 203, 217, 230, 240, 242
- angeborene 106, 230 f., 240, 242
- erworbene 88, 230 f., 240, 242

- Nachweis 240
- PTT 217
- Quick-Test 203
- Teste mit thrombinähnlichen Enzymen 235 f.
- Thrombinzeit 230 f.
- Thrombosen 106

Dysplasminogenämie 107, 319

E

Ehlers-Danlos-Syndrom 120
Einzelfaktorenbestimmung 187 f.
Elastase 66, 300, 315, 326
Elektrische Ladung 4
Elisa-Teste 189 f.
Ellagsäure 212, 274
Endothel 4, 19
- Antithrombin III 4
- Heparansulfat 4
- PAI-1-Freisetzung 5, 19
- t-PA-Freisetzung 4, 19
- Willebrand-Faktor 4

Endotoxin 57, 274
Entzündungen s. Sepsis
EPI s. TFPI
Euglobulinlysezeit 77, 107
Extrinsic System 10

F

Faktor II 10, 79 ff., 256 ff.
-- Biochemie 79 f., 254
-- Cumarintherapie 160 ff.
-- erhöhte Konzentration 258
-- Halbwertszeit 255
-- Lebererkrankungen 85, 87
-- Mangel 93 f., 256 f.
-- Neugeborene 84, 208, 261, 362
-- Normalbereich 255
-- Physiologie 79
-- PTT 211, 256
-- Quick-Test 195 ff.
-- Vitamin K 79 ff.

Faktor V 8, 14, 204, 217, 262 ff.
-- α-Granula 8
-- Biochemie 262 ff.
-- Blutungsneigung 262
-- Einfluß auf Teste 82, 204, 217, 262
-- erhöhte Aktivität 57, 194, 265
-- Fibrinolyse 263
-- Halbwertszeit 263

-- Indikationen zw. Bestimmung 266
-- Inhibitoren 265
-- Interpretationen der Bestimmungen 266
-- Leberleiden 8 f., 263, 266
-- Mangel 263, 354
-- Massivtransfusion 263
-- Neugeborenes 362
-- Normalbereich 263
-- Physiologie 14, 262
-- PTT 217
-- Protein C und Protein S 15, 304, 310
-- Quick-Test 204
-- Stypven-Zeit 262
-- Verbrauchskoagulopathie 63, 263
-- Verlustkoagulopathie 263 f.

Faktor Va 12, 352
Faktor VII 10, 12 f., 79 ff.
-- Biochemie 79 f., 254
-- Cumarintherapie 160 ff.
-- erhöhte Konzentration 259
-- Halbwertszeit 255
-- Kälteaktivierung 109, 261
-- Lebererkrankungen 85, 87
-- Mangel 256 ff.
-- Neugeborenes 84, 208, 261, 362
-- Normalbereich 255
-- Physiologie 79
-- PTT 211 f.
-- Quick-Test 195 ff.
-- Vitamin K 79 ff.

Faktor VIIa 14, 274, 314 f.
Faktor VIII 14, 57, 66, 111 ff.
-- akute Phasen 113, 269
-- Bestimmung 113, 126, 253
-- Biochemie 268
-- DDAVP 127 f., 270
-- erhöhte Konzentrationen 57, 113, 149, 269 f.
-- Halbwertszeit 268
-- Heparin 149
-- Hyperfibrinolyse 268
-- Indikationen zur Bestimmung 270
-- Inhibitoren 125 f., 269
-- Interpretationen 271
-- Konzentrate 364
-- Lebererkrankungen 88, 270

Faktor VIII (Forts.)
- – Normalbereich 268
- – Massivtransfusionen 268
- – Physiologie 14, 267
- – PTT 112f., 124f., 211ff.
- – Schwangerschaft 113, 289
- – Substitutionstherapie 125
- – Thrombin 14, 211, 271
- – Verbrauchskoagulopathie 57, 66
- – Willebrand-Faktor 113, 267f.
- – Willebrand-Syndrom 114ff., 267

Faktor VIIIa 12, 304
Faktor-VIII-Antigen 267
Faktor-VIII-Mangel 111
- Hämophilie A 111, 268
- Konduktorin 113
- Verbrauchskoagulopathie 57, 66

Faktor IX 10, 12f., 79f., 113, 130, 132f., 211ff., 254ff.
- – Bestimmung 113f.
- – Biochemie 79f., 254
- – Cumarintherapie 160ff.
- – erhöhte Konzentration 250
- – Halbwertszeit 255
- – Hämophilie B 114, 130
- – Inhibitoren 99, 258
- – Lebererkrankungen 85, 87
- – Mangel 114, 257
- – Neugeborene 84, 208, 261, 362
- – Normalbereich 255
- – Physiologie 79
- – PTT 132f., 211ff.
- – Quick-Test 195
- – Substitutionstherapie 130
- – Vitamin K 79

Faktor X 10, 12f., 79ff., 254ff., 260
- – Antithrombin III 142, 296
- – Biochemie 79f., 254
- – Cumarintherapie 160ff.
- – erhöhte Konzentration 260
- – Halbwertszeit 255
- – Heparin 142ff., 157f.
- – Lebererkrankungen 85, 87
- – Mangel 256ff.
- – Neugeborenes 84, 208, 261, 362
- – Normalbereich 255
- – Physiologie 79
- – PTT 211

- – Quick-Test 195ff., 202
- – Vitamin K 79

Faktor Xa 10, 142f., 296ff., 314f., 352
- – Physiologie 10

Faktor XI 10ff., 272ff.
- – Biochemie 272
- – Blutungszeit 39
- – Halbwertszeit 272
- – Indikationen zur Bestimmung 273
- – Inhibitoren, erworbene 273
- – Interpretationen 273
- – Mangel 273
- – Physiologie 10
- – PTT 216

Faktor XII 10ff., 274ff.
- – Amyloidose 275
- – Biochemie 275
- – Blutungsneigung 277
- – Einfluß auf Gerinnungsteste 217
- – erhöhte Konzentrationen 277
- – fibrinolytisches System 19, 274
- – Halbwertszeit 275
- – Indikationen zur Bestimmung 277
- – Inhibitoren, erworbene 276
- – Interpretation 277
- – Kallikrein-Kinin-System 274
- – Lebererkrankungen 88, 275
- – Lupusantikoagulanzien 94, 277
- – Mangel 275f.
- – nephrotisches Syndrom 275
- – Neugeborene 362
- – Physiologie 10, 19, 274
- – PTT 216f., 274
- – Thromboseneigung 108, 275
- – Willebrand-Syndrom 275

Faktor XIII 18, 88, 141, 291ff.
- – Bestimmungen 291f.
- – Biochemie 18, 291
- – Lebererkrankungen 88
- – Mangel 293f.
- – Physiologie 18, 291
- – Substitutionstherapie 141
- – Verbrauchskoagulopathie 66

Faktorenmangel, kombiniert
- – II, VII, IX, X 257
- – V und VIII 268
- – VII u.a. 256
- – X u.a. 257

– – XII und Willebrand-Faktor 275
Fehlinterpretationen 191 ff., 253 f.
FEIBA 126
FFP s. Frischplasma
Fibrin 18
– t-PA 18 f.
Fibrinlöslichkeit, erhöhte 293
Fibrinmonomere 18, 62, 64, 104, 335
– Verbrauchskoagulopathie 62
Fibrinogen 3, 8, 17 f., 137 ff., 144, 168 f., 172 ff., 181, 227, 237 ff., 318
– Ancrodtherapie 182
– Batroxobin 181, 240
– Biochemie 17, 237, 241
– Dosisberechnung 138
– erhöhte Konzentrationen 240, 248
– Hyperfibrinolyse 76, 168 ff.
– Lebererkrankungen 87
– Methoden 242 ff.
– Neugeborene 208, 362
– Normalbereich 239, 362
– Physiologie 17, 237
– Plättchen 8, 237
– PTT 217
– Quick-Test 203
– Risikoindikator 240
– Schwangerschaft 249
– Streptokinasetherapie 168, 172 ff.
– Substitutionstherapie 137 f.
– t-PA-Therapie 179 f.
– Thrombinzeit 227
– Urokinasetherapie 177 f.
– Verbrauchskoagulopathie 63
– Viskosität 138, 237 f.
Fibrinogenbestimmungen 138, 172 ff., 240 ff.
– Clauss 172 ff., 242
– Derived-Fibrinogen 245
– Hitzefibrin 174, 245 f.
– Indikationen 249 f.
– Interpretationen 250
– kinetische Messung 245
– Kryofibrinogen 247
– Ratnoff-Menzie-Methode 243 f.
Fibrinogenmangel 32, 240, 248
Fibrinogenspaltprodukte 26, 28, 73 ff., 76 f., 221 f., 337 ff.

– Bestimmungen 339
– Biochemie 337
– Blutungszeit 354
– Grundkrankheiten 340
– hämolytisch-urämisches Syndrom 338
– Heparin 222
– Hyperfibrinolyse 76 f., 337
– Prourokinasetherapie 181
– PTT 221
– Quick-Test 169
– Streptokinasetherapie 168, 178
– t-PA-Therapie 180
– ultrahohe Streptokinasetherapie 175
– Urin 338
– Urokinasetherapie 175 f.
– Verbrauchskoagulopathie 64
Fibrinolyse 18 f.
Fibrinolytische Aktivität 18 f., 73 ff.
– – äußere Einflüsse 78
– – Blutungsneigung 74
– – diurnaler Rhythmus 77
– – erhöhte 26 f., 31, 73 ff., 257
– – Grundleiden 78 f.
– – medikamentöse Einflüsse 78
– – Nachweis 77, 186
– – Physiologie 18 f.
– – tumorassoziierte 74, 78
– – Ursachen 77 ff.
– – verminderte 106
– – – Thrombosen 107
Fibrinolytische Therapien 167 ff.
– – APSAC 182
– – Dosierungen 368
– – Kontraindikationen 369
– – Prourokinase 179, 181
– – Schlangengifte 182
– – Streptokinasetherapie s. d
– – Therapievarianten 368
– – t-PA 179
– – ultrahohe Streptokinasetherapie 175
– – Urokinasetherapie 175
Fibrinopeptid A 62, 64, 104, 333 ff.
– – Verbrauchskoagulopathie 65
– B 17, 237
Fibrinplattenmethode 77
Fibrinpolymerisation 17, 101, 235, 237
– erworbene Inhibitoren 101
– Hemmung 101

Fibronectin 291, 295f.
Fletcher-Faktor s. Präkallikrein
Flip-Flop-Mechanismus 7, 10
Fragment D, E, X, Y 337f.
Fragmentozyten 60
Fremdoberflächen 11 f.
Frischplasma 121
Furosemid 78

G

Gallensäuren 207
Gammopathien, monoklonale 101, 288
Gefäßwand 4
Gentamycin 218
Gerinnungsfaktorenkonzentrate 121 ff.
Gerinnungsschema 10 ff.
– Feedback-Aktivierung 12
– Feedback-Inaktivierung 15
Gerinnungsteste 251 ff.
Gewebeaktivator s. t-PA
Gewebethromboplastin 13
Globalteste 187
β_2-Glykoprotein I 92
Glykosaminoglykane 9, 142

H

Hagemann-Faktor s. Faktor XII
Halbwertszeiten 54, 358 ff.
Hämatokrit 37, 191 f.
Hämolyse 72 f.
Hämolytisch-urämisches Syndrom 72, 283, 338
Hämophilie A 111, 125 ff., 271 f.
– – Blutungsneigung 271 f.
– – Diagnose 111
– – Therapie 122 ff., 125 ff.
Hämophilie B 114
– – Diagnose 114
– – Therapie 122 ff., 130 f.
Hämostase, Mechanismen 1
Harnstoff 291 f.
High molecular weight kininogen 8, 11, 279 f.
– α-Granula 8
– Biochemie 279
– Mangel 280
– Physiologie 11
HELPP-Syndrom 73
Hemmkörper s. Inhibitoren, erworbene

Hemmkörperhämophilien 98 f., 269
Hemmkörperteste 94 ff., 100
Heparansulfat 4
Heparin-Cofaktor II 88, 137, 153, 298, 302
Heparine 16, 18, 136, 141 ff., 154 ff.
– Antithrombin III 18, 142, 151 f.
– Anti-Xa-Wirkung 142
– Aprotinin 221
– Bestimmung 157
– Blutungszeit 354
– Cumarintherapie, gleichzeitige 31, 154
– Dosierung 154 f.
– Einflußgrößen 144, 147
– Elimination 144
– Gerinnungsteste 157 ff.
– Halbwertszeit 143 f.
– Heparin-Cofaktor II 143 f., 302 f.
– histidinreiches Glycoprotein 144
– niedermolekulare
– – Antithrombin III 142
– – Anti-Xa-Wirkung 142 f.
– – Bestimmung 158
– – Biochemie 141 f.
– – Dosierungen 156
– – Halbwertszeit 143 f.
– – Pharmakologie 143
– Pharmakologie 143 f.
– Plättchenfaktor 4, 143 f., 147, 210
– Protaminchlorid 150 f.
– PTT 142, 149, 157, 212, 221
– Quick-Test 157
– Resistenz 149
– Streptokinasetherapie 169
– TFPI 315
– Thrombelastogramm 158
– thrombinähnliche Enzyme 159
– Thrombinzeit 157
– Thrombozyten 147
– Urokinasetherapie 175
– Verbrauchskoagulopathie 67
Heparininduzierte Thrombozytopenie 117, 142
Heparinoide 142
Heparintherapie
– Neugeborene 155
– Prophylaxe 155
– Standardtherapie 154 ff.
Hepatitis 88, 121, 131

- Gerinnungsfaktoren 88
- Substitutionstherapie 121
Hepatoquick 82, 195, 262
Heptest 158
Hirudin 183 ff., 220 f.
- PTT 184, 220
- Therapie 183 f.
- Thrombinzeit 184
Histidinreiches Glycoprotein 144, 149
HIV-Infektion 121, 131
HMWK s. High molecular weight kininogen
Hypalbuminämie 69, 230
Hypereosinophiles Syndrom 149
Hyperfibrinolyse 26 f., 31, 73 ff., 257, 300, 319, 324
Hyperkoagulabilität 103 f.
Hyperlipidämie 164, 258 f., 322, 325, 328
Hypofibrinogenämie s. Fibrinogenmangel

I

Immunologische Methoden 188 ff., 252, 254
Inhibitoren, erworbene 92 ff., 207 f.
– – Autoimmunkrankheiten 92, 99
– – Diagnose 100
– – Einzelfaktoren 98 ff.
– – Faktor V 99, 265
– – Faktor VIII 98 f., 125 f.
– – Faktor IX 98 f.
– – Faktor XI 99, 273
– – Faktor XII 99, 276
– – Faktor XIII 293 f.
– – Fibrinpolymerisation 101
– – Hämophilie A, B 98
– – Lebererkrankungen 89, 99, 101
– – Lupusantikoagulanzien 92 ff.
– – Medikamente 99
– – PTT 222
– – Quick-Test 207
– – Schwangerschaft 93, 99
– – Teste 94, 100
– – Thrombin 102
- Fibrinolyse 361
– – α_2-Antiplasmin 19, 323 ff.
– – α_2-Makroglobulin 315 f.
– – PAI 1 19, 325
– – PAI 2 325
– – PAI 3 316, 325
– – Gerinnung 361
– – Anti-Ca 316
– – Antithrombin III 16, 296 ff.
– – α_1-Antitrypsin 16, 284, 316
– – α_2-Makroglobulin 16, 315 f.
– – Heparin-Cofaktor II 16, 298
– – TPFI 15 f., 315 f.
- unspezifische 101
INR = International normalized ratio 161, 198 ff.
- Cumarintherapie 161
Intrinsic-System 10 ff.
Ionenstärke 188
ISI = International sensitivity index 199
Isoniacid 294

J

Josso-Schleife 10

K

Kalibrierplasma 193
Kallikreinschleife 274
Kaolin 11, 212, 274
- Clotting time 95
Kollagen 5, 7, 40, 117, 120, 212
Koller-Test 82
Komplementsystem 274
Konduktorin 113, 114, 268
Kontaktaktivierung 10 f., 274
Kontaktfaktoren 12 f., 212, 272 ff.
Körpergewicht
- Cumarinbedarf 163
- Fibrinogenspiegel 249
- Fibrinogensubstitution 138
- Heparindosierung 147, 155
- Kryofibrinogen 109
- Substitutionstherapie
– – Dosierung 122 ff.
Koronare Herzkrankheit 240, 300, 315, 326, 332, 368
Kryofibrinogen 109, 247 f.

L

LACI s. TFPI
Laser-Nephelometrie 190
Laurell-Elektrophorese 190
Lebererkrankungen 85, 87 ff.
- erhöhte fibrinolytische Aktivität 78, 88
- Faktor V 87, 89, 263
- Faktor VII 87

Lebererkrankungen (Forts.)
- Faktor VIII 87 f., 270
- Faktor XI und XII 88, 273, 275
- Faktor XIII 87, 293
- Fibrinogen 87
- Fibrinogenspaltprodukte 91
- Fibronectin 295
- Gerinnungsstörungen 87
- Heparin 153
- Heparin-Cofaktor II 88
- histidinreiches Glycoprotein 88
- Inhibitoren, erworbene 89, 101 f.
- α_2-Makroglobulin 316
- PAI 1 327
- Plasminogenmangel 319
- Protein C 87 f., 307
- Protein S 88
- Prothrombinkomplex 87
- t-PA 88
- t-PA-Inhibitor 88
- Verbrauchskoagulopathie 58, 88, 332
- verminderte fibrinolytische Aktivität 78, 88, 327
- Willebrand-Faktor 88, 91

Leberzirrhose 89 ff.
Leukämien 78, 293
- α_2-Antiplasmin-Mangel 78, 324
- Faktor-V-Mangel 264
- Faktor-XII-Inhibitor 99
- Faktor-XIII-Mangel 293
- Fibrinogenspaltprodukte 340
- Hyperfibrinolyse 78
- Ristocetin-Cofaktor 288
- Verbrauchskoagulopathie 56, 332

Lungenkontusion 283
Lupus erythematodes 92, 99, 101
Lupusantikoagulanzien 92 ff., 107 f., 215, 252, 306
- Anticardiolipin-Antikörper 92
- Autoimmunkrankheiten 92
- Diagnose 94 f., 252
- Faktor-II-Mangel 93
- Fehlinterpretation 96 f., 252
- PTT 93, 96
- Quick-Test 215
- Schwangerschaft 93, 108
- Thrombosen 107 f.
- Thrombozytopenie 93
- Ursachen 92 f., 107 f.

Lyonisierung 113

M
α_2-Makroglobulin 186, 304, 315 f.
Makrophagen 55
Malabsorptionssyndrom 83
Marcumar 85, 160 ff.
- Arzneimittelinteraktionen 164 f.
- Bestimmung 85
- Einflußgrößen 163
- Halbwertszeit 163
- Intoxikation 84 f.
- Nekrosen 105, 109, 247
- Resistenz 166
- Spiegel im Plasma 160

Massivtransfusionen 263, 268, 293
- Faktor-V-Mangel 263
- Faktor-VIII-Mangel 268

Medikamente
- Arzneimittelinteraktionen mit Cumarin 164 f.

Mikroangiopathien 72 f.
Minirin s. DDAVP
Monochloressigsäure 292
Morbus Crohn 307, 313
Morbus Glanzmann 40, 120, 349
Mukoviszidose 83
Myelome 101, 288
Myeloproliferative Syndrome s. Leukämien
Myokardinfarkt 240, 300, 315, 326, 332, 368

N
Nekrosen 104, 109, 247
Neoplasien s. Tumoren
Nephrotisches Syndrom 133, 275, 283, 313, 316
- Antithrombin III 133
- Faktor XII 275
- Protein S 313
- Willebrand-Faktor 283

Neugeborene 84, 208
- Antithrombin III 363
- Dysfibrinogenämie 208
- Faktor V 208
- Fibrinogen 208
- Gerinnungsfaktoren 362 f.
- Protein C und Protein S 363
- Prothrombinkomplex 84, 208
- PTT 223
- Quick-Test 208
- Vitamin-K-Mangel 84

Nicotinsäure 78

Niereninsuffizienz 120, 265, 300, 307
Nierenzellkarzinom 231
Normotest 82

O

Oberflächenaktivatoren 11, 212
Oligopeptidsubstrate, synthetische 186
Ovulationshemmer 249, 258, 277, 283, 303, 306, 309, 313, 316, 327
Orgaran 142

P

PAI s. Plasminogenaktivator-Inhibitor 325 f.
– 1 325 f.
– 2 325
– 3 317, 325
PAMBA 74
Paraproteine 101, 246
Parenterale Ernährung 83
Partielle Thromboplastine 7, 12
– – Heparinempfindlichkeit 219
– – Lupusantikoagulanzien 96
– Thromboplastinzeit s. PTT
Penicilline 207, 229, 265, 294
Pepsinähnliche Protease 293
Phenolbarbital 84
Phosphatidylserin 14
Phospholipide 7, 12
– Lupusantikoagulanzien 92
– Physiologie 12
– Plättchenmembran 7
– PTT 212
Physikalische Phänomene
– Plasmaviskosität 237 f.
– Plättchen 4 f.
PIVKA 79
Plasma 121, 193
Plasmapool 193
Plasmatauschversuch 94
Plasmin 18, 74, 77, 282, 291, 296, 317, 333, 337
– Antithrombin III 296
– Faktor XII 18
– Physiologie 18, 337
Plasminämie 168, 337
Plasmin-α_2-Antiplasmin-Komplex 65, 77, 318, 343
Plasminogen 18 f., 66, 317 ff.
– Bestimmung 319

– Biochemie 317
– erhöhte Konzentration 319
– Mangel 107, 319 f.
– Physiologie 18 f., 317
– Streptokinasetherapie 168 f., 178, 320 f.
– – ultrahohe 175
– t-PA-Therapie 179, 320
– Urokinasetherapie 175, 320
Plasminogenaktivatoren 4, 18 f., 78
– Gewebetyp 4, 18
– Kontaktsystem 18
– Lebererkrankungen 88
Plasminogenaktivator-Inhibitor 5, 18 f., 76, 106, 304, 321, 325 ff.
– α-Granula 8
– Bestimmungen 326
– Biochemie 18 f., 325
– erhöhte Konzentration 106, 326
– Lebererkrankungen 78, 88
– Mangel 76 f.
– Protein C 304
Platelet derived growth factor 8
Plättchen 5 ff.
– Adhäsion 5
– Aggregation 8, 40
– Gefäßwand 5
– Gerinnungsteste 212
– α-Granula 8
– Membranen 7, 14
– Physikalische Effekte 5
– Verbrauchskoagulopathie 63
Plättchenaktivierender Faktor 7
Plättchenfaktor 3 352
Plättchenfaktor 4 9, 104, 147, 219, 352 f.
Plättchenfunktionsstörungen s. Thrombopathien
Plättchenmembran 7, 10, 14
Polycythaemia vera 120, 282, 288
Polytrauma 56, 69 f.
Postoperative Phase, α_2-Antiplasmin 324
– – Antithrombin III 298, 300
– – Faktor V 265
– – – VIII 269
– – – XIII 293
– – Fibrinogenspaltprodukte 341
– Fibrinmonomere 336
– – Fibronectin 295
– – PAI 1 328
– – Plasminogen 319

Postoperative Phase (Forts.)
- – Protein C 307
- – Prothrombinfragmente 330
- – TAT 332
- – Willebrand-Faktor 283

P-PACK 320, 324, 339
PPSB s. Prothrombinkomplex
Präkallikrein 11, 211, 216, 274, 277 ff.
- Biochemie 278
- Inhibitoren, physiologische 278
- Mangel 278
- Physiologie 11
- PTT 211

Präprothrombin s. PIVKA
Procainamid 102
Promyelozytenleukämie 56, 78, 324
Prostacyclin 4
Protac 304
Protaminchlorid 32, 102, 144, 150 f., 229
- Heparin 144, 150

Protaminsulfattest 335
Protein C 4, 15, 254, 304 ff.
- – Bestimmung 305
- – Biochemie 79, 304 f.
- – Cumarintherapie 162, 304, 308
- – Faktor V 304
- – Faktor VIII 304
- – Halbwertszeit 305
- – Lebererkrankungen 88
- – Neugeborene 307
- – Normalbereich 305
- – Physiologie 79, 304
- – Schwangerschaft 309
- – Verbrauchskoagulopathie 66
- – Vitamin K 79

Protein S 15, 254, 310 ff.
- – Bestimmung 311 f.
- – Biochemie 311
- – Cumarintherapie 162, 166, 308, 310
- – Halbwertszeit 311
- – Neugeborene 313, 363
- – Normalbereich 311
- – Physiologie 15 f., 310
- – Schwangerschaft 313
- – Verbrauchskoagulopathie 311
- – Vitamin K 79, 310

α_1-Proteinaseinhibitor s. α_1-Antitrypsin
Protein-Ca-Inhibitor 144, 304, 317

- Heparin 144

Protein-C-Mangel 66, 88, 105, 306 ff.
- angeboren 104, 306
- Cumarinnekrosen 105, 307
- Cumarintherapie 105, 307
- erworben 105, 307 f.
- Inhibitor, erworbener 307 f.
- Lebererkrankungen 88, 105
- Lupusantikoagulans 307
- Nachweis 305
- Thrombosen 105
- Verbrauchskoagulopathie 66

Protein-S-Mangel 106
- angeboren 106
- Cumarintherapie 162, 166, 310
- erworben 106
- Lebererkrankungen 88, 313
- Nachweis 311 f.
- Thrombosen 106

Proteoglykane 102
Prothrombin s. Faktor II
Prothrombinase 12, 16
Prothrombinfragmente 1+2 62, 65, 104, 329 ff.
- Antithrombin-III-Mangel 296
- Verbrauchskoagulopathie 62, 330

Prothrombinkomplex 79 ff., 160, 254 ff.
Prothrombinkomplexkonzentrat 130 f.
Prothrombinkomplexmangel 79 ff., 256 ff.
- angeboren 87, 257
- Antibiotikatherapie 83
- Cumarintherapie 160
- Gallenwegsverschluß 83
- Intoxikation 84
- Lebererkrankungen 85, 87
- Malabsorptionssyndrome 83
- Neugeborene 84, 86, 261, 362
- Ursachen 83 ff., 202, 256 f.
- Vitamin K 83 f.

Prothrombin-Ratio 196, 199
Prothrombinverbrauchstest 351 f.
Prourokinase 18, 179
PTT 37, 93, 112 ff., 142, 147 ff., 151 ff., 211 ff., 220
- Antithrombin-III-Mangel 151 ff.
- Antithrombin-III-Substitution 218

- Befundkombinationen 24 ff., 225
- Dysfibrinogenämie 217
- Faktor II 214
- Faktor V 217
- Faktor VII 214
- Faktor VIII 112 f., 213
- Faktor-VIII-Substitution 124 f.
- Faktor IX 212
- Faktor X 212
- Faktor XI 212
- Faktor XII 212
- Fibrinogen 217
- Fibrinogenspaltprodukte 221
- Gerinnungsfaktoren 212
- Hämatokrit 191, 219
- Hämophilien 112 ff.
- Heparin 142, 147 ff., 157, 212 f., 218 f.
- – Aprotinin 219
- – Cumarintherapie 215, 219
- – Einflußgrößen 147 ff.
- – Plättchenfaktor 4 147, 219
- – Störfaktoren 147 ff.
- Hirudin 184, 220 f.
- HMW-Kininogen 212
- Hyperkoagulabilität 110, 223
- Inhibitoren 92 ff., 217 f., 222 f.
- Interpretationen 224 f.
- Kontaktfaktoren 211 f.
- Lupusantikoagulanzien 37, 93, 215
- Neugeborene 223
- niedermolekulare Heparine 157, 211, 220
- non activated 212
- normale Blutstillung 50
- Oberflächenaktivatoren 211, 212
- partielle Thromboplastine 212
- Plättchenfaktor 4 147, 219 f.
- präanalytische Fehler 191, 219
- Präkallikrein 212
- Prinzip 211
- Protaminchlorid 150 f.
- PTT-Ratio 220
- Quick-Test 214 f.
- Thrombozyten 212
- Verlängerung 216, 219
- verkürzte 110, 214 f., 210 f., 223
- Zitrat-Plasma-Relation 192

Pseudothrombozytopenie 192
PTT-Heparin
- Aprotinin 219
- Cumarintherapie 215, 219
- Einflußgrößen 147 ff.
- Plättchenfaktor 4 147, 219
- Störfaktoren 147 ff.

PTT-Reagenzien
- Heparinempfindlichkeit 219
- Lupusinhibitorenempfindlichkeit 96

Putrescin 292

Q

Qualitätskontrollen 192, 370
Quick-Test 82, 87, 132, 195 ff.
- chromogene Substrate 196
- Cumarintherapie 160
- Dysfibrinogenämie 203
- Einzelfaktorenbestimmung 202 ff.
- Faktor V 204
- Fibrinogen 203
- Fibrinogenspaltprodukte 164, 206
- fibrinolytische Therapien 169 f.
- Gallensäuren 207
- Heparin 157, 206
- Inhibitoren 92, 205 f.
- INR 199
- Interpretation 209 f.
- Lebererkrankungen 87 ff.
- Lupusantikoagulanzien 215
- Neugeborene 208
- Prinzip 195
- Prothrombinkomplex 82
- Standardisierung 198
- Streptokinasetherapie 169 f.
- Thromboplastine 197
- Ursachen der Verminderung 202 ff.
- Varianten 82, 195

R

Reaktionsprodukte 103, 190, 329 ff.
Rekalzifizierungszeit 345 f.
Release reaction 9
Reptilase 235, 291, 333
Reptilasezeit 172, 175, 235 ff.
RIA 190
Riesenzellarteriitis 231
Rifampicin 84
Rinderthrombin 102, 299
Ristocetin 114

Ristocetin-Cofaktor 38, 114 f., 287 ff.
- Bestimmung 289
- DDAVP 127 f., 288
- Interpretation 290
- Physiologie 287
- Schwangerschaft 289
- Verminderung 114 ff., 288

Russel viper venom = RVV 95, 262
RVV-Zeit 95 f.

S
Salicylsäure
Schlangengifte 95, 109
Schwangerschaft 93, 104 ff., 113, 223, 249, 309, 313, 315, 325, 355
- Antithrombin-III-Mangel 104
- Faktor VIII 270, 289
- Faktor XII 277
- Lupusantikoagulanzien 93, 108
- Protein C 105, 309
- Protein S 106, 313
- Ristocetin-Cofaktor 289
- Willebrand-Faktor 283

Sepsis 56, 295, 300, 302, 311, 319, 326, 328, 332
Serum 193 f., 358 ff.
Sprue 83
Staphylococcal clumping test 339
Staphylokoagulase 109
Storage pool disease 120
Streptokinase 20, 168 ff., 317 f.
Streptokinasetherapie 107, 168 ff., 368
- Dosierung 168, 368
- Fibrinogenbestimmung 168, 172 f.
- Fibrinogenspaltprodukte 168, 172
- Heparintherapie 169
- Kontraindikationen 369
- Plasminogen 168, 170, 173, 178
- Quick-Test 169
- Rethrombosierungsgefahr 107
- Therapievarianten 368
- thrombinähnliche Enzyme 172
- Thrombinzeit 168 ff., 228
- ultrahohe 175
- - Dosierung 368
- - Verlauf 176

Streptomycin 265
Strömungselektrischer Strom 5, 7

Stypven-Zeit s. Russel viper venom time
Substitutionstherapien 121
Sulfatide 11
Superwarfarine 85

T
TAT s. Thrombin-Antithrombin-III-Komplex
Tenase 12, 16
Testprinzipien 185 ff., 251 ff.
TFPI = Tissue factor pathway inhibitor 15 f., 314 f.
Thrombasthenie s. Morbus Glanzmann
Thrombelastogramm 110, 347 ff.
- Acetylsalicylsäure 349
- α_2-Antiplasmin 349
- Faktor XIII 349, 351
- Fibrinogenkonzentration 110, 349
- Heparin 348 f.
- Hyperfibrinolyse 77, 349
- Hyperkoagulabilität 110, 349
- Morbus Glanzmann 349
- Thrombozytopenie 349

Thrombin 3 f., 7, 9 ff., 14 ff., 226, 235, 262, 291, 317
- Antithrombin III 16, 18
- Bildung 10 ff.
- Faktor V 14, 262, 264
- Faktor VIII 14, 211, 271
- Faktor XIII 291
- Gefäßwand 4
- Plättchen 7
- Rinderthrombin 102

Thrombinähnliche Enzymteste 27, 41, 157, 172, 235 ff.
- Heparin 27, 32, 41, 157
- Dysfibrinogenämien 235, 240
- Fibrinogen 235, 240
- Fibrinogenspaltprodukte 172 f.
- Indikationen 236
- Interpretation 236
- Prinzip 235
- Streptokinasetherapie 172 f.
- Urokinasetherapie 175, 177 f.
- verlängerte Gerinnungszeiten 235

Thrombin-Antithrombin-III-Komplex 17, 62, 64 f., 103, 297, 299, 331 f.
- Bestimmung 331

- Fehlerquellen 64
- Verbrauchskoagulopathie 62, 64, 332

Thrombinbildungstest 110
Thrombininhibitoren 102
Thrombinkoagulase 109, 235, 333
Thrombinkoagulasezeit 109, 172, 235f.
Thrombin-α_2-Makroglobulinkomplex 186
Thrombinzeit 26, 31, 41, 43, 157, 226ff.
- Antithrombin III 227
- Antithrombin-III-Substitution 227
- Dysfibrinogenämien 230
- Fibrinogenkonzentration 227, 231
- Fibrinogenspaltprodukte 168, 171, 228
- Fibrinpolymerisation 26, 31, 41, 43, 44
- Gerinnungsfaktoren 232
- Hemmung 228
- Heparin 26, 31, 41, 43f., 157, 228
- Hirudin 184, 228
- Indikationen 232
- Inhibitoren 101f., 207
- Interpretationen 232
- Myelome 101
- Neugeborenes 232
- niedermolekulare Heparine 157
- Paraproteine 101, 230f.
- Prinzip 226
- Protaminchlorid 229
- Streptokinasetherapie 168ff.
- Urokinasetherapie 175, 177
- Verkürzung, Ursachen 234
- Verlängerung, Ursachen 227

Thromboembolien, venöse
- Antithrombin III 104, 296, 300
- Dysfibrinogenämien 106
- Faktor V 265
- Faktor VIII 270
- Faktor XIII 293
- Inhibitormangelzustände 104ff.
- Lupusantikoagulanzien 107
- PAI 1 326
- Prothrombinfragmente 332
- Thrombin-Antithrombin-Komplex 333
- verminderte fibrinolytische Aktivität 106
- Willebrand-Faktor 283

β-Thromboglobulin 8, 104, 352
Thrombometer 120
Thrombomodulin 4, 15
Thrombopathien 46, 48, 117f., 120
- angeborene 48, 120
- erworbene 46, 48, 120
Thrombophilie 103ff.
- Antithrombin-III-Mangel 104f.
- Definition 103
- Diagnostik 110
- Protein-C-Mangel 105
- Protein-S-Mangel 106
Thromboplastine 10, 197f.
- Antiheparineffekt 157
- Faktor-VII-Empfindlichkeit 197, 209
- INR 199f.
- ISI 199
- partielle 7, 12
- Standardisierung 198
- Unterschiede 197
- Vergleichbarkeit 197
Thromboplastinzeit, partielle s. PTT
Thrombospondin 8
Thrombotest 82
Thrombotisch-thrombozytopenische Purpura 72, 283
Thromboxan 7
Thrombozyten s. Plättchen
Thrombozytenaggregation 8, 40, 143
- Differentialdiagnose 40, 120
- Heparin 143
Thrombozytopenie 46, 117ff.
- heparinbedingt 49
- Willebrand-Syndrom 116f.
Thrombozytosen 120, 147f.
Tissue plasminogen activator s. t-PA
tPA (tissue type plasminogen activator) 18f., 73, 76, 88, 91, 107, 321, 325
- Bestimmung 321
- Biochemie 18f., 321
- erhöhte Konzentration 322
- Mangel 107, 322
- Physiologie 19
t-PA-Therapie 179, 368
TPFI 314f.
Trisomie 21, 101

Trypsin 109, 274, 317
Tumoren 109, 249, 270, 283, 288, 322, 328, 336
Tumornekrosefaktor 325, 328, 330

U
Unterfüllung der Blutprobe 37
Urokinase 18 f., 317, 325 f.
Urokinasetherapie 175 ff., 368
− Heparin 175

V
Valproinat-Natrium 268, 283, 288
Vasopressin 127
Veno-occlusive disease 307
Venöser Stau 106 f., 322
Venous occlusion test 107, 322
Verbrauchskoagulopathie 54 ff.
− Antithrombin III 63
− Auslösemechanismen 55, 57
− Basisteste 60
− Beispiele 67 ff.
− D-Dimere 27, 63
− Definition 54 f.
− Diagnose 60
− Differentialdiagnose 27, 29, 66, 72 f.
− Fibrinmonomere 65
− Fibrinogen 57 f., 60, 63
− Fibrinogenspaltprodukte 64
− Fibrinopeptid A 65
− Fibronectin 291
− Gerinnungsfaktoren 28, 57 f., 66
− globale Teste 26, 64, 67
− Grundkrankheiten 56, 69
− Heparin 27
− − Cofaktor II
− Hyperkoagulabilität 57
− latente 29, 60
− Phasen 57 f.
− Plasminogen 66
− Protein C 66
− Protein S 310 f.
− Prothrombinkomplex-Konzentrate 133
− Schweregrade 58 f.
− Symptome 60
− Thrombin-Antithrombin-III-Komplex 64
− Thrombinzeit 64
− Thrombozyten 63
− Ursachen 55 f.
− Verläufe 57, 67
Verlaufskontrollen 53 f.
− diagnostische Hilfen 53
Verlustkoagulopathie 55, 69
Viskosität 237 f.
Vitamin K 79 f.
− Gehalt Lebensmittel 165
− Mangel 80
− − Antithrombin III 301
− − Differentialdiagnose 83 f.
− − Therapie 81 f.
− Neugeborene 84
− Vitronectin 144

W
Warfarin 160
Willebrand-Faktor 4, 39, 88, 280 ff.
− akute Phase 281
− Biochemie 281
− Dextran 283
− erhöhte Konzentrationen 283
− Faktor VIII 281
− Gefäßkrankheiten 117, 283 f.
− Hämophilie A 113
− Indikationen zur Bestimmung 286
− Interpretationen 286
− Lebererkrankungen 88, 91
− Methoden 282
− Multimere 115 f.
− Normalbereich 281
− Physiologie 281
− Proteolyse 117
− Ristocetin-Cofaktor 281
− Thrombozyten 281
− Valproinsäure 283
Willebrand-Syndrom 39, 114 ff., 125, 127 f.
− angeboren 114
− Blutungsneigung 286 f.
− Blutungszeit 115, 128 f.
− Diagnose 115 f.
− erworben 114, 282 f.
Wundheilungsstörungen 294

Z
Zystische Pankreasfibrose 84
Zytokine 325, 328